Die Habilita

(ist komplizierter als es a

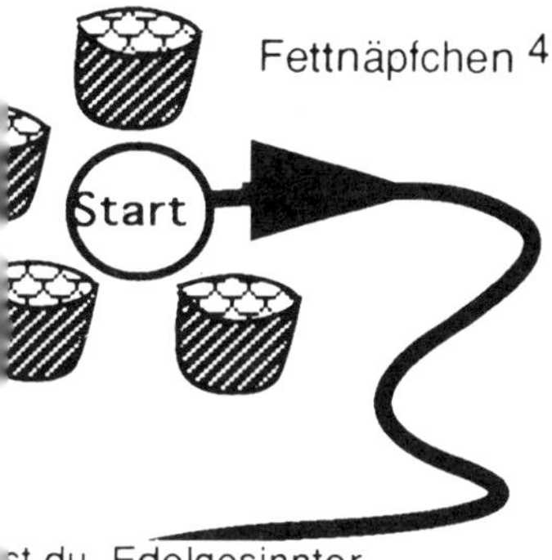

st du, Edelgesinnter,
itation heiliger Handlung
Ernst, Erfindungsreicher,
nge, meide jeglichen Spott,
abenen Fürsten sich deiner
erbarmen!

Salbend mit sanfter Schmeichelrede
fordert Fürsprech fällige Freundschaft
im gekürten Kreise der Gleichen
diese gewähren sie lächelnd
gleicher Gefallen gewiß

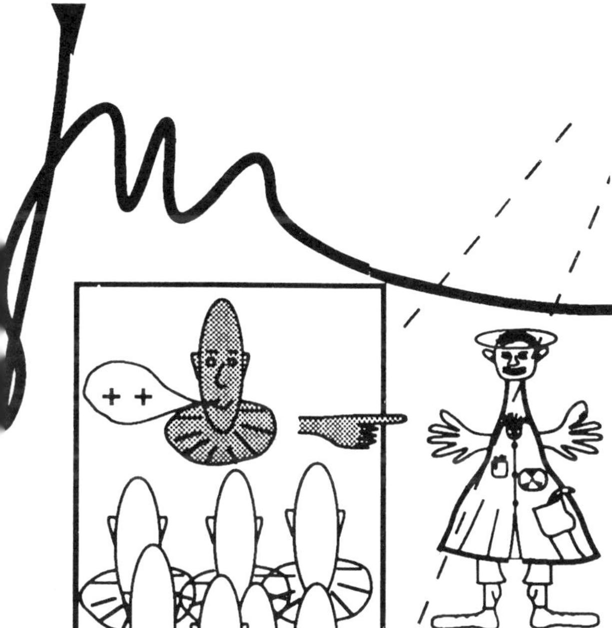

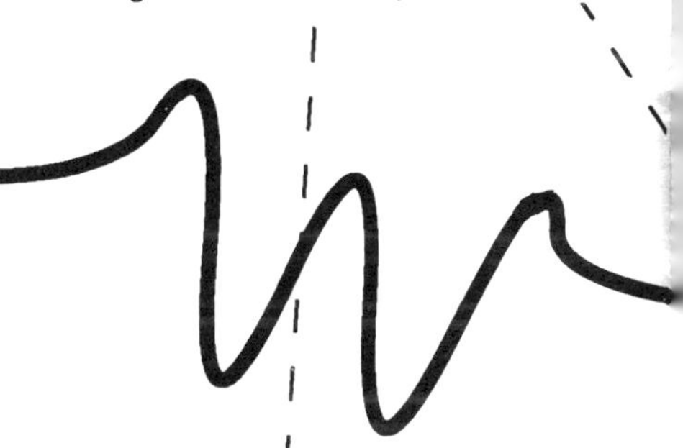

Der Fürsprech stellt den Habilitanden
dem Fachbereichsrat vor

Die wichtigsten Voraussetzungen der Habilitation sind:
1. Es existiert ein **Fürsprech** [2]
2. **Habilitant** [3] und **Fürsprech** sind ein Herz und eine Seele

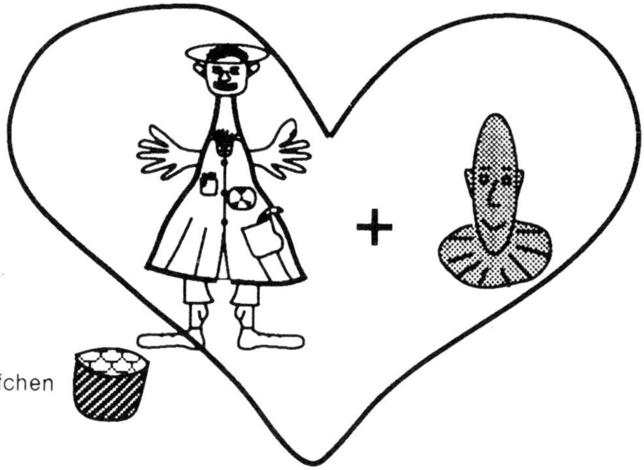

Fettnäpfchen

Beginn
mit der Hab
erkenne ihre
wahre deine Z
auf daß die er

formale Voraussetzungen

1. Promotion	Sonst könnte ja jeder kommen
2. Paper	In der Regel 12 Publikationen in anerkannten Zeitschriften. Wird flexibel gehandhabt: Ist der Fürsprech einflußreich genügen Paper in drittklassigen Journalen oder Reviews.[5]
3. Vorträge auf Kongressen	
4. Habilitationsschrift	90-150 Textseiten, mehrere gebundene Fassungen
5. Lehrtätigkeit an der Uni	Wichtig nur für Auswärtige, da Uniangehörige jedes Semester lehren müssen.

An einigen Unis müssen **Auswärtige** (MPI-Mitglieder und Firmenangehörige) einen Lehrauftrag der Universität besitzen. Den Lehrauftrag erteilt der Fachbereich. Kein Lehrauftrag keine Habilitation!

Habilitationsgesuch

Besteht aus: Gesuch an den Dekan, Lebenslauf, Promotionsurkunde, Dissertation, Kopie des Dienstvertrages, H-schrift, Persilschein I (H-schrift wurde selbst verfaßt), Publikationsliste, Lehrtätigkeitsliste. Persilschein II (keine gescheiterten H oder H-Gesuche anderswo), Staatsangehörigkeitsbescheinigung, registriertes Führungszeugnis, Erklärung (H-ordnung bekannt), Nachweis der Teilnahme an

S. Bär

Forschen auf Deutsch

Der Machiavelli für Forscher -
und solche, die es noch werden wollen

Verlag
Harri
Deutsch

Wissenschaftlicher Verlag Harri Deutsch GmbH
Gräfstraße 47
60486 Frankfurt am Main
verlag@harri-deutsch.de
www.harri-deutsch.de

Bibliografische Information der Deutschen Nationalbibliothek
Die Deutsche Nationalbibliothek verzeichnet diese Publikation in der Deutschen Nationalbibliografie; detaillierte bibliografische Daten sind im Internet abrufbar über http://dnb.d-nb.de.

ISBN 978-3-8171-1683-6

Nachdruck der 4. erweiterten und aktualisierten Auflage 2002, 2011

Illustrationen: Chris Schlag, Leipzig
Herstellung: Peter Holz, Frankfurt
Druck: betz-druck GmbH, Darmstadt <www.betz-druck.de>
Printed in Germany

Für Rando, Tosca und die, die noch kommen

Acknowledgements

Der Verfasser bedankt sich für die Hilfe von H.B.*, M.S.*, K.H.S.*, T.A.R.*, J. Z.*, S. L.*, B. Stein, H. Stöcker, R. Fuchs, U. Bässler und F. Amacher, die Fakten und Erlebnisse beigesteuert, Theorien diskutiert oder Korrektur gelesen haben, und bei Daniela für die Förderung von Triton X-100.

Besonders verpflichtet ist der Autor dem R. - W.W., der die 1. Auflage gründlich durchsah und so viele Einfälle lieferte, daß er Seniorautor dieser Veröffentlichung sein könnte.

Um die 4. Auflage haben sich Bernd Müller und Martin Kegel vom Verlag Harri Deutsch verdient gemacht. Ihrem steten Bohren ist es zu danken, daß ich mich von meiner „Geschichte des Liebeslebens des deutschen Professors“, losgerissen habe, um die Geschichte seiner Bosheiten aufzufrischen.

* Die Initialen von Personen, die nicht namentlich genannt werden wollen.

Inhaltsverzeichnis

Vorwort zur 2. Auflage

Einen Erfolg von „Forschen auf Deutsch“ hatte ich erhofft, aber nicht erwartet. Noch steht der Titel nicht auf den Bestsellerlisten, doch war es das meistgeklaute Buch einer Heidelberger Buchhandlung. Gefreut hat mich das „so ist es“ vieler Postdoks und Doktoranden zu meinem Bericht über den Zustand der - und die Zustände in der Forschung. Gleiches sagten - zu meinem Erstaunen - auch viele Professoren, manche wohl in der Meinung, der Kollege vom Nachbarlabor sei gemeint. Trotzdem bliesen die Direktoren verschiedener Institute zur Bärenjagd und verdächtigten mißliebige Mitarbeiter, dieses Machwerk verfaßt zu haben. Wie so oft in der Wissenschaft traf es die Falschen. Mein Chef verdächtigt mich nicht und kommt gut mit mir aus.

Für die 2. Auflage wurde das Buch überarbeitet und auf den letzten Stand von Wissenschaft und Grammatik gebracht. Neue Kapitel wie „Der Heisenbergler“ kamen dazu, neue Karikaturen und das Poster „Die Habilitation“. Die 2. Auflage enthält zudem einen Atlas der wichtigsten psychischen Erkrankungen des deutschen Forschers und den „Weg nach oben“ - die nützliche Karriereanleitung für Nachwuchsforscher. Der unaufhaltsame Fortschritt der Biochemie zeigt sich in den neu entdeckten Wegen und Verzweigungen des akademischen Stoffwechsels.

Auch ein Kapitel über den „Wessischaftler“ war geplant, doch stellten sich die Nachforschungen als so umfangreich und die zu erkundende Forschungslandschaft als so trostlos heraus, daß ich darauf verzichten mußte, dieses Thema schon in die 2. Auflage aufzunehmen. Mein bisheriger Erkenntnisstand ist: West-Professoren neiden den Ost-Professoren die Fördergelder. Die Westler behaupten, die Forschung im Osten würde teilweise über die Kürzung ihrer Mittel bezahlt. Dabei seien die DFG-Anträge von Ost-Professoren in der Regel mies und verdienten keine Förderung. Überhaupt wäre die Förderung der Ostwissenschaft im Grunde eine ABM-Maßnahme. Ostwissenschaftler dagegen sehen im Geld den wesentlichen Unterschied zwischen der Forschung der BRD und Ex-DDR.

Mangelnde Zeit für Nachforschungen hielt mich davon ab, auf das Problem der Forscherpärchen einzugehen. Pärchen gewöhnlicher Forscher finden selten Stellen an der gleichen Uni. Deswegen bringen sie die Wochenenden zum größten Teil auf der Autobahn zu oder verkehren brieflich. Da es überall nette Menschen gibt, ist ihre Liebe in steter Gefahr. Damit deutet sich zwar eine Lösung an, doch ist diese - für eine Hälfte wenigstens - mit Störungen des Gefühlslebens verbunden. Mein Tip: suchen sie sich einen Freund bzw. eine Freundin aus dem gleichen Fach und werden sie - mit Hilfe dieses Buches - schnell Professor. Dann können sie dem Partner eine Habilstelle in ihrer Arbeitsgruppe, die Autorenschaft auf den Papern ihrer Doktoranden und schließlich eine Professur verschaffen. Noch eleganter ist es, sich einen Partner zu suchen, der schon Professor ist. Der gemeinsame Kampf ums Vorwärtskommen schmiedet zusammen und verwischt selbst bedeutende Altersunterschiede - vorläufig. Bitte beachten sie: eine Heirat sollte die Reihe „Promotion, Habilitation, Berufung“ abschließen und ihr nicht vorangehen. Das vermeidet unnötige Gerüchte und ermöglicht die Habilitation durch den professoralen Partner im gleichen Fachbereich.

Kritik gab es reichlich. Viele störten sich am Rattentöten. Zwei Leser meinten, es sei tierfreundlicher, die Ratten ohne Narkose mit der Guillotine zu töten. Dem mag bei kleineren Ratten so sein, bei größeren hätte ich Angst um meine Finger. Jedenfalls war in den Labors, in denen ich arbeitete, der Kantenschlag oder die Kohlendioxidvergasung üblich. Auch ging es nicht um eine Anleitung zum Rattentöten, sondern um eine Zustandsbeschreibung. Ich habe mir daher erlaubt, den betreffenden Abschnitt unverändert zu übernehmen. Es gibt Schlimmeres: versuchen sie mal einem Hummer das Nervensystem zu entnehmen, ohne ihn vorher zu kochen...

Von wissenschaftssoziologischer Seite kam der Vorwurf, ich hätte mich im Laden der Wissenschaftssoziologie bedient, ohne das anzuerkennen und überhaupt würden Wissenschaftssoziologen viel bessere Bücher schreiben. Letzteres kann ich nicht beurteilen, denn ich kenne keine wissenschaftssoziologischen Veröffentlichungen - ich bekenne sogar von der Existenz dieser Wissenschaft nichts gewußt zu haben. Das liegt vielleicht an mir, vielleicht an der Wissenschaftssoziologie, sicher ist, daß „Forschen auf Deutsch" auf meinem Mist und dem von Freunden gewachsen ist.

Die in der 1. Auflage von „Forschen auf Deutsch" vorgeschlagene Forschungsreform stieß auf Ablehnung. Die Leser bedauerten die unglücklichen Gruppenleiter, die nach 5 Jahren wieder als Postdok arbeiten müßten oder arbeitslos würden. Die lebenslange Unsicherheit sei brutal. Doch, wieso ist es brutaler, nach 5 Jahren Gruppenleiter wieder als Postdok zu arbeiten, als - so wie heute - die ganze Zeit als Underdok an der Laborbank zu stehen? Doch vielleicht lockt die Illusion, später einmal Professor werden zu können, tatsächlich viele Studenten in die Forschung. Beim Blasebalg läge ja das Risiko offen zutage, und der schwerfällige öffentliche Dienst wäre vermutlich zu einem finanziellen Ausgleich des Risikos nicht in der Lage. Diese und andere Argumente habe ich in der 2. Auflage berücksichtigt.

Zu guter letzt wunderten sich ein paar im Wissenschaftsbetrieb erfahrene Leute darüber, daß so ein Buch überhaupt gedruckt wird. In der Tat lehnten mehrere Verlage die Herausgabe mit der Begründung ab, sie würden ihre Bücher über die Empfehlung von Professoren verkaufen. Ich habe also allen Anlaß dem Verlag Harri Deutsch, vor allem H. Deutsch, B. Müller und M. Kern, dafür zu danken, daß sie „Forschen auf Deutsch" eine Chance gaben.

Oberharmersbach
im November 92

Berichtigung:

Bei Hoppe-Seyler's Zeitschrift für Physiologische Chemie ist mir in der 1. Auflage ein Versehen unterlaufen. Die Zeitschrift ist seit 1985 unter „Biological Chemistry Hoppe-Seyler" im Science Citation Index vertreten.

Vorwort zur 4. Auflage

Viel habe ich nicht geändert weil sich nicht viel geändert hat. Das sieht man schon daran, daß Forschen auf Deutsch, 1992 zum ersten Mal aufgelegt, immer noch gekauft wird. Es ist ein Klassiker geworden.

In der 4. Auflage kam allerdings einiges dazu.

So wurde der Atlas der psychischen Erkrankungen des deutschen Forschers um 100% erweitert. Sein Los wird ja immer härter und die seelischen Schäden häufen sich. Da gilt es vorbeugen und helfen.

Mitschuld an der zunehmenden Härte des Forscherlebens trägt die Reform der Ministerin Edelgard Bulmahn. Diese Auflage erzählt die Geschichte dieser Reform. Es wird gezeigt, wie alles gekommen ist mit dem Juniorprofessor, der Zwölfjahresfrist und der großen Hysterie. Auch ein Bild Frau Bulmahns wurde gezeichnet, ein Bild, das nicht abstrakt ist, und das ihr vermutlich trotzdem nicht gefällt. Monatelange Recherchen, Telefongespräche, Besuche und Nerven wurden in diese Geschichte gesteckt, allein für die Telefongebühren hätte ich mir einen Satz Pipetten kaufen können. Ich habe mich bemüht in der Darstellung - nicht im Ton - gerecht zu sein und Gegner wie Befürworter der Reform zu Wort kommen zu lassen. Denn im Leben ist es so: Nur selten hat einer in allem unrecht und der andere in allem recht.

Die Reform hat das Besoldungssystem C (C1-C4) durch das System W ersetzt. In dieser Auflage wurde System C dennoch weitgehend beibehalten. Dies nicht aus Anhänglichkeit, sondern aus Faulheit. Der Tausch des Systems C gegen W ist nämlich nicht nur für die Ordinarien, sondern auch für mich aufwendig. Warum soll ich mir diese Heidenarbeit machen, solange der bayerische Kultusminister Zehetmaier eine reelle Chance hat, die Reform über das Bundesverfassungsgericht zu kippen und dann alles beim Alten bleibt?

Es wäre mir dies auch aus einem anderen Grunde recht: Scheitert die Reform, bleiben die desolaten Zustände erhalten und „Forschen auf Deutsch“ würde sich verkaufen und verkaufen bis einmal ein Wunder geschieht und es aufwärts geht mit der deutschen Universität. Bis dahin dürfte ich Millionär geworden sein.

Zell am Harmersbach
Im Mai 2002

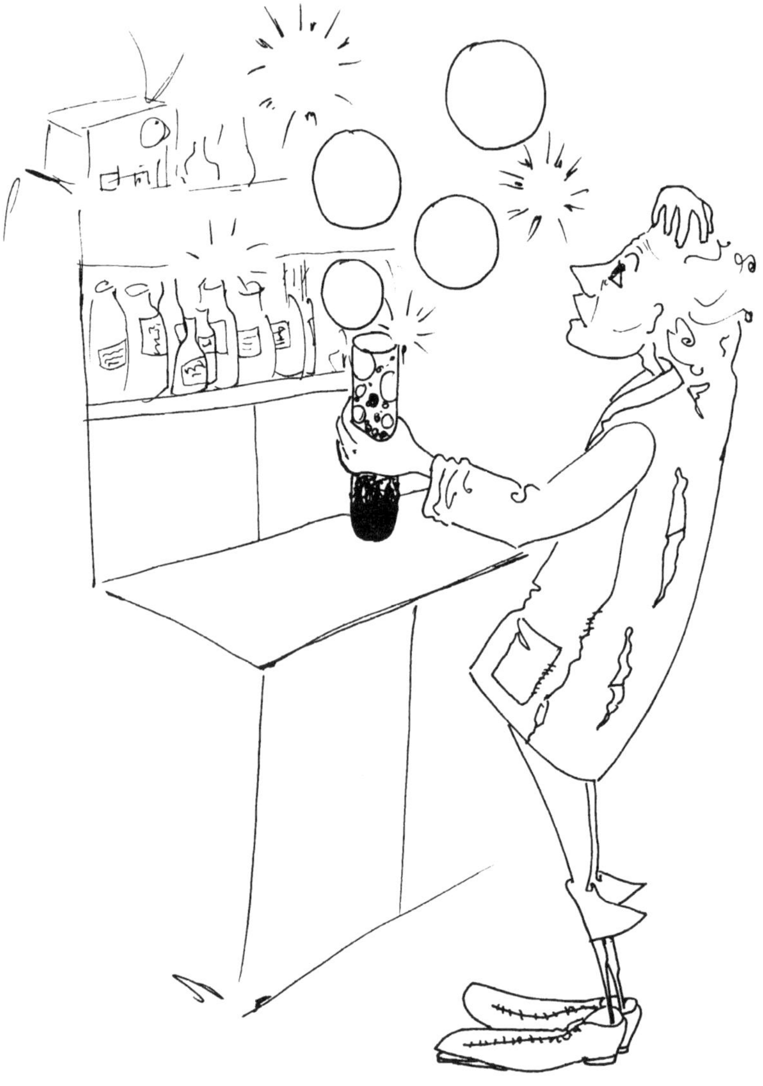

Statt eines Vorworts zur 1. Auflage:

Triton X-100

Menschliche Antriebe wie Geltungsbedürfnis oder Machtstreben finden, anders als der Laie glaubt, nicht im Bauch, sondern in erlauchten Gegenden statt, so im Hirn an den Zellmembranen der Nervenzellen. Zur biochemischen Untersuchung von Zellmembranen verwendet man Seifen. Beliebt ist Triton X-100, ein Polyoxyäthylenäther, der in konzentrierter Form eine zähe, schmierige Masse bildet. Das Triton X-100-Molekül hat, wie alle Seifen, ein gespaltenes Wesen. Ein Teil von ihm liebt Fett, der andere Wasser. Die Fetten vereinigen sich zu kleinen Blasen, sogenannten Mizellen. Dort machen sie es sich im Innern bequem und drücken den wasserliebenden Teil nach außen, wo der sich mit der unfreundlichen Umgebung herumschlagen muß.

Die fetten Seifenteile umspannen andere Fettigkeiten, während die wasserliebenden Teile die Fettklößchen am Schwimmen halten müssen und den Bezug zur äußeren Wirklichkeit herstellen. Der Vorgang heißt solubilisieren, auf deutsch „flüssigmachen" oder auch „einseifen". Gewöhnliche Forscher machen Membranproteine oder Lipide flüssig, höhere Forscher die Gelder. Wird viel Fett zu wenig Triton X-100 gegeben, fehlt also der Wettbewerb der Seifenmoleküle untereinander, wird die Lösung trübe.

Seifenlösungen schäumen. Schaum ist eine Vereinigung von Blasen. Blasen sind Kleider des Nichts. Sie haben großes Volumen, aber nur wenig Substanz. Das zwingt sie, sich immer in Richtung des jeweils vorherrschenden Luftzugs zu bewegen. Blasen sind Mitläufer. Doch tut ihnen diese Charakterlosigkeit keinen Abbruch. Im Gegenteil, je größer, wesenloser und schillernder die Blase ist, desto bedeutungsvoller und strahlender scheint sie dem kindlichen Gemüt und desto leichter steigt sie nach oben. Blasen entstehen bei eifrigem Rühren oder wenn in verdünnten Tritonlösungen eine Hand die andere wäscht. Doch die Grundlage besonders bedeutender Blasen, das sagt schon ihr Name, ist ein gerichteter, ausgewogener Luftzug: das Windmachen.

Selbst in der Mathematik, der Königin der Wissenschaften, spielt die Blase eine Rolle. Dort heißt sie Null und ist, positiv gesehen, der Anfang des Negativen.

Manche schlagen Schaum, um ihre Langeweile zu vertreiben. Der höhere Forscher schlägt Schaum, um zu beeindrucken und um seine Ruhe zu haben. Schaum schwimmt nämlich oben und verdeckt den Blick, wodurch die Verhältnisse undurchsichtig und unkontrollierbar werden. Fleißiges Schaumschlagen erhöht zudem die Waschkraft und sorgt für eine weiße Weste. Die emulgierten, klebrigen Schmutzpartikel sinken nach unten, wo der Druck groß ist und der gewöhnliche Forscher auf Brownschen Zitterbahnen seine Ergebnisse sucht. An ihm bleibt der Dreck dann hängen.

"Ich möchte auch nicht, daß es als Anmaßung empfunden wird, wenn ein Mann aus niedrigen und drückenden Verhältnissen die Kühnheit hat, die Handlungen der Staatenlenker zu erörtern und ihnen Regeln vorzuschreiben; denn wie die Landschaftszeichner ihren Standpunkt in der Ebene suchen um die Beschaffenheit der Berge und hochgelegenen Orte zu überschauen, und auf Berge steigen, um die Beschaffenheit der Täler zu betrachten, so muß man Herrscher sein, um das Wesen der Völker zu durchschauen, und man muß ein Mann des Volkes sein, um das Wesen der Herrscher zu erkennen."

Machiavelli, Il principe

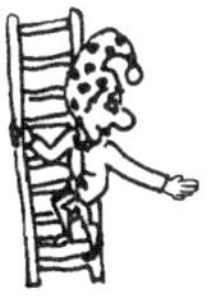

Einleitung

Dieses Buch ist für Studenten, Doktoranden und Assistenten (Postdoks) geschrieben, aber auch für Abiturienten mit Interesse an der naturwissenschaftlichen Grundlagenforschung. Das Buch schildert - aus dem Blickwinkel des Postdoks - die Welt der gewöhnlichen Forscher, die Probleme der Nicht-Lehrstuhlinhaber, die Aussichten der Leute, die die Arbeit machen, aber nur „Mitarbeiter" heißen. Betont, weil dem Verfasser am vertrautesten, wird die biochemisch/biologische Forschung.

Es gibt zahllose naturwissenschaftliche Lehrbücher, Studienhelfer, Bücher mit Übersichtsartikeln, Leitfäden zum Verfassen wissenschaftlicher Veröffentlichungen, Bücher über wissenschaftliche Kongresse, über experimentelle Methoden und über die Weisheiten berühmter Forscher. In diesen Werken steckt viel Wissen. Trotzdem sind sie für die akademische Laufbahn von geringem Nutzen. Bücher über experimentelle Methoden veralten schnell, und es ist einfacher und billiger, Methoden aus Originalveröffentlichungen zu kopieren. Bücher über wissenschaftliche Kongresse dienen dem Ehrgeiz der Organisatoren, ihren Namen auf einem Buchdeckel zu verewigen, Studienhelfer helfen allenfalls ihren Autoren, und der Quell der Lebensweisheiten berühmter Professoren versickert in den dürren Zahlenreihen der Meßgeräte. Lehrbücher schließlich dienen dem Forscher nur noch zur Zierde seines Bücherregals.

Entscheidend für die Laufbahn des deutschen Forschers ist nicht das Wissen um die Funktion von Promotern*, Wachstumsfaktoren* oder Ionenkanälen*, nicht experimentelles Geschick oder Fleiß. Entscheidend ist die politische Begabung des Wissenschaftlers, die ehrenwerte Gesellschaft der Professoren dazu zu bringen, ihn in ihre Reihen aufzunehmen. Die wirklich brennenden Fragen sind: Wie kriege ich ein eigenes Labor? Wie werde ich ein selbständiger Wissenschaftler? Woher bekomme ich Geld für meine Forschung? Wie steige ich in der Forschungshierarchie auf? Hier schweigen die Bücher. Über diese Geheimwissenschaft gibt es keine einzige Veröffentlichung, vielleicht, weil die Buchautoren überwiegend Professoren sind, die zum Leben des gewöhnlichen Forschers keinen Bezug mehr haben.

Was für naturwissenschaftliche Bücher gilt, gilt auch für das Studium der Naturwissenschaften. Was die Professoren dem Studenten eintrichtern, hilft wenig dabei, sich in der Forschung durchzusetzen und Karriere zu machen. Dem Studen-

Die Erläuterungen der mit * gekennzeichneten Begriffe
siehe Kapitel 7, „Erklärungen".

ten wird nicht einmal deutlich, wo die Schwierigkeiten der Forschungslaufbahn liegen. Die Arbeitsbedingungen im akademischen Mittelbau sind ihm so fremd wie jemenitischen Kaffeebauern die Synthese von Koffein. Viele Studenten hegen den naiven Glauben, durch fleißige Arbeit am Labortisch zu einem sicheren, gutbezahlten Job zu kommen. Sie täuschen sich. In einer akademischen Forschungskarriere erwartet sie mit großer Wahrscheinlichkeit eine unsichere, schlecht bezahlte und abhängige Existenz. Der durchschnittliche Forscher ist ein armes Schwein, und er bleibt es, solange er akademischer Forscher bleibt. Diese Tatsache und die Hierarchie der deutschen Forschung sind dem Studenten so unbekannt wie die Hochzeitsbräuche der Nuer*. Ihm fehlt jede Vorstellung vom Wesen des Professors, der DFG, dem Zweiklassensystem der Wissenschaft; er weiß nicht einmal, wie und warum man ein Paper schreibt. Der Student ist ein Nichtschwimmer, dem zur Überquerung des Kongo das Gerben von Krokodilhäuten beigebracht wird.

Dieses Buch will dem Mißstand abhelfen. Es schildert ohne soziologischen Sprachquark die innere Wirklichkeit der deutschen Forschung. Es ist keine langweilige Festredensammlung, sondern ein kleiner, machiavellistischer Leitfaden für jene, die in den Tiefen der deutschen Forschungslandschaft wandeln. Denn es genügt nicht, sich durch den Dschungel der Methoden zu schlagen, Wasser in der Wüste mißlungener Experimente zu finden. Wie bei den Entdeckungsfahrten früherer Afrikareisender, wo wichtiger als Klugheit, gute körperliche Verfassung und Zähigkeit es war, die lokalen Sitten zu kennen, sich mit Häuptlingen und Medizinmännern gut zu stellen und in langweiligen Palavern deren Wohlwollen zu sichern, so muß der gewöhnliche Forscher die Bräuche und sozialen Strukturen der deutschen Forschung kennen. Sonst kann es auch dem Fleißigsten und Klügsten geschehen, für den Rest seines Lebens einem zweitklassigen Negerhäuptling die Hirse mahlen zu müssen.

Wer sich auf das soziale Risiko einer Forschungslaufbahn einläßt, muß die Spielregeln kennen. Dieses Buch beschreibt sie, deutsch und deutlich.

Das zweite Anliegen des Autors ist es, darauf aufmerksam zu machen, daß die deutsche akademische Forschung ineffektiv und teuer ist. Sie ist ein Salat aus Planwirtschaft, Oligarchie, Anarchie, mittelalterlichen Organisationsformen, feudalen Machtstrukturen und frühkapitalistischer Ausbeutung, triefend vom ranzigen Öl alter Beziehungen, durchsetzt mit Schimmelkäse aus den Amtsstuben der Wissenschaftsfunktionäre, beherrscht vom tränenreizenden Geschmack alter Zwiebeln. Am nachwachsenden Kopfsalat frißt der Essig der Enttäuschung. Nach langem Warten welk und schlapp, verinnerlichen seine Blätter die trübe Brühe. Sie geraten in jenen schleimig-schlappen Zustand, der sie an jeder Stelle kleben läßt.

Der deutsche Forscher wird nicht für seinen wissenschaftlichen Erfolg belohnt, sondern für Rang, Dienstalter, Herkunft, Treue zu Vorgesetzten, unauffälliges Benehmen und politische Begabung. Die Probleme der deutschen akademischen Forschung sind nicht Geld, mangelnde Begabung oder die fehlende Begeisterung des Nachwuchses, sondern das Patronatswesen, die schlechte Organisation.

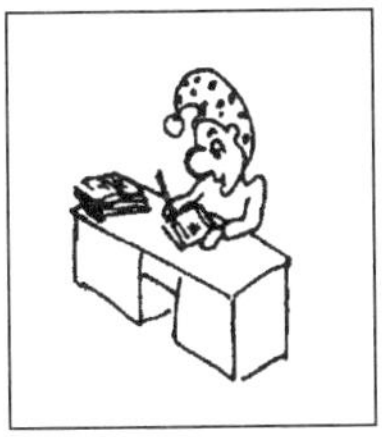

1. Ein Glücksspiel

Genauso gespannt wie der Lottospieler samstagabends auf die Gewinnzahlen wartet, steht der experimentell arbeitende Naturwissenschaftler Nacht für Nacht vor seinen Meßgeräten. Die spucken Zahlen aus, von denen er glaubt, daß sie über seine Karriere entscheiden. Doch setzt der Lottospieler ein paar Mark ein für die Möglichkeit Millionen zu gewinnen, gibt der Forscher täglich 3-4 unbezahlte Überstunden und eine ungesicherte Existenz für die Chance, später als Beamter an einem Schreibtisch sitzen zu dürfen. Herrschen im Lotto bei der Gewinnverteilung klare Regeln, so geht es beim Aufstieg in die höheren Ränge der Wissenschaft so chaotisch zu wie im Abfalleimer einer Wohngemeinschaft. Tante Klara, die im Fernsehsessel mit feuchten Fingern ihren Tipzettel hält, beweist größeren Wirklichkeitsinn als ihr schlauer Neffe mit seinem Universitätsstudium. Dessen Laufbahn ist ein Glücksspiel mit einem noch schlechteren Verhältnis zwischen Einsatz und Gewinn. Die Kapitel 1.1 bis 1.5 führen in die Regeln und Begriffe dieses Spiels ein.

1.1 Die Spieler

Es gibt zwei Klassen von Forschern: gewöhnliche und selbständige Forscher. Zu den gewöhnlichen gehören die Diplomanden, Doktoranden und Postdoks oder Assistenten (80-90% aller Wissenschaftler). Selbständige Forscher sind die Arbeitsgruppenleiter, C3*- und C4*-Professoren sowie die Max-Planck-Direktoren*. Zwischen den Mitgliedern dieser zwei Klassen besteht ein Unterschied wie zwischen Regenwurm und Ringelnatter: Von außen haben sie eine gewisse Ähnlichkeit, aber ihr innerer Aufbau ist völlig verschieden. Die einen fressen sich im Dunkeln durch den Dreck, die anderen fangen Mäuse.

Die gewöhnlichen Forscher leben wie unbehauste Handwerksgesellen des 18. Jahrhunderts. Ihre Lehrzeit ist lang, ihr Verdienst gering, ihr Los die Wanderschaft. Die Arbeit, die sie leisten, wird dem Meister zugeschrieben und dieser bestimmt, welche Kämme diese modernen Kammmacher* zu sägen haben. Dagegen ist der Professor das Ideal eines Meisters des alten Handwerks. Er hat den zünftigen Gedanken vom bescheidenen, aber sicheren Brot verwirklicht, denn der Staat garantiert sein Einkommen – und was bescheiden ist, ist Ansichtssache. Wie im alten Handwerk gibt es abgeschlossene Zünfte, Fakultäten genannt, die von den Meistern beherrscht werden; und allein die Zunft bestimmt darüber, welcher Geselle Meister werden darf.

Die gewöhnlichen Forscher arbeiten und entdecken – die selbständigen stellen dar, verwerten, verwalten und kontrollieren. Erstere denken über Strategien zur Lösung wissenschaftlicher Fragen nach, planen Experimente und führen diese am Labortisch aus. Im Alltag heißt das langweilige Pipettiererei, endlose Meßreihen, unzählige mißglückte Experimente, ergebnislos durchgearbeitete Wochenenden, Enttäuschungen und Selbstzweifel, hin und wieder unterbrochen durch eine mehr oder weniger wichtige Entdeckung. Zusätzliche Zeit wenden die gewöhnlichen Forscher für die Lehre und für die Veröffentlichung ihrer Ergebnisse (Schreiben von Papern, Kongressbesuche) auf.

So ist der gewöhnliche Forscher der Lastesel der Wissenschaft. Er hat lange Arbeitszeiten, wird schlecht bezahlt und trägt, da er nicht fest angestellt ist, die sozialen Folgen mißglückter Forschungsansätze.

Die Professoren widmen sich dem Management und verkaufen die von den gewöhnlichen Forschern ihres Labors gewonnenen Ergebnisse anderen Wissenschaftlern und den Geldgebern. Den größten Teil ihrer Zeit widmen sie der Repräsentation, Verwaltungsaufgaben, der Lehre, endlosen Verhandlungen mit Universitäts- und sonstigen Bürokraten sowie dem Kampf um Geld und Einfluß. Ihre tägliche Arbeit besteht aus Gremiensitzungen, Kongressen, Rechnungsprüfung und Buchhaltung, dem Schreiben von Anträgen, dem Malen von Diapositiv-Vorlagen, der Kontrolle der Mitarbeiter, der Suche nach neuen Mitarbeitern. Da der Professor für diese Arbeit weder ausgebildet noch im allgemeinen besonders begabt ist, stehen ihm je nach Rang eine oder mehrere Sekretärinnen zur Seite.

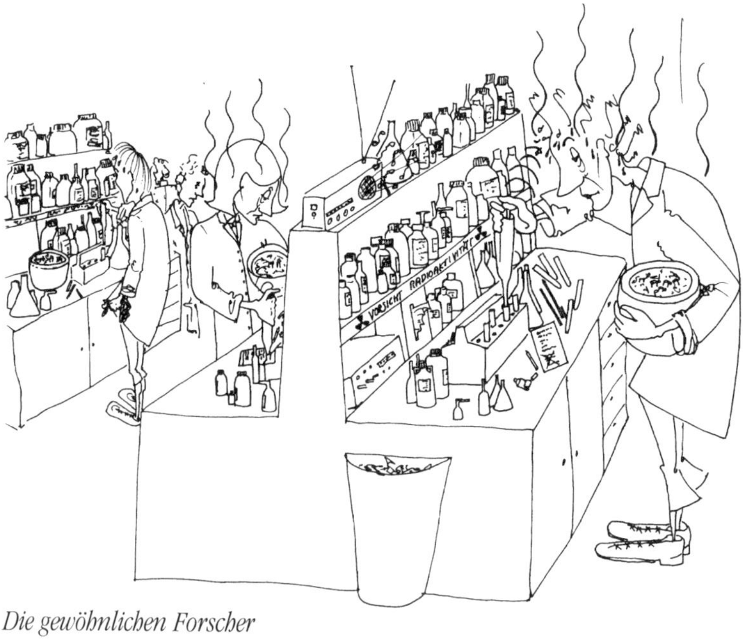

Die gewöhnlichen Forscher

Viel Energie und Zeit verschlingt die Teilnahme an einem Spiel mit dem Namen Das Berufungskarussell. Nur Lehrstuhlinhaber dürfen mitspielen. Die Spielregeln sind ebenso geheim wie kompliziert. Der Verfasser kennt nur wenige und offensichtlich nicht die wichtigen. Er weiß aber aus eigener Beobachtung, daß das Spiel für Professoren ungeheuer faszinierend ist, obwohl der Gewinn in der Regel nur in ein paar zusätzlichen Gesellen besteht und mit einem Umzug in ein anderes Institut bezahlt werden muß.

Die Vergoldung eines Lehrstuhls ist dünn, und das Sitzen darauf kann langweilig werden. Daher hat sich in jüngster Zeit bei manchem deutschen Professor zu dem Ehrgeiz, berühmt zu werden, noch der Wunsch nach Reichtum gesellt. Er folgt dem Vorbild amerikanischer Akademiker, die es durch Gründung, Beteiligung oder Mitarbeit an Biotechnologiefirmen zu Vermögen gebracht haben. Das bedeutet zusätzliche Arbeit: der Professor muß Verbindungen zur praktischen Medizin knüpfen - über Diagnostika* ist das meiste Geld zu holen - und sich überlegen, welche Forschungsstrategien kommerziell verwertbare Produkte abwerfen. Er muß auf Kongressen und mit Veröffentlichungen vorsichtig Werbung für sein Produkt betreiben. Er muß in schwierigen Verhandlungen die Gewinnverteilung regeln zwischen der Universität, die das Geld gibt, dem gewöhnlichen Forscher, der die Arbeit macht, und sich selbst, der reich werden will.

So sehr dieses Management die Arbeit des Professors auch bestimmt, Ansehen unter seinen Kollegen gewinnt er dadurch nicht; vielleicht, weil diese aus eigener Erfahrung wissen, was das Sitzungswesen und die akademische Verwaltungsarbeit wert sind. Ansehen geben wissenschaftliche Erfolge, und die setzen experimentelle Arbeit am Labortisch voraus. Daher hängt das Herz des Professors an der Wissenschaft, die in seinem Labor gemacht wird, und es ist ihm wichtig, seinen Namen auf möglichst vielen Papern in möglichst einflußreichen Journals zu sehen.

1.2 Des Spieles Sinn

Das Paper

Was für den Bäcker das Brot, für den Metzger die Wurst, das ist für den Wissenschaftler das Paper. Ein Paper ist ein Aufsatz in einer wissenschaftlichen Zeitschrift, der neue Forschungsergebnisse beschreibt. Die Betonung liegt auf neu, die Ergebnisse dürfen nicht irgendwo abgeschrieben, sondern müssen durch eigene experimentelle Arbeit begründet werden. Übersichtsartikel (Reviews) gelten nicht als Paper.

Das Paper ist das Produkt der wissenschaftlichen Arbeit, die Grundlage des Ansehens des Wissenschaftlers. Wie ein Schreiner an seinen Schränken, so wird ein Wissenschaftler an seinen Papern gemessen.

Ein Paper ist angelegt in Titel, Autorenliste, Zusammenfassung (Abstract), Einführung, Methoden, Ergebnisse, Diskussion und Referenzen. Die Zusammenfassung oder das Abstract enthält, in ein paar Sätzen knapp formuliert, die wichtigsten Ergebnisse der Arbeit. Die Einführung gibt - unter kräftiger Betonung des eigenen Anteils - einen kurzen Überblick über das Forschungsgebiet und dessen Entwicklung. Im Ergebnisteil werden die Resultate der Arbeit ohne Wertung mit Hilfe von Tabellen, Figuren und Fotos dokumentiert und dargestellt. Die Diskussion faßt die eigenen Ergebnisse noch einmal kurz zusammen und erklärt und vergleicht sie mit den Ergebnissen anderer Wissenschaftler. Schließlich bietet der Diskussionsabschnitt die Möglichkeit, neue Hypothesen aufzustellen, alte zu stürzen oder Gegnern auf vornehm akademische Art eins auszuwischen. Die eigene Beweisführung wird durch den Verweis auf Paper anderer Wissenschaftler unterstützt.

In den Referenzen werden die Paper aufgelistet, deren Ergebnisse in der vorliegenden Arbeit erwähnt wurden. So beschreibt man experimentelle Methoden, die in anderen Papern schon beschrieben wurden, nicht noch einmal, sondern verweist auf (zitiert) das betreffende Paper. Das spart Papier und gibt dem betreffenden Wissenschaftler ein bißchen Publizität. Paper werden in Englisch geschrieben, und das Bestreben des deutschen Forschers ist es, sie in einer angesehenen englischen oder amerikanischen Zeitschrift zu veröffentlichen.

Die Autorenliste

Die Autoren eines Papers werden unter dem Titel aufgelistet. Nicht jeder Autor hat gleich viel zu der Arbeit beigetragen. Das bringt die Reihenfolge der Autoren zum Ausdruck. Erstautor, d.h. der erste auf der Liste, ist derjenige, der bei der Arbeit die Initiative geführt und den größten Arbeitsanteil geleistet hat. In der Praxis ist der Erstautor für das Paper verantwortlich. Die letzte Stelle der Autorenliste nimmt im allgemeinen der Seniorautor ein. Ihm unterstellt man die geistige Führung der Arbeit. Seniorautor ist meistens der Laborleiter. Die Zweit-, Dritt- usw. -autoren (die zweiten, dritten usw. auf der Liste) lieferten ergänzende Beiträge. Ihr Publizitätsgewinn aus dem Paper nimmt exponentiell mit der Entfernung von den Extrempositionen ab. Einer der Autoren, meistens der Seniorautor, übernimmt den Briefwechsel mit dem Editor, die Sonderdruckanforderungen und Anfragen anderer Wissenschaftler und heißt dann auch korrespondierender Autor.

Im Grunde hat die Autorenliste eines Papers nur zwei angesehene Positionen: die erste und die letzte. Der erste hat die Arbeit gemacht, der letzte profitiert davon. Es bleibt zu sagen, daß die Autorenreihenfolge eine stillschweigende Übereinkunft ist, die nie offiziell festgelegt wurde, die aber jeder kennt und an die sich in den Biowissenschaften jeder hält.

Vom Paperschreiben

Hat die experimentelle Arbeit genügend Ergebnisse geliefert, dann wird ein Paper geschrieben. Was genügend ist, bestimmt bei Anfängern der Laborleiter. Fleißiges Zeitschriftenlesen entwickelt später ein Gespür für die Art und Menge an Ergebnissen, die ein Paper ausmachen.

Ein kleiner Leitfaden durch die Phraseologie des wissenschaftlichen Papers

Die Sprache des Wissenschaftlers ist reich an eleganten Umschreibungen seiner Unwissenheit, seines Unwillens oder seines Unvermögens. Häufig werden diese in der Introduction und Discussion von Papern und Forschungsanträgen verwendet. Ihr formelhafter Charakter rührt vom gegenseitigen Abschreiben.

Wie es geschrieben steht	**Was es wirklich bedeutet**
appears to play an important role in	ist vielleicht beteiligt an
may be therapeutically useful for	eine therapeutische Verwendung ist unwahrscheinlich
Therapeutic approaches involving X are expected to be of rapidly increasing importance in the future	eine therapeutische Verwendung ist unwahrscheinlich
These phenomena appear to be consistent with	wir glauben, daß
The results suggest that	wir glauben, daß
The results indicate that	wir glauben, daß
It is generally accepted that	Ein paar andere glauben das auch
appears to be an excellent choice to	vielleicht brauchbar für
Our observations suggest at least two different components in the response to substance X.	Wir kennen den Wirkungsmechanismus von X nicht
drug X induced a variety of pharmacological actions	Wir kennen den Wirkungsmechanismus von X nicht
It will be important to check whether	Wir prüfen gerade
A typical set of data is shown in Fig. 1	Fig. 1 zeigt unsere besten Daten
To our knowledge, this is the first paper which reports that	Prioritätsanspruch für eine unbedeutende Entdeckung
To our knowledge, the nature of X has not been determined previously.	Wie oben, aber feiner.
Of the scores of Y proteins, known to exist, only a handful have been purified	Zu dem Dutzend gereinigter Y Proteine gesellten wir das dreizehnte.
Several lines of evidence demonstrate that	es würde es uns gut in den Kram passen, wenn
Drug Y could be an important pharmacological tool to	Die Bedeutung von Y ist unklar
Drug Y is a promising tool to	Die Bedeutung von Y ist unklar
We tentatively assign a mol. mass of x Kd to this protein	die Molekulargewichtsbestimmung ist mißlungen
The X-sensitive receptors are supposed to be involved in neuronal plasticity, Alzheimers disease, Parkinsons disease, Cancer and HIV.	Wir kennen die Funktion dieser Rezeptoren nicht, brauchen aber neue Forschungsgelder
we have been unable to reproduce the results of Miller& Meyer, 1989	Wir halten die Ergebnisse von Müller & Meier für falsch
contrary to the results of Miller&Meyer, 1989	Wir halten die Ergebnisse von Müller & Meier für falsch
Preliminary experiments showed that	Wir hoffen, daß
The purpose of this study was	Es hat sich hinterher herausgestellt, daß
These results were confirmed by Waterbird et al., 1990	Wir publizierten **vor** Wasservogel et al., 1990
This approach could be a potentially powerful means of	Diesen Ansatz könnte man auch noch ausprobieren
Our results confirm and extend previous conclusions that	Wir fanden nichts Neues
Besides the obvious scientific value of this study, an understanding of the structure of X may also be important clinically	Der wissenschaftliche Wert der Untersuchung ist durchschnittlich und eine klinische Anwendung nicht absehbar
These findings should enhance the knowledge of	Wir können mit den Ergebnissen nichts anfangen
It is hoped that this work will stimulate further interest in the field	Der Ansatz war ein Fehlschlag
Carefully conducted this strategy has the potential to generate secure and comprehensive information on	Der Ansatz war ein Fehlschlag

Da das Ansehen eines Wissenschaftlers von der Anzahl seiner Publikationen abhängt, versucht er, aus seinen Ergebnissen so viele Publikationen wie möglich herauszuschlagen. Ausgebuffte Publikationsprofis lieben die Überlappungsmethode: Sie veröffentlichen das Hauptergebnis ihrer Untersuchung mehrmals in verschiedenen Zeitschriften, indem sie es mit wechselnden Nebenergebnissen verzieren. Dadurch sichern sie sich nicht nur ein paar Nummern auf ihrer Publikationsliste, die Fachwelt identifiziert sie mit dem Ergebnis und nicht den schreibfaulen Konkurrenten, der das Hauptergebnis nur einmal publiziert. Mühsamer, weil mit mehr Schreibaufwand verbunden, doch heilsam für magersüchtige Publikationslisten, ist die Methode der kleinsten publizierbaren Einheit. Das Ergebnis wird in einzelne Teilergebnisse aufgespalten und diese getrennt veröffentlicht. Das Keilen dagegen zeichnet sich durch Durchschlagskraft aus. Die Freunde dieses Verfahrens veröffentlichen das Kernresultat kurz, knapp und ohne Schnörkel in einer schnellen Zeitschrift, um den Neuigkeitswert nicht zu verlieren und den Prioritätsanspruch zu sichern. Danach wird das Ergebnis ausführlich belegt und in einer langsamen, aber angesehenen Zeitschrift zum zweitenmal publiziert. Könner pappen noch ein paar zusätzliche bedeutungslose Experimente auf, schreiben das Paper um und veröffentlichen es in einer dritten Zeitschrift. Das Wassermilchverfahren schließlich mischt einem unbedeutenden Ergebnis, das für sich allein keine Veröffentlichung rechtfertigen würde, alte, längst veröffentlichte Experimente zu. Dabei achtet der verantwortungsbewußte Fachmann darauf, daß die ollen Kamellen

a) in einer anderen Zeitschrift,
b) in neuer grafischer Form dargeboten werden.

Auf jeden Fall versuchen die Autoren, ihren Artikel in einer bekannten, viel gelesenen und möglichst angesehenen Zeitschrift unterzubringen: Das Ansehen einer Zeitschrift strahlt nämlich auf die Autoren ihrer Artikel zurück. Bei Zeitschriften mit hohem Ansehen läuft man allerdings Gefahr, daß der Artikel abgelehnt wird, denn hohes Ansehen und Exklusivität sind Geschwister. Um den zeitraubenden Begutachtungsprozeß nicht mehrmals durchmachen zu müssen und damit den Neuigkeitswert des Artikels zu verlieren, wählt der Seniorautor eine Zeitschrift, von der er glaubt, daß ihr Ansehen der Qualität des Papers entspricht. Großen Einfluß auf die Wahl des Journals haben auch das Thema der Arbeit, die Schnelligkeit, mit der das Journal den Artikel voraussichtlich veröffentlicht und die politischen Beziehungen des Laborleiters, z.B. ob dieser gute Bekannte im Editorial Board besitzt. Da die Politik die Domäne des Laborleiters ist, hat er das letzte Wort bei der Wahl der Zeitschrift.

Während der Laborleiter die niederen Verrichtungen des Forschens, das körperlich anstrengende und psychisch aufreibende Experimentieren, seinen Mitarbeitern überläßt, zeigt er ein eifersüchtiges Interesse am Paperschreiben, denn diese Beschäftigung fällt in den Bereich Schreibtischforschung und Repräsentation nach außen. Trotzdem wird das Paper in seinen wesentlichen Teilen (Methoden, Ergebnisse) vom Erstautor geschrieben, denn nur dieser kennt sich im Labyrinth seines Laborbuchs aus. Der Laborleiter hält sich an den vornehmen, philosophischen Teil des Papers, die Diskussion; aber auch der Länge und Anordnung der Autorenliste widmet er große Aufmerksamkeit und manch besinnliche Stunde. Die Koautoren schreiben ihren Beitrag zum Ergebnis- und Methodenteil selbst. Sie zeigen, da sie in der Autorenliste nicht an prominenter Stelle stehen, nur begrenztes Interesse.

Die fertige erste Version wird dem Laborleiter vorgelegt, der nach Herzenslust darin herumstreicht und, seiner maßgeblichen Ansicht nach, verbessert. Der Erstautor erhält den Schrieb zurück, schreibt seinerseits um, macht vielleicht noch zusätzliche Experimente, und zurück geht das Ganze an den Laborleiter. So wandert das Paper, wie ein Ping-Pong-Ball, 3 bis 30 mal zwischen Erst- und Seniorautor und eventuell den Koautoren hin und her. Die Schreib- und Verbesserungsprozedur kann Wochen bis Monate dauern. Sie wird beendet, wenn die Autoren mit ihrem Aufsatz zufrieden sind oder geistige Erschöpfung eintritt.

Beim Paperschreiben gibt es öfter handfesten Krach zwischen Erstautor und Laborleiter. Steht der erstere mehr auf dem Boden der Tatsachen, so fliegt des anderen Phantasie über die methodischen Grenzen hinweg. Undiplomatische Aufklärungsversuche des Erstautors verursachen schmerzhafte Risse im Selbstbewußtsein des Laborleiters, der wiederum den Erstautor durch die Verstümmelung seiner vermeintlich eleganten Ausführungen zur Weißglut bringt.

Bei Fragen nach Reihenfolge und Anzahl der Autoren des Papers zeigt es sich, daß der Naturwissenschaftler, der gemeinhin als trocken und gefühllos gilt, doch menschlicher Regungen fähig ist. Unter einer dünnen Kruste von lockeren Umgangsformen, scheinobjektiver Gesprächskultur und vorgezeigter Toleranz kochen verletzte Eitelkeit, hemmungsloser Ehrgeiz und Neid. Sturheit, Überheblichkeit und Angst um die Macht verstecken sich hinter falscher Freundlichkeit, väterlichem Gehabe und gepflegten Redewendungen.

Ältere Postdoks glauben oft, ihnen stünde die Seniorautorposition zu, denn sie hätten a.) die Ideen geliefert und größtenteils die Arbeit gemacht b.) das Geld für das Projekt beantragt und c.) den Doktoranden ausgebildet. Schwache Gründe fürwahr, die in der Regel nicht zum Zuge kommen, denn

a) traut sich der Postdok nur selten, sie vorzubringen – aus Angst, er könnte den Professor verärgern,
b) er kann nicht auf die Hilfe der Kollegen rechnen – um des Professors Gunst buhlend, begnügen die sich mit einem unscheinbaren Plätzchen und nehmen des Kollegen Überheblichkeit übel,
c) Wenn der Professor das einem durchließe, müsste er es auch den anderen gestatten, käme schließlich gar nicht mehr aufs Paper und wäre am Ende nur der Laborverwalter,
d) der Postdok ist nur Postdok und der Professor ist Professor und das Labor ist sein Labor.

Fast immer ist der Professor Seniorautor und korrespondierender Autor der Paper, die sein Labor verlassen. Nach außen – ist der Erstautor gegangen, auch nach innen – beansprucht er das geistige Eigentum (siehe Kapitel „Die Verteilung").

Doch sein tatsächlicher Beitrag zu der veröffentlichten Arbeit beschränkt sich oft auf das Lesen und Korrigieren des Papers und den Begleitbrief an den Herausgeber des Journals. Bei Doktoranden und jüngeren Postdoks verfaßt der Professor auch das Abstract und die Diskussion. Das Schwierige in der naturwissenschaftlichen Forschung ist aber nicht das Aufschreiben von Ergebnissen, sondern das Finden. Beim Finden stören die Professoren meistens. Sie zeigen zwar allen guten Willen - es ist ja ihr Ruhm wenn die Experimente klappen - doch liegt es in der Natur der Arbeit, daß sie bei den eigentlichen experimentellen Problemen gar nicht helfen können, es sei denn durch geniale Ideen. Die haben sie auch - aber selten. Öfter behindern sie die experimentelle Arbeit durch Hineinreden (siehe Kapitel „Die höhere Wissenschaft"). Die Schreibhilfe des Professors, so nützlich sie Anfängern auch ist, berechtigt ihn zu keinem Platz auf der Autorenliste.

Ausnahmen gibt es: Jüngere Professoren finden sich hin und wieder damit ab, von älteren Postdoks an die zweite Stelle verdrängt zu werden. Kurz vor der Emeritierung stehende Patrone verzichten, um einen verdienten Mitarbeiter zu fördern. Der große Rest aber befriedigt seinen wissenschaftlichen Ehrgeiz durch die schäbige Enteignung von Abhängigen. Andererseits drängen manche Postdoks dem Patron die Seniorautorschaft auf. Sie glauben, das Paper hätte dann bessere Chancen angenommen zu werden und sie hätten bessere Chancen beim Patron.

Ein organisierter Widerstand gegen die geistige Enteignung der Mitarbeiter ist mir nur aus Rußland bekannt. Am russischen Institut für Vulkanische Geologie und Geochemie traten 10 Institutsangehörige in Hungerstreik, unter anderem weil sie ihr Direktor zwang, ihn auf ihre Publikationen als Koautor aufzunehmen (Nature 354, 3 (1991)).

Weniger ans Mark der Hierarchie gehen Streitigkeiten um die Erstautorschaft. Diese werden deswegen offener aber nicht weniger erbittert geführt. Intriganten spitzen die Auseinandersetzung zu. Parteien bilden sich, Verbündete werden gesucht. Den Streitenden geht die Würde des akademischen Forschers zunehmend verloren. Wie die kleinen Kinder rennen sie ihrem Professor die Bude ein, um ihn auf ihre Seite zu ziehen. Der läßt das Süppchen kochen, bis sich die Beteiligten genügend bloßgestellt haben. Ein Halm im Widerstreit der Winde neigt er sich mal zu der einen, mal zu der anderen Seite. Das ist schlecht für die Arbeitsleistung des Labors, aber es stärkt die moralische Stellung seines Leiters. Schließlich, seine unmittelbaren Interessen sind ja nicht berührt, er ist auf jeden Fall Seniorautor, bemüht sich der Professor um einen gerechten Richterspruch. Das aber gelingt ihm selten, denn inzwischen sind die Fronten verhärtet, die Gegner eingegraben. Zudem kann er in den Detailfragen, um die es geht, nicht mitreden und seine humanistischen Gemeinplätze - jüngere Professoren kramen oft ihr 68er Gedankengut aus der Mottenkiste - weichen die Interessenlager nicht auf. Die Folge ist die Bildung feindlicher Gruppen, die trotz des häufigen Wechsels der Mitarbeiter Jahre überdauern.

Die Triebkräfte zu derartigem Zank gründen tief und wirken daher in verschiedensten politischen Systemen. Im Paradies der akademischen Oberräte - Zitat eines DDR-Forschers - setzten sich eitle Institutsdirektoren gerne als Erstautor auf die Veröffentlichungen der Institutsangehörigen. Wenn diese aufbegehrten, hieß es: „Wenn's ihnen nicht paßt, komm' ich ihnen politisch". Ein paar begehrten trotzdem auf. Noch zu SED-Zeiten beschäftigte sich das Bezirksgericht Chemnitz mit dem Erstautor wissenschaftlicher Veröffentlichungen. Es fällte das Urteil: Wer schreibt ist Erstautor. Überhaupt scheinen sich in der DDR das akademische Hierarchieprinzip und das Patronatswesen, die Habilitation eingeschlossen, unversehrt aus dem 19 Jhdt. gerettet zu haben - ebenso wie in der BRD. Es war eben doch nicht alles schlecht im Sozialismus und die aufrechte deutsche Denkart, mit der die DDR-Wissenschaftler der sozialistischen Gleichmacherei widerstanden hat ihre Eingliederung ins westliche Hochschulsystem zweifellos erleichtert.

Die wissenschaftlichen Zeitschriften

Wissenschaftliche Ergebnisse werden in Form von Papern in wissenschaftlichen Zeitschriften veröffentlicht. Die Zeitschriften erscheinen wöchentlich, 14tägig, monatlich oder vierteljährlich. Sie haben einen Herausgeber (Editor), der von Beratern, den Mitgliedern des Editorial Board, unterstützt wird. Der Editor und die Mitglieder des Editorial Board sind Professoren.

Es gibt Zeitschriften, die Paper über einen breiten Bereich, von der Geologie bis zur Neurochemie, veröffentlichen: *Nature*, *Science* oder *The Proceedings of the National Academy of Sciences, USA (PNAS)*. Andere Zeitschriften decken einen großen Teilbereich ihrer Wissenschaft ab.

In den Biowissenschaften sind das das *Journal of Biological Chemistry (J. biol. Chem.), EMBO Journal (EMBO J.), Cell, European Journal of Biochemistry (Eur. J. Biochem.), Journal of Cell Biology (J. Cell biol.)*. Zeitschriften wie *Neu-*

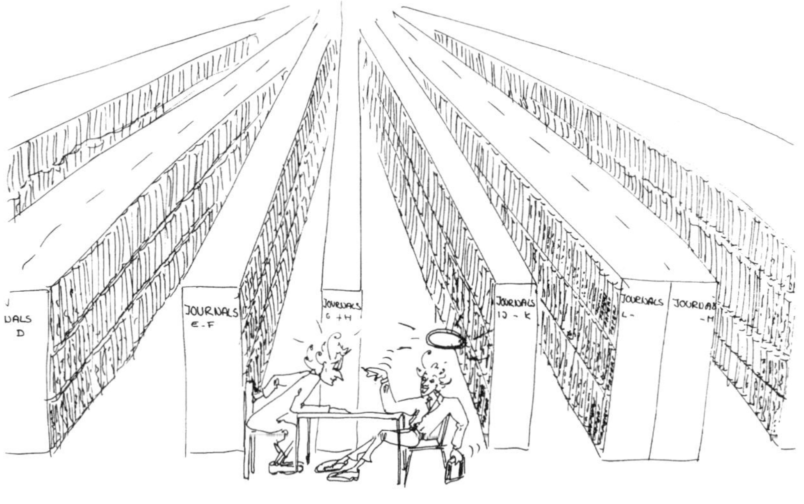

„In nur vier Jahren Doktorarbeit habe ich zwei Papers gemacht"

ron, *Synapse*, *Mitochondrion* beschränken sich auf ein bestimmtes Themengebiet, und es gibt Zeitschriften, die nur neue Arbeitsmethoden veröffentlichen, wie *Analytical Biochemistry*. Zwischen ihrer Wichtigkeit und der Häufigkeit des Erscheinens scheint die Beziehung „je unbedeutender, desto seltener" zu bestehen.

Wissenschaftliche Zeitschriften unterscheiden sich nicht nur in ihren Themen, sondern auch in einer abstrakten Größe, die sich mit Wichtigkeit, Wertschätzung, Ansehen umschreiben läßt. Je mehr eine Zeitschrift davon besitzt, um so häufiger wird sie gelesen, desto bekannter sind die Namen der Editors und der Mitglieder des Editorial Board, um so mehr Zitate erhalten die in ihr veröffentlichten Arbeiten und um so strenger ist die Auslese unter den zur Publikation eingereichten Papern. Das Ansehen einer Zeitschrift steigt mit dem Verhältnis der zur Veröffentlichung eingesandten zu den angenommenen Arbeiten. *Science* z.B. veröffentlicht nur jedes 5. bis 10. eingesandte Paper. Oben in der Rangliste der Biowissenschaften stehen *Nature*, *Cell*, *EMBO J.*, *Neuron*, *Science* und *PNAS*, gefolgt von *J. biol. Chem.*, *J. Physiol.*, *Biochemistry* und dem *Eur. J. Biochem.*

Fast alle Zeitschriften werden heute in Englisch publiziert. Die Besseren und Besten werden auch in angelsächsischen Ländern verlegt und gedruckt. Die guten deutschen wissenschaftlichen Zeitschriften kann man an zwei Fingern abzählen.

Nicht besser steht es um die deutschen populärwissenschaftlichen Zeitschriften. Der einzige Lichtblick, das *Spektrum**, ist die deutsche Übersetzung des *Scientific American*. Der steht zu *Bild der Wissenschaft* wie die *New York Times* zur *Bildzeitung*.

In *Nature* und *Science* erscheinen regelmäßig Artikel über Wissenschaftspolitik. Die deutschen Gegenstücke *Naturwissenschaftliche Rundschau* oder *Die Naturwissenschaften* halten Todesanzeigen, Emeritierungen, Ehrungen oder Lehrstuhlbesetzungen für wichtiger. Ihre (seltenen) Artikel über Wissenschaftspolitik erreichen weder den Stil noch die Sachlichkeit der Angelsachsen. Abgefaßt in geschwollenem Beamtendeutsch klingen sie wie Hofberichtserstattungen. Im Wortschatz wimmelt es von Spitzenforschung, hochqualifiziert, Zukunftsinvestition. Veröffentlichungen der Bundesregierung, z.B. Informationen Bildung und Wissenschaft, schließlich sind hohles Stroh in Jauche: fast völlig informationsfrei und durchtränkt mit schmierigem Byzantinismus.

Science kann es sich leisten, gelegentlich Witze zu drucken. Deutsche Zeitschriften beziehen ihre Seriosität aus dem trockenen Ernst, mit dem sie ihre akademischen Ladenhüter anbieten. Die einzige Ausnahme ist das 1994 von zwei „verkrachten" Biologen gegründete *Laborjournal*.

Von den Hunderten von Zeitschriften der Biowissenschaften liest der Durchschnittswissenschaftler nur das Dutzend der bekanntesten und angesehensten wie *Nature*, *Science*, *Cell*, *EMBO J.*, *J. biol. Chem.* und andere. Lehrbücher ignoriert er. Das Lesen besteht darin, die Artikelüberschriften im Inhaltsverzeichnis zu überfliegen - in einer Ausgabe des *J. biol. Chem.* stehen 60-70 Artikel - und einen oder zwei Artikel herauszupicken, deren Abstract und höchstens noch Diskussion man Beachtung schenkt. Nur Artikel aus dem eigenen, engsten Arbeitsgebiet liest der Forscher vollständig und aufmerksam durch.

Trotzdem verbringt er einen beachtlichen Teil seiner Zeit mit dem Kopieren von Papern, die dann, oft ungelesen, gestapelt oder in Ordnern abgeheftet seinen Schreibtisch zieren. In seiner Zeitnot gilt dem Forscher das Kopieren als geistige Besitzergreifung. Es hat den Rang einer rituellen Handlung, die den umständlichen Lesevorgang ersetzt. Kopieren beruhigt den Forscher, schenkt ihm inneren Frieden und das Gefühl, keine wichtige Information verpaßt zu haben.

Die meisten Zeitschriften führen ein Mauerblümchendasein auf den Bibliotheksregalen, werden selten gelesen, fast nie zitiert und dienen als Müllhalde für mißglückte experimentelle Ansätze, nicht deutbare Ergebnisse oder langweilige Fleiß- und Wiederholungsarbeiten. Trotzdem schießen diese Mauerblümchen aus allen Ritzen der Fachgebiete, sind so zäh und langlebig wie Unkraut. Zwei mächtige Triebkräfte halten sie am Leben: das finanzielle Interesse der Verlage und die Eitelkeit der Professoren.

Wissenschaftliche Zeitschriften sind für Verlage ein gutes Geschäft. Die Artikel erhält der Verlag umsonst, denn für Paper wird kein Autorenhonorar bezahlt. Dazu hat der Verlag in den Bibliotheken einen sicheren Abonnentenkreis. Eine einmal abonnierte Zeitschrift wird selten wieder abbestellt. Selbst wenn sie keiner liest, stört sie doch auch niemanden. Zum Abbestellen dagegen ist ein Energieaufwand notwendig: Die Kollegen müssen befragt, Bürokraten informiert, Briefe und Begründungen geschrieben werden. Dem Verlag kann es also gleich sein, ob seine Zeitschrift gelesen wird oder nicht, bezahlt wird so oder so.

Einen kleinen Abonenntenkreis gleicht der Verlag durch hohe Preise aus. Ein Heft von 80-120 Seiten kostet die öffentlichen Bibliotheken zwischen 500 und 30.000 € im Jahresabonnement, wobei der Preis der Zeitschriften in umgekehrter Beziehung zur Qualität ihrer Artikel steht. Je langweiliger und unbedeutender die Artikel, desto geringer das Ansehen der Zeitschrift, um so seltener wird sie angeschafft, um so kleiner ist die Auflage und desto höher setzt der Verlag den Abonnementspreis, um dennoch daran zu verdienen (Einzelheiten zu diesem Problem finden Sie in einem Artikel in *Laborjournal* 4/99, S. 10-12).

Auch der Professor geht nicht leer aus, doch ist die ihm zukommende Belohnung ideeller Natur. Er sonnt sich im Glanz eines Editor- oder Editorial-Board-pöstchens, das ihm Einfluß auf sein Fachgebiet gibt und seine Post – eine wichtige Stütze des Selbstwertgefühls – zunehmen läßt. Zudem erscheint sein Name publizitätsfördernd auf dem Klappentext der Zeitschrift. Ein einfacher Trick wertet Journal und Editor auf. Da es eine Ehre ist in den Editorial Board einer amerikanischen Zeitschrift berufen zu werden, amerikanisiert man das Journal und nimmt möglichst viele prominente Amerikaner in den Editorial Board. Schon fällt ein schwacher Abglanz von „top research" auf die deutschen Mitglieder des Unternehmens. Schließlich haben der Editor und seine Kumpane die Möglichkeit, zweifelhafte oder uninteressante Paper aus dem eigenen Labor, die den Reviewprozeß eines anderen Journals nur mit Mühe oder nach größeren Änderungen passieren würden, schnell und problemlos zwischen den Seiten ihres Blättchens zur ewigen Ruhe zu betten.

Der Science Citation Index

Jedes Paper hat eine Referenzliste. Daher ist es möglich, zu jedem Paper eine Liste der Paper anzulegen, die es zitieren. Diese Arbeit führt das National Institute for Scientific Information in Philadelphia, USA durch. Aus etwa 3000 wissenschaftlichen Zeitschriften eines Jahrgangs sucht es zu jedem Paper die es zitierenden Paper heraus. Angegeben werden Erstautor, Zeitschrift, Band und Seite des zitierenden Papers (Fig. 1). Die Listen veröffentlicht das Institut als Science Citation Index (SCI).

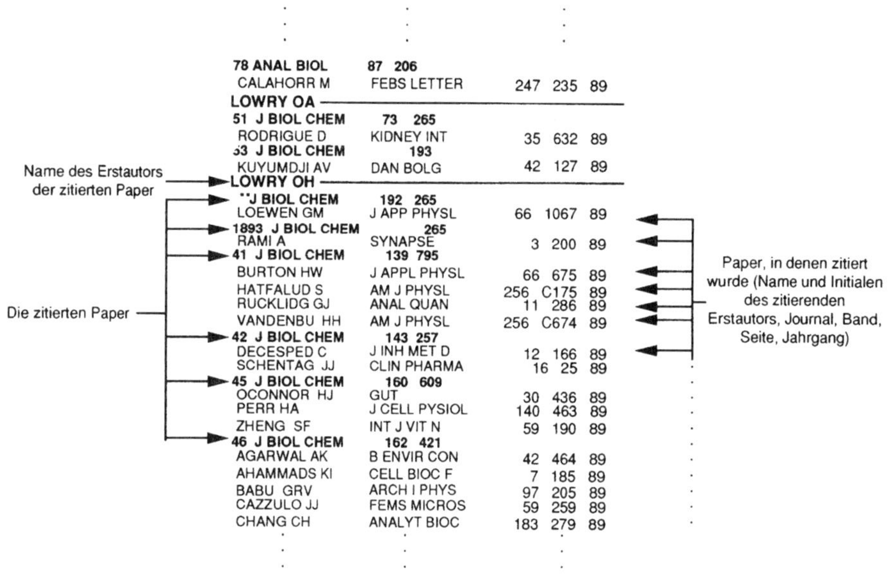

Figur 1: Ausschnitt aus dem SCI

Der SCI gibt einen Überblick über die Arbeiten eines beliebigen Autors. Er zeigt, wie oft und von wem die Arbeiten des Autors zitiert wurden. Jeder Student sollte, bevor er sich für eine Karriere in der Forschung entscheidet, einen Blick in den SCI werfen. Es wirkt ernüchternd, diese Ansammlung von Wälzern zu sehen, die, dicken Telefonbüchern gleich, meterweise Regalplatz einnehmen und voll sind mit Namen von Tausenden und Abertausenden von Forschern, die es alle zu etwas bringen wollen.

Forscher jeder Sorte sehen sich gern zitiert, und der Autor weiß sowohl von Postdoks, die sich abends heimlich in die Bibliothek schleichen, um die Zitate ihrer

Arbeiten zu zählen, wie von Professoren, die einen Wutanfall bekommen, wenn die Arbeiten ihres Labors in den Papern der Konkurrenz unerwähnt blieben.

Manche Paper werden oft zitiert, andere selten oder gar nicht. In den Biowissenschaften vereinigt ein gut zitiertes Paper im Verlauf von mehreren Jahren zwischen 40 und 80 Zitate auf sich, es wird also 40 bis 80 mal in anderen Papern erwähnt. Klassiker bringen es auf Hunderte, in seltenen Fällen auf Zehntausende von Zitaten. Letztere beschreiben meist grundlegende Methoden, die von vielen Wissenschaftlern verwendet werden. Rekordhalter ist Lowry et al. (1951) *J. biol. Chem.* 193, 265-275 mit 187626 Zitaten, gefolgt von Lämmli, U. (1973) *Nature* 227, 680-685 mit 59549 Zitaten (bis 1988). Der Erste beschreibt, wie die Konzentration von Proteinen in Lösung bestimmt werden kann, der Zweite eine Gelelektrophoresemethode, die Proteingemische nach dem Molekulargewicht auftrennt. Natürlich kann man nicht nur die Zitate von Papern, sondern auch von Autoren zählen. Das Institute for Scientific Information veröffentlicht die Liste der tausend meistzitierten Forscher, in der - wen wundert's? - die Angelsachsen dominieren. Der meistzitierte deutsche Forscher war lange Zeit der Heidelberger Peter Seeburg. Er stand in der Rangliste an 5. Stelle. Inzwischen (Zeitraum 1991-97) ist Seeburg von Axel Ullrich abgelöst worden. Ullrich steht an 12. Stelle während Seeburg auf Rang 16 abfiel.

Das Streben nach einem vorurteilsfreien Maßstab zur Beurteilung eines Papers hat dazu verführt, die Anzahl seiner Zitierungen als Qualitätsmaß anzusehen. Man unterstellt, daß eine häufig zitierte Arbeit auch oft gelesen wird und gute, originelle Ergebnisse beschreibt, die für die Arbeit anderer Wissenschaftler wichtig sind. Zitierte Paper wären Paper mit Wirkung. Veröffentlichungen dagegen, die nie oder selten zitiert werden, vermitteln keine neuen Erkenntnisse, würden selten gelesen und hätten keinen Einfluß auf Arbeit oder Denkweise anderer Wissenschaftler. Die Gegner dieser Theorie wenden ein, daß Paper nicht deswegen zitiert werden, weil sie gut, originell oder von grundlegender Bedeutung sind, sondern weil sie den Standpunkt oder die experimentellen Ergebnisse des Zitierenden bestätigen. Auch schreibt man Zitate hin und wieder der Bequemlichkeit wegen aus einer Arbeit oder einem Übersichtsartikel ab, ohne sie je gelesen zu haben. Der Verfasser hat z.B. Lowry et al. (1951) oder Lämmli, U. (1973) in fast jeder seiner Veröffentlichungen zitiert, beide Paper aber nie gelesen - und auch in seinem Bekanntenkreis ist das die Regel.

Nicht zu unterschätzen ist der Einfluß persönlicher Beziehungen auf das Zitierungsverhalten. Paper werden zitiert, weil man mit den Autoren befreundet ist. Oder umgekehrt, sie werden nicht zitiert, wenn man den Autor nicht leiden kann. Der Leitsatz: Zitierst du mich nicht, dann zitiere ich dich auch nicht, ist ebenso kräftig am Werk wie die Eitelkeit des Zitierenden, die ihn möglichst viele eigene Paper zitieren läßt (sog. Selbstzitierung). Mitglieder des Editorial Board der für das Paper ausgesuchten Zeitschrift oder Wissenschaftler, die man für wahrscheinliche Gutachter hält, werden zitiert, um es mit ihnen nicht zu verderben. Schließlich spielt auch noch der Matthäus-Effekt eine Rolle (Matthäus 13, *wer hat, dem wird gegeben*); veröffentlichen zwei Wissenschaftler, ein bekannter und ein Neuling, gleichzeitig ähnliche Ergebnisse, so erhält der bekannte Wissenschaftler mehr Zitate (R. Merton (1967)). Wie der Bekanntheitsgrad eines Filmstars hängt die Zitierungsanzahl einer Arbeit von vielen Einflüssen ab, die Qualität ist nur eine davon.

Wie dem auch sei, Arbeiten, die gar nicht, nicht einmal von ihren eigenen Autoren, zitiert werden, sind verdächtig. In der Biochemie und Molekularbiologie liegt die Anzahl derartiger Werke weltweit bei 20%, in der klinischen Medizin zwischen 40 und 50% (*Science* 250, 1331-1332 (1990)). Wer daraus folgert, daß ein Gutteil der naturwissenschaftlichen Veröffentlichungen weniger wert ist als das Papier, auf dem sie gedruckt wurden, was soll der erst von den Sozial- und Politikwissenschaften denken? Dort werden 75 bzw. 90% aller Veröffentlichungen ignoriert!

Der Wirkungsfaktor einer Zeitschrift

Der Wirkungsfaktor einer Zeitschrift ist eine jener künstlichen Größen, die ihr Dasein ihrer Berechenbarkeit verdanken und der Illusion, daß hinter jeder exakten Zahl auch eine faßbare Bedeutung stecke. Der Wirkungsfaktor gehört damit zur wissenschaftlichen Zeitschrift wie das Kurs-Gewinn-Verhältnis zur Aktie.

Der Wirkungsfaktor einer Zeitschrift für das Jahr X ist das Verhältnis der Zitate, die ihre Artikel der Jahre X-1 und X-2 im Jahre X erhielten, zu der Anzahl ihrer Artikel in den Jahren X-1 und X-2. Um den Wirkungsfaktor einer Zeitschrift z.B. für das Jahr 1988 zu erhalten, werden ihre Artikel von 1986 und 1987 gezählt. Dann wird bestimmt, wieviel Zitate diese Artikel im Jahre 1988 erhalten haben. Das Verhältnis der Anzahl der Zitate 1988 zur Anzahl der Artikel von 1986 und 1987 ist dann der Wirkungsfaktor der Zeitschrift für 1988. Die meisten Wissenschaftler sprechen dem Wirkungsfaktor, wie überhaupt der Zitatenzählerei, jegliche Bedeutung ab, vor allem dann, wenn diese Werte dazu benutzt werden sollen, ihre Leistung zu kontrollieren. Trotzdem werden, vor allem in angelsächsischen Ländern, die wissenschaftlichen Institute immer häufiger nach ihrem Paperausstoß und der durchschnittlichen Zitatzahl der Paper beurteilt und manch ein Berufungskomitee vergleicht in der Qual der Wahl heimlich die gesammelten Zitate der Kandidaten. Obwohl es niemanden gibt, der das Zitatezählen öffentlich fordert, steigt die Zahl derer, die es öffentlich ablehnen. Diese Zeichen zeigen, daß die Zitatenzählerei zunimmt, wenn auch zaghaft und zögernd.

Die Wirkungsfaktoren wissenschaftlicher Zeitschriften liegen zwischen 0 und 20, bei Zeitschriften, die viele Übersichtsartikel (Reviews) veröffentlichen, auch darüber. Die Wirkungsfaktoren der meisten Zeitschriften sind erstaunlich konstant und bleiben über Jahrzehnte hinweg in einer engen Bandbreite (Fig. 2).

Bei einigen wenigen Journalen, z.B. bei dem erst vor wenigen Jahren eingeführten *EMBO J.*, ändert sich der Faktor mit der Zeit, doch gehen diese Änderungen zumeist in die gleiche Richtung.

Der Wirkungsfaktor einer Zeitschrift ist kein Maß für die Güte eines einzelnen Artikels, er gibt lediglich die Häufigkeit an, mit der ein durchschnittlicher Artikel der Zeitschrift zitiert wird. Der Wirkungsfaktor mißt damit eine schwammige Mischung aus Sichtbarkeit, Ansehen und Bekanntheitsgrad der Zeitschrift. *Nature*

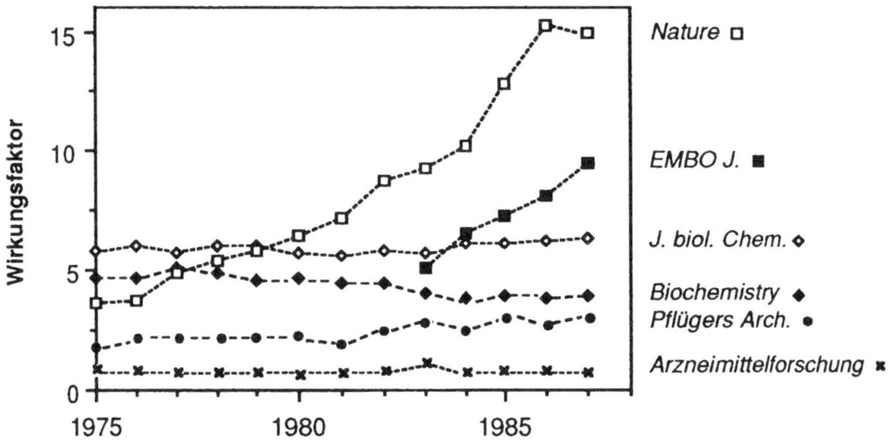

Figur 2: Zeitabhängigkeit des Wirkungsfaktors

und *Science* stehen in höherem Ansehen als *FEBS Letters* oder das *Biochemical Journal*, und entsprechend waren 1986 die Wirkungsfaktoren von *Nature* oder *Science* fünfmal höher als die von *FEBS Letters* oder vom *Biochemical Journal*.

Sichtbarkeit ist die Voraussetzung von Ansehen, denn nur was sichtbar ist, kann angesehen werden. Was der Forscher nicht kennt, kann er nicht zitieren. Sichtbar sind Zeitschriften, die in jeder wissenschaftlichen Bibliothek ausliegen, häufig erwähnt und oft gelesen werden. Am liebsten zitiert der Forscher Artikel, die er selbst gelesen hat. Am häufigsten gelesen werden die angesehensten und bekanntesten Zeitschriften wie *Cell*, *Nature*, *Science*, *PNAS*, *J. biol. Chem.* Artikel aus diesen Zeitschriften haben damit eine größere Chance zitiert zu werden als Artikel aus Zeitschriften, die wenige kennen oder lesen.

Schließlich enthalten angesehene Zeitschriften mit hohem Wirkungsfaktor öfter gute Artikel. Das ist eine einfache Konsequenz aus der Tatsache, daß die Editoren bekannter Zeitschriften eine größere Auswahl unter guten Artikeln haben. Dafür sorgen zwei Gründe. Erstens veröffentlichen Forscher aus Eitelkeit ihre Arbeiten lieber in einer angesehen Zeitschrift und zweitens sorgt die Selbstzensur des Forschers dafür, daß die Qualität der eingesandten Arbeit etwa dem Ansehen der Zeitschrift entspricht, denn das vermeidet Ablehnung und Zeitverlust. Kein Wunder also, daß Ansehen und Bekanntheitsgrad wissenschaftlicher Zeitschriften mit ihrem Wirkungsfaktor korrelieren.

Allerdings schlagen sich im Wirkungsfaktor auch andere Einflüsse nieder wie die Themenbreite der Zeitschrift. Ein großes Forschungsgebiet bringt potentiell mehr Zitate ein als eine Richtung, in der nur ein paar Gruppen arbeiten.

Untersuchungen über die Beziehung zwischen Ansehen und Wirkungsfaktor einer Zeitschrift gibt es nicht. Dazu müßte man das Ansehen definieren und eine Meßvorschrift angeben. Die Wissenschaftler könnten in einer Umfrage die Zeitschriften benoten. Das Ansehen einer Zeitschrift wäre dann per definitionem das Mittel dieser Noten. Unabhängig davon gäbe auch das Verhältnis von zur Veröffentlichung eingeschickten und abgelehnten Papern ein Maß für das Ansehen einer Zeitschrift. Der Wissenschaftler wünscht sein Werk in möglichst angesehenen Zeitschriften zu veröffentlichen, denen daher viele Paper zugeschickt werden. Da die Seitenzahl einer Zeitschrift sich in bestimmten Grenzen bewegt, muß ihr Editor einen großen Teil der eingeschickten Paper ablehnen. Je mehr Paper die Zeitschrift ablehnt, um so höher wird sie eingeschätzt. Wie bei Nobelautos oder Clubs liegt dem Ansehen die Exklusivität zugrunde.

Auch angesehene Zeitschriften mit hohem Wirkungsfaktor veröffentlichen schlechte Artikel; doch Prestige gibt es allemal, ein Paper in *Nature* oder *Cell* zu haben. Der Name der wissenschaftlichen Zeitschrift, die das Paper veröffentlicht, wirkt wie eine Beurteilung des Papers, und die Wissenschaftler fassen den Namen der Zeitschrift, die ihre Werke veröffentlicht, wie eine Note auf. Eine Veröffentlichung in *Nature* entspricht der Note „sehr gut", während eine Veröffentlichung in z.B. *Arzneimittelforschung* am anderen Ende der Skala liegt.

Durch eine Zahl oder Note für die Qualität eines Papers ließen sich die Paper und damit die Arbeit verschiedener Forscher zahlenmäßig miteinander vergleichen. Damit würde eine Stellenverteilung nach Verdienst möglich, die der Vetternwirtschaft und Kungelei an unseren Universitäten einen Riegel vorschöbe.

Der Peerreview

Ein fertiges Papermanuskript wird in mehreren Kopien und mit einem Begleitbrief des Seniorautors an den Editor einer Zeitschrift geschickt. Bei einer guten Zeitschrift liest der Editor den Aufsatz, lehnt ihn dann ab oder gibt ihn an zwei von ihm ausgewählte Gutachter (Referees) weiter. Referees sind Wissenschaftler, die an verwandten Themen arbeiten bzw. arbeiten lassen. Ihre Gutachten sind unbezahlt und werden anonym an die Autoren weitergegeben. Anonymität ist notwendig, um den armen Referee vor Nachstellungen unzufriedener Autoren zu schützen. Die Autoren haben auf die Auswahl der Referees nur geringen Einfluß. Bei manchen Zeitschriften können die Autoren Referees vorschlagen, oder sie können den Herausgeber bitten, das betreffende Paper nicht an die Konkurrenz zu schicken. Der Herausgeber ist aber an diese Vorschläge nicht gebunden.

In der Regel werden nur selbständige Wissenschaftler zum Referee gewählt. Postdoks werden von den Herausgebern offenbar für unqualifiziert oder für zu beschäftigt gehalten. Das Verfahren hat deshalb auch die treffende Bezeichnung Peerreview* (Die Adligen richten sich selbst). Dennoch überlassen die Professoren das Referieren oft ihren Mitarbeitern, weil sie entweder diesen eine Gunst bezeigen möchten oder selbst keine Zeit haben oder sich nicht kompetent fühlen. Die Referees lesen das Paper durch, prüfen, ob die Schlußfolgerungen experimentell genügend belegt sind, und schätzen ab, ob Qualität, Originalität und Sensationswert des Papers den Ansprüchen der Zeitschrift genügen. Das Gutachten wird an den Herausgeber der Zeitschrift geschickt, der über die Publikation entscheidet.

Wenn beide Referees das Paper befürworten, wird es angenommen und ist im Druck (in press). Oft aber verlangen die Referees noch Änderungen oder zusätzliche Experimente. Diesen Forderungen wird, soweit sie nicht mit großem experimentellem Aufwand verbunden sind, nachgekommen. Das verbesserte Paper wird mit einem Begleitbrief, in dem die Änderungen beschrieben und begründet sind, an den Herausgeber zurückgeschickt und geht, wenn dieser zufrieden ist, in Druck.

Nicht selten kommt es vor, daß die Veröffentlichung des Papers von einem Referee abgelehnt, vom anderen dagegen befürwortet wird. Dann entscheidet der Herausgeber oder ein dritter Referee über die Annahme. Wenn beide Referees das Paper ablehnen, wird es normalerweise auch vom Herausgeber nicht angenommen und zusammen mit den anonymen Gutachten der Referees an die Autoren zurückgeschickt. Die Ablehnung ist für diese Zeitschrift endgültig. Das ist aber kein Grund zur Verzweiflung. Abgelehnte Paper kommen in den besten Familien vor. So wurde die Arbeit, die die Grundlage des Nobelpreises 1988 an Michel, Deisenhofer und Huber bildete, 1984 von *Nature downgeturnt* und landete im *Journal of Molecular Biology*. *Nature* lehnte es auch ab, die Entdeckung des Zitronensäure-Zyklus zu veröffentlichen, die Hans Krebs später den Nobelpreis einbrachte. Trotzdem sorgt eine Ablehnung für lange Gesichter bei den Autoren, vor allem beim Erstautor. Er muß das Paper, in dem die Arbeit von Monaten, oft Jahren steckt, für eine zweite Zeitschrift umschreiben. Dabei berücksichtigt er die Kritik der Referees der ersten Zeitschrift. Der Prozeß des Begutachtens wiederholt sich. Da die zweite Zeitschrift im Prestigeniveau meistens tiefer liegt, sind ihre Referees nachsichtiger. Bei manchen Zeitschriften wird auch gar nicht referiert. Ist das Paper dann endlich im Druck, ist die Angelegenheit für den Forscher gelaufen. Lediglich die Druckfahnen muß er später noch auf Fehler durchsehen.

Der Peerreview ist nicht unumstritten. Seine Gegner bringen zwei Einwände vor:

a) Die Referees werden ausgenutzt.

b) Die Referees profitieren zuviel.

Mit Ausnutzen ist gemeint, daß Paperreferieren eine undankbare Aufgabe sei. Die gründliche Überprüfung eines wissenschaftlichen Aufsatzes und die Anfertigung eines Gutachtens benötigen Tage. Der Wissenschaftler wird dafür weder bezahlt noch gewinnt er an Ansehen. Postdoks treten nicht einmal gegenüber dem Herausgeber in Erscheinung. Ihr Urteil schickt der Laborleiter unter seinem Namen an den Herausgeber, der es anonym an die Autoren weitergibt. Dies, so sagen viele, schlägt sich auf die Qualität der Expertisen nieder.

Andererseits wird einem Referee die Arbeit nicht nur durch das erhebende Gefühl versüßt, über das Werk eines womöglich ungeliebten Kollegen entscheiden zu dürfen. Er erhält auch einen Informationsvorsprung und kann die Veröffentlichung von Papern der Konkurrenz oder ihm mißliebigen Kollegen verhindern oder wenigstens verzögern.

Als Ausweg ist vorgeschlagen worden, die Referees entweder zu bezahlen oder im Paper zu erwähnen. Außerdem sollten Manuskripte den Referees anonym, ohne Autorenliste, vorgelegt werden. Letzteres ist zwecklos. Ein Gutachter wird die Herkunft eines Papers am Stil, an den verwendeten Methoden und an der Referenzliste erkennen (Selbstzitierung). Auch werden die Gutachten nicht besser, wenn die Referees dafür bezahlt werden, da die Bezahlung für gute und für schlechte Arbeit gleich ist. Bezahlte Gutachten stellten lediglich neue Pfründe für das professorale Einkommen dar. Würde der Name des Referees oder das Gutachten selbst zusammen mit dem Paper veröffentlicht, müßte sich der Referee zu genau überlegen, was er schreibt. Diese Praxis würde Rachefeldzügen, Anfeindungen und endloser Rede und Widerrede Tür und Tor öffnen. Es wäre nicht mehr gewährleistet, daß der Referee wirklich seine Meinung sagt.

Den Peerreview haben alle Zeitschriften, die etwas auf sich halten, mit nur geringen Abweichungen, z.B. in der Anzahl der Gutachter, übernommen. Es ist trotz seiner Schwächen das zur Zeit beste Verfahren.

1.3 Die Verlierer

Der Hiwi

Ein Hiwi, Hilfswilliger, ist ein Student, der ein paar Wochen für einen Doktoranden oder Postdok arbeitet, um das Arbeitsklima und die Techniken verschiedener Labors kennenzulernen. Der Hiwi wird mit gut eingeschossenen Methoden beschäftigt, die dem Forscher zu langweilig sind oder für die ihm die Zeit fehlt, wie die Reinigung von Enzymen*, Antikörpern*, Rezeptoren* oder Plasmiden*.

Der Hiwi arbeitet freiwillig. Sein Antrieb ist Interesse, Neugier und die undeutliche Vorstellung, etwas Gutes für den späteren Lebensweg zu tun. Er wird für seine Arbeit nicht bezahlt, es sei denn, sie ist langweilig wie Laborgeschirr spülen oder ekelhaft wie Ratten schlachten.

Ratten schlachten?
Frisches Gewebe ist für Proteinreinigungen oder mRNA* Präparationen unabdingbar. Daher müssen in manchen Labors jede Woche, im Fließbandverfahren mittels Guillotine oder Kohlendioxidgas, bis zu 200 Ratten umgebracht werden. Eigenartigerweise ist dieses Handwerk bei denjenigen Forschern, die es betreiben müssen, noch unbeliebter als bei den Tierversuchsgegnern, die dagegen demonstrieren. Liegt auch über dem reinen Gewissen der Letzteren ein Grauschleier von Scheinheiligkeit, so machen sie sich doch wenigstens nicht die Finger schmutzig.

Um die Ratte für die Guillotine vorzubereiten, faßt der Forscher das quiekende und stinkende Tier am Schwanz und betäubt es durch einen kreisförmigen Schlag gegen die Tischkante. Das ist ein brutales, aber faires Verfahren, denn für Sekundenbruchteile der Angst bekommt die Ratte die Chance, den ungeschickten Forscher in den Finger zu beißen. Bei schweren Tieren - Laborratten können so groß wie Katzen werden - kann allerdings, unter der vereinten Wirkung von Erdanziehung und Zentrifugalkraft, die Schwanzhaut reißen. Der Forscher hat dann die Haut wie einen abgestreiften Handschuh in der Faust, während die Ratte geschält, mit blutig-nacktem Schwanzknorpel, das Weite sucht. Vergasen mit Kohlendioxid wirkt menschenfreundlicher, ist aber nicht rattenfreundlich, denn das Tier riecht das Gas und saust minutenlang in Todesangst im Käfig umher.

Das betäubte, noch zuckende Vieh wird unter die Guillotine gelegt, der Kopf wird abgeschnitten und die Ratte am Schwanz in den Abguß gehängt, damit das Blut abtropfen kann. Aus der Leiche werden, in teilweise mühseliger Kleinarbeit, die Leber oder das Gehirn oder sonst ein Organ herausgeschnitten.

Da meist in fensterlosen Räumen mit schlechter Durchlüftung geschlachtet wird, haftet der Gestank der Nager noch stundenlang in Kleidern und Nase.

Gegen diese Arbeit gibt es ein sicheres Gegenmittel: die Allergie gegen Rattenhaare. Professoren haben sie immer, und mit zunehmender Laborerfahrung und Klugheit wird auch der gewöhnliche Forscher davon befallen. Das ist eine der biologischen Entwicklungen, die dem Bedarf nach Hiwis zugrunde liegen.

Für Arbeiten wie die Beschriebene erhält der Hiwi einen wissenschaftlichen Hilfskraftvertrag über eine bestimmte Anzahl Wochenstunden. Der bescheidene Stundenlohn kann, unter der Hand und nach dem Gesetz von Angebot und Nachfrage, durch Verringerung der Arbeitszeit aufgebessert werden. Hiwiarbeit wird dem Studium nicht angerechnet, obwohl ein Student selbst beim Rattenschlachten mehr lernt als in manchen Universitätspraktika.

Nach 4 bis 6 Wochen wird dem Hiwi, auch ohne Ratten, die Laborarbeit langweilig, und er gibt den Löffel bzw. Spatel ab. Die Begeisterung des Anfängers verflüchtigt sich eben schnell in der erdigen Mühsal der reinen Wissenschaft, vor allem dann, wenn den Idealen der nötige finanzielle Rückhalt fehlt. Zum ersten, aber nicht zum letzten Mal in seiner wissenschaftlichen Laufbahn taucht in dem zukünftigen Wissenschaftler der Verdacht auf, er werde ausgenützt. Ein kluger Hiwi läßt sich die Arbeitstechniken beibringen und bekommt Zahnschmerzen oder eine kranke Oma, wenn er die Techniken routinemäßig anwenden soll. Viele Hiwis sind klug, und daher ist ein Hiwi für den Forscher kurzfristig ein Verlustgeschäft.

Der Aufwand des Lehrens und Einarbeitens ist höher als die vom Hiwi geleistete Arbeit, zumal sich der Forscher auf die gelieferten Ergebnisse in der Regel nicht verlassen kann. Doch der Hiwi von heute ist der Diplomand von morgen. Der Forscher kann sich ein Urteil über ihn bilden. Er kann feststellen, ob der Hiwi Ehrgeiz und Begabung für experimentelle Arbeit hat, ob er sich als Zugpferd für den eigenen Karrierekarren eignet. Dazu kommt, daß ein Hiwi, nützlich oder nicht, das Prestige innerhalb der Laborhackordnung erhöht und die Eitelkeit kitzelt. Auch der gewöhnliche Forscher liebt es, einen Untergebenen zu haben, dem er befehlen kann.

Der Messneger

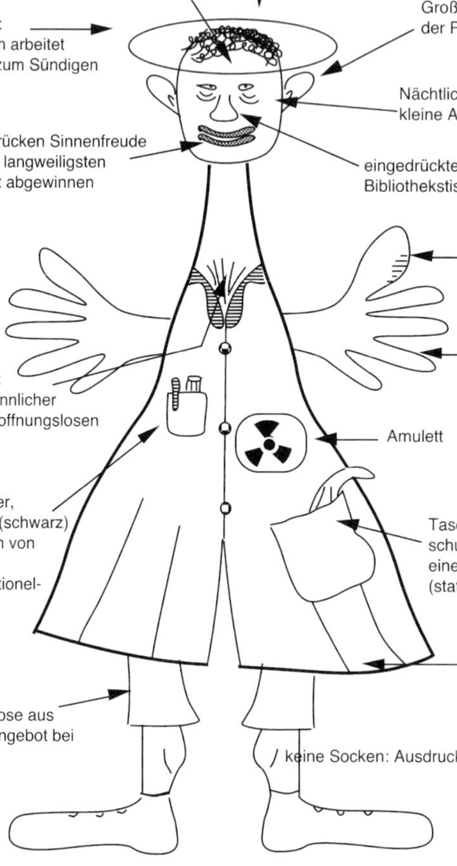

Der Diplomand

Das Diplom gilt als Abschluß des naturwissenschaftlichen Studiums. Es besteht aus Diplomprüfung und Diplomarbeit. Die Diplomprüfung ist angewandte Gedächtnisakrobatik, die Diplomarbeit dagegen kann eine wissenschaftliche Herausforderung sein. Oft ist sie die erste Berührung des Studenten mit wissenschaftlicher Arbeit.

Eine Diplomarbeit dauert zwischen 6 Monaten und 1 Jahr. Sie muß in einem Labor der Universität durchgeführt werden. Ein Wechsel zu anderen Universitäten oder Max-Planck-Instituten wird nicht gern gesehen und ist oft schlicht verboten. Diejenigen, die den Studenten ausgebildet haben, wollen jetzt auch die Früchte ihrer Mühen genießen. Der Diplomand ist nämlich der denkbar billigste Arbeiter: Er arbeitet umsonst.

Bei der Themenwahl geht der Diplomand ähnlich vor wie ein Laie beim Gebrauchtwagenkauf - und wie dort wird er häufig aufs Kreuz gelegt. Er erkundigt sich bei verschiedenen Arbeitsgruppen nach Themen, und je nach Marktlage oder Glück bekommt er auch mehrere Angebote. In den wissenschaftlichen Marktwert der verschiedenen Arbeitsgruppen der Universität und in deren Arbeitsgebiete wurde der Diplomand während des Studiums nicht eingeführt. Entscheidend für seine Wahl sind daher die Beredsamkeit des Gruppenleiters, die sympathische Ausstrahlung des Betreuers und ob er sich unter dem angebotenen Thema etwas vorstellen kann. Sind auch die Arbeitsgruppe und vor allem der Betreuer an dem Diplomanden interessiert, bekommt er einen Arbeitsplatz eingeräumt, dazu drei verstellbare Pipetten und eine halbe Schreibecke. Fertig ist der Nachwuchsforscher.

Der Betreuer, in der Regel ein promovierter Wissenschaftler (Postdok), leitet den Diplomanden an, ein kleines wissenschaftliches Problem zu bearbeiten. Für den Betreuer ist die Einstellung des Diplomanden ein Roulettspiel. Er muß ihn in sein Arbeitsgebiet einführen und anlernen. Das kostet Arbeit und Zeit. Der Betreuer macht diesen Einsatz, weil er sich von dem Diplomanden einen Gewinn an Veröffentlichungen verspricht, denn der Betreuer zeichnet auf dessen Papern als Koautor. Der Diplomand aber ist ein unbeschriebenes Blatt, er hat noch nie wissenschaftlich gearbeitet und besitzt keine Referenzen außer seinen Prüfungsnoten. Wer daraus die Eignung eines Diplomanden zu praktischer wissenschaftlicher Arbeit ablesen kann, der schätzt auch aus dem Blöken eines Schafes auf das Wollgewicht beim Scheren. Hier macht es sich bezahlt, Hiwi gewesen zu sein. Hat der Forscher die Wahl zwischen mehreren Bewerbern, so wird er seinen ehemaligen Hiwi, den er kennt und dem er sich verpflichtet fühlt, einstellen.

Nach der Lösung des Problems oder nach Ablauf der Zeit legt der Diplomand die Methoden und Ergebnisse in der schriftlichen Diplomarbeit nieder. Die schriftliche Diplomarbeit umfaßt ca. 50-100 DIN-A4-Seiten, die, geheftet in mehreren Kopien (je nach Universität bis zu 50), beim Dekanat abgegeben werden müssen. Ihre Abfassung beansprucht Wochen bis Monate, und die anfallenden Kosten trägt der Diplomand.

Es kommt vor, daß die Ergebnisse einer Diplomarbeit interessant genug sind, um in einer wissenschaftlichen Zeitschrift veröffentlicht zu werden. Wer gut gearbeitet hat, muß also seine Ergebnisse zweimal beschreiben, für die Zeitschrift und für die Universität.

Der Pharmareferent

Von der Wissenschaft leben nicht nur die Wissenschaftler, sondern auch - und bedeutend besser - ein ganzer Wirtschaftszweig. Diese Firmen stellen spezielle Apparate her, wie Elektrophoresegeräte*, Zentrifugen*, pH-Meter und Pipetten, oder verkaufen seltene Pharmaka, Enzyme, Antikörper, Nachweistests und Toxine*. Manche Firma glaubt, dem Absatz ihrer Waren durch Pharmareferenten Nachdruck verleihen zu müssen. Der Pharmareferent betreibt Marketing und Verkauf durch die Pflege des persönlichen Kundenkontakts. Ansonsten ähnelt er dem Vertreter wie die Steuer der Abgabe.

Schauen wir uns die Arbeit eines Referenten an.
Beim Laborbesuch steht der Referent eine Weile am Eingang herum und versucht, die Aufmerksamkeit eines Forschers zu erregen. Diese vermeiden seinen Blick und gehen mit gesteigerter Intensität ihrer Beschäftigung nach. Der Referent stört. Im Anzug mit Krawatte, elegantem Lederköfferchen und mit der Ausstrahlung eines Sektenwerbers wirkt er unter den schmuddelig gekleideten Wissenschaftlern wie ein Hausschwein unter einer Rotte Wildsäuen. Dem Referenten ist das gleich, denn er hat seinen Auftrag, Erfahrung und eine Ausbildung in Verkaufsgespräch und Strategie. In entschuldigender Haltung fragt er einen, der in der Nähe steht und nicht allzu beschäftigt erscheint, ob er Interesse an den Produkten der Firma habe. Der Forscher hat keines, aber Hemmungen, das zu sagen. Der durchschnittliche Akademiker hat nämlich, unseliges Erbe seiner linken Studentenjahre und der humanistischen Bildung, eine butterweiche Seele gegenüber sozial Tieferstehenden, und dafür hält er den Referenten, obwohl der Forscher das um nichts in der Welt zugeben würde. Die klare Hausfrauenlosung: „Wir kaufen nichts!“ bringt er nicht über die Lippen. So muß er einen Vortrag über sich ergehen lassen, der ihn nicht interessiert und von dringenden Arbeiten abhält.

Der Forscher kennt die Produkte der Firma und deren Wert in der Regel besser als der Firmenvertreter. Von ihrer Existenz weiß er durch eine Unzahl von Katalogen, die ganze Regale füllen und ihm von den Firmen regelmäßig zugeschickt werden. Das sagt der Forscher aber nicht, denn aus bitterer Erfahrung weiß er, daß er damit nur endlose Diskussionen auslösen würde. Sein Bestreben ist es, den Referenten so schnell wie möglich loszuwerden, um weiter experimentieren zu können. Das spürt der Referent, es ist ihm peinlich. Dem Forscher wiederum ist es peinlich, daß es dem Vertreter peinlich ist. Der Gutgekleidete und Gutverdienende demütigt sich vor dem schlampigen Habenichts - eine Situation, die beide als unnatürlich empfinden und die den Forscher verunsichert. Das hält ihn davon ab, unhöflich zu werden, doch die Ungeduld schaut ihm aus allen Knopflöchern.

Vertreter und Forscher sind erleichtert, wenn das Gespräch beendet ist. Der Referent ist um eine Demütigung und hin und wieder einen Auftrag reicher, der Forscher froh, kein Pharmareferent zu sein, und ärgerlich über den Zeitverlust. Den Auftrag hätte er meistens sowieso vergeben.

Für den Forscher ist der Pharmareferent so wertvoll wie Stechfliegen für die Kuh. Welchen Nutzen die Firmen vom Pharmareferenten haben, bleibt deren Geheimnis. Ihr Ansehen fördert er nicht, und ich bezweifle, daß die bei Laborbesuchen eingeworbenen Aufträge das verfahrene Benzin ersetzen.

Bei Pharmaka bevorzugt der Forscher im allgemeinen die Firma, die am schnellsten die beste Qualität liefert (in dieser Reihenfolge). Bei Geräten kauft er, was er kennt oder ihm von einem Kollegen empfohlen wurde. Der Preis spielt die dritte Geige (es ist ja nicht sein Geld, wohl aber seine Zeit) und der Pharmareferent gar keine. Vielleicht hat sich das in den Chefetagen inzwischen herumgesprochen, denn immer häufiger kommt statt des Herrn im grauen Anzug eine Dame im bunten Kostüm. Tatsächlich werden Frauen besser behandelt, und der Forscher hört ihnen länger zu. Doch auch der Pharmareferentin wird ziemlich schnell klar, daß ihr Beruf sich nur durch die verschrobene Kundschaft und die kleineren Verkaufszahlen von dem des Staubsaugervertreters unterscheidet.

Der Doktorand

Wie dem Herbst der Winter folgt der Diplomarbeit die Doktorarbeit. Ohne Doktorarbeit ist eine Karriere in der akademischen Forschung unmöglich und in der Industrie schwierig. Dem nur Diplomierten droht der Abstieg zum Pharmareferenten.

Ein Doktorand bearbeitet unter anfänglicher Anleitung eines Postdoks und später selbständig ein wissenschaftliches Problem. Die Doktorarbeit dauert 2 bis 5, meistens jedoch 3 Jahre.

Der Doktorand sollte während seiner Promotion mehrere wissenschaftliche Veröffentlichungen schreiben. Von deren Anzahl und den Zeitschriften, in denen sie veröffentlicht werden, hängt sein Ansehen ab. Eine Doktorarbeit ohne Paper setzt einen in der Fakultät einflußreichen Doktorvater voraus und schadet der Forschungskarriere.

Ihren Lebensunterhalt bestreiten die meisten Doktoranden mit einem Stipendium oder mit einem halben Gehalt nach Bundesangestelltentarif BAT IIa. Das sind ungefähr 800 bis 1500 € netto im Monat, wobei Stipendiaten (im Laborslang „Stipendioten“) weder arbeitslosen- noch rentenversichert sind. Ob der Doktorand ein Stipendium bekommt oder nach BAT bezahlt wird, richtet sich weder nach der Leistung des Doktoranden noch nach seiner familiären Situation (z.B. Kinder). Die Bezahlung hängt von der Stimmung des Laborleiters und den Stellen ab, über die er gerade verfügt und damit vom Stand seiner wissenschaftspolitischen Sterne. Mit anderen Worten: Doktorandenlohn ist Glückssache.

Die verantwortlichen Fachleute sind sich dieser Problematik bewußt und arbeiten eifrig an einer Lösung. Der Verfasser hat sogar den Eindruck, daß die Gremien von DFG und BMFT nirgends eine solche Phantasie entwickeln wie bei den Doktorandengehältern. Der letzte Einfall war das Graduiertenkolleg. Diese Einrichtung der DFG durfte ihren Doktoranden – aus politischen Gründen – ursprünglich nur 80% BATIIa/2 zahlen statt wie sonst DFG-üblich 100% BATIIa/2. Da man die Graduiertenkollegs gleichzeitig als Eliteeinrichtungen pries entstand ein gewisser Widerspruch, denn eine Elite sollte ja nicht dümmer sein als der Rest der Doktoranden. Die DFG erreichte denn auch, daß das Stipendium aufgestockt wurde. Heute erhalten die Doktoranden von Graduiertenkollegs 900 € plus Familienzuschlag von 150 € plus Kinderbetreuungszuschlag von 150 € plus 100 € Sach- und Reisekosten. Einzelheiten zum Graduiertenkolleg und anderen Stipendien finden Sie im Buch „Im Reiche der Propheten“, Lj-Verlag, Freiburg.

Der Doktorand zahlt keine Steuern und darf seinen Studentenausweis behalten. Als Gegenleistung arbeitet er täglich und oft auch am Wochenende 10 bis 12 Stunden im Labor. Zusätzlich muß er hin und wieder Studenten unterrichten, Aufsätze und Ergebnisse anderer Wissenschaftler über sein Gebiet studieren, Vorträge sowie Poster vorbereiten usw. Sein Privatleben verhält sich zur Arbeit wie der Zipfel zur Wurst. In der Gestaltung und Einteilung seiner Arbeitszeit ist er frei. Seine Bereitschaft, mit vollem Einsatz und Begeisterung für einen Dritte-Welt-Lohn zu arbeiten, macht den Doktoranden zur wichtigsten Säule der Wissenschaft.

Das folgende Gedächtnisprotokoll eines Gesprächs zwischen einem Professor (C4) und einem Postdok zeigt, daß auch manche Professoren die Doktoranden schätzen: *„Ich ziehe eigentlich auch einen Doktoranden einer TA* (technischer Assistent) *vor. Doktoranden können besser unter Druck gesetzt werden wie TA's. Bei TA's ist nach der Probezeit nicht mehr viel zu machen, aber einem Doktoranden, der nicht spurt und meint, mit 8 Stunden täglich zu seinem Titel zu kommen, dem kann ich nahelegen zu verschwinden. Außerdem ist er natürlich billiger.“*

An dieser Stelle fühlt sich der Verfaser zur Ehrenrettung der linken Doktoranden veranlaßt, die während ihrer Studienzeit mit überlegener Klugheit den deutschen Arbeiter über seine Ausbeutung durch die Bosse aufklärten. Da in der Forschung Doktoranden gründlicher ausgebeutet werden als jemals in diesem Jahrhundert deutsche Arbeiter, ist die Berufswahl des Studenten wohl ein - vielleicht unbewußter - Akt der Solidarität mit den unterdrückten proletarischen Massen und nicht - wie der Verfasser früher glaubte - ein scheinheiliger Versuch, sich ein Plätzchen auf den höheren Sprossen der sozialen Leiter zu verschaffen.

Dennoch hinterläßt die Doktorandenzeit Schrammen in der Seele. Oft steht der Forscher jahrelang Tag für Tag am Labortisch, ohne auch nur den Schimmer eines Erfolgs zu sehen. Er zweifelt an sich und seinen Fähigkeiten, und seine Stimmung wird so schwarz wie ein überexponiertes Autoradiogramm*. Das Selbstbildnis eines kleinen Einsteins, das der Forscher tief versteckt in sich trägt, bekommt Sprünge.

Nicht immer liegt die Ursache der Erfolglosigkeit in der fehlenden experimentellen Erfahrung, Unfähigkeit oder Faulheit des Doktoranden. In naturwissenschaftlichen Forschungsvorhaben steckt ein großes Risiko. Je lohnender das Ziel des Vorhabens, um so unwahrscheinlicher ist der Erfolg, denn das Ziel ist Information, und Information ist Abweichung von der Erwartung. Forschungsvorhaben, die mit Sicherheit ein Ergebnis liefern, sind langweilig und geben kein Ansehen. Um eine sensationelle Entdeckung zu machen, genügt es nicht fleißig und intelligent zu sein - der Forscher muß auch Glück haben. Es ist wie beim Pferderennen: Ist die Wahrscheinlichkeit groß, daß ein Pferd siegt, ist auch der Wettgewinn klein - und umgekehrt. Der Doktorand ist der Jockey des Pferdes, der Laborleiter der Besitzer. Der Jockey kann nur ein Pferd reiten. Der Laborleiter besitzt viele Pferde, und von jedem Pferd, das gut ins Ziel kommt, streicht er Preisgeld und Wettsummen ein. Der Lohn des erfolgreichen Jockeys ist es, am nächsten Rennen teilnehmen zu dürfen. Hat er keinen Erfolg, dann ist es aus mit dem Reiten. Der Laborleiter setzt einen neuen Doktoranden auf das gescheiterte Vorhaben. Er hat, im Fachausdruck, einen Doktoranden *verbraten*.

Gründet der Doktorand eine Familie, muß er damit rechnen, daß ihn bereits das erste Kind unter die Armutsgrenze drückt. Vielleicht stört ihn das nicht. Ein ehrgeiziger Doktorand hat, schon wegen der Ladenschlußzeiten, keine Zeit, Geld auszugeben, und Ehrgeiz ist notwendig, um in der Wissenschaft voranzukommen. Doch seine Frau hat keinen Ehrgeiz, keine vermeintlich glänzenden Karriereaussichten und trotzdem wenig Geld. Auf die Hilfe ihres Gatten im Haushalt, beim Kinderhüten oder Einkauf muß sie ebenfalls verzichten, denn nach 10-12 Stunden Arbeit werden die emanzipatorischen Ideale auch antichauvinistischer Doktoranden brüchig. Selbst wenn ihr das gleich wäre, trägt sie doch schwer an ihrem geringen Ansehen bei den Freundinnen. In deren Weltbild hat die Haushaltshilfe des Ehemannes religiöse Bedeutung und ein 12-Stunden-Arbeitstag gilt ihnen als Karrieregeilheit. Des Doktoranden Einwand, daß ohne vollen Einsatz der Verbleib in der Forschung fraglich und 10-12 Stunden Arbeit üblich seien, wird entweder nicht geglaubt oder mit der Feststellung entkräftet, er sei ein Egoist und was er mache ein Deppenjob, der sich nicht mit seiner Verantwortung als Familienvater vertrüge und den er besser aufgäbe.

Dazu kommt, daß Diplom- und Doktorarbeit in der Regel in verschiedenen Labors gemacht werden, d.h. der Doktorand muß mit seiner Familie in ein andere Stadt umziehen. In 90% der Fälle handelt es sich um eine Großstadt mit hohen Mieten und einem Vermietermarkt, in der der Doktorand und sein Anhang auf der untersten Stufe der Wertschätzungsskala sitzen. Den Doktortitel, der bei Vermietern auch heute noch zählt, hat er noch nicht, ein anständiges Einkommen fehlt auch und auf aktive Hilfe von seinem Arbeitgeber kann er nicht rechnen, dazu ist ein Doktorand zu unwichtig und zu austauschbar. Er muß monatelang neben seiner Arbeit nach einer billigen Wohnung suchen, sich vor Vermietern demütigen, unverschämte Maklergebühren und den Umzug bezahlen, um schließlich in einer Wohnung zu landen, die klein und schäbig ist und bis zu 75% seines Einkommens auffrißt.

Einen Nebenverdienst aufzunehmen ist ausgeschlossen, denn der Patron erwartet vom Doktoranden nicht nur volle Arbeitsleistung, sondern Einsatz bis zur körperlichen Erschöpfung. So ist die Familie auf Zuschüsse der Eltern angewiesen und lebt trotzdem unter dem Lebensstandard von Sozialhilfeempfängern. Schlimmer - nach dem Umzug sitzt die Frau des Doktoranden mit ihrem kleinen Schreihals in einer schlechten Wohnung einer fremden Stadt, in der sie niemanden kennt. Eine Arbeit aufzunehmen ist ihr unmöglich, da sie keine Kinderfrau bezahlen kann. Die Langeweile wächst ihr über den Kopf. Spätabends kommt ein erschöpfter Mann heim, dem der Kopf noch schwirrt vom Labor, dessen Gedanken um Experimente kreisen, die seine Frau so leer und öde findet wie ihren Geldbeutel. Nährt sie neben dem Kind noch eigenen Ehrgeiz, z.B. ein Studium, kommt es zum Bruch. Die Aufforderung, auf Kinder zu verzichten, geht an ein Paar, das durchschnittlich 28 bis 30 Jahre alt ist und in einem Land lebt, das außer Nachwuchs alles reichlich besitzt. Zudem werden Kinder oft während der Diplomarbeit gezeugt. An diesem Punkt ihrer Karriere glauben naive Gemüter, also die meisten Akademiker, das Studentenleben sei vorbei, und es gehe endlich ans Verdienen. Auf das Leben, das dem Forscher wirklich bevorsteht, hat sie keiner vorbereitet.

Wie nach der Diplomarbeit, werden auch nach der Doktorarbeit die Methoden und Ergebnisse schriftlich niedergelegt und diskutiert, diesmal in einem DIN-A5-Heft von 70 bis 100 Seiten. Außerdem findet eine Prüfung statt. Die schriftliche Doktorarbeit muß der Universität in mehreren Kopien gebunden vorgelegt werden. Die Kosten trägt der Doktorand. Die Prozedur ist notwendig, weil Universitätsbürokraten mit Doktor- und Diplomarbeiten langwierige biologische Untersuchungen machen. Thema: Der Einfluß von Papierschimmelkulturen auf das Liebesleben der Staubmilben.

Der Postdok

Wer seine Doktorprüfung bestanden und von der Forschung die Nase noch nicht voll hat, wird Postdok. Getrieben von Eitelkeit, Neugier, Ehrgeiz und Spielerleidenschaft vereinigt er in sich die Mentalität des Roulettspielers mit der Arbeitsdisziplin des Stachanov-Aktivisten*.

Wie vom Doktoranden, so wird auch vom Postdok ein 10-Stunden-Labortag mit zusätzlichem Literaturstudium erwartet. Dazu kommt die Lehre, das Unterrich-

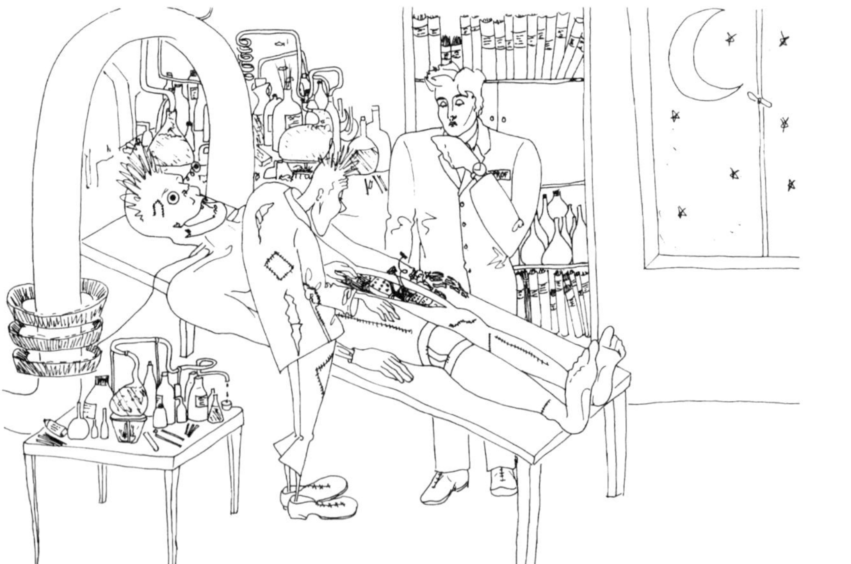

Gute Arbeit Igor! Wenn wir Glück haben bekomm ich den Nobelpreis. Vielleicht reicht's sogar für Deine Habilitation.

ten von Studenten. Da Lehre weder dem Doktoranden noch dem Postdok auf seine akademische Karriere angerechnet wird, aber Zeit stiehlt, ist sie lästig. Lehre wird mit der linken Hand und geringstmöglicher Vorbereitung gemacht.

Der Verdienst des Postdoks erreicht in günstigen Fällen den des gleichaltrigen Durchschnittsverdieners. Er erhält in Deutschland BAT* IIa, im Ausland, die Schweiz ausgenommen, weniger. Zum ersten Mal, er ist schon um die 30, kann sich der Forscher einen Gebrauchtwagen leisten, der nicht aus der Schrottklasse oder von seinem Papi stammt.

Postdoks werden nicht fest angestellt. Ihre Bezahlung ist vertraglich auf 2 Jahre oder weniger gesichert. Tarzan gleich hangeln sie sich von einem Vertrag zum anderen. Deutsche Universitäten beschäftigen ihre Postdoks höchstens 5 Jahre, damit diese kein Anrecht auf Festanstellung erwerben. So wechselt der Postdok alle 2 bis 3 Jahre das Labor, die Stadt, das Land und oft auch den Kontinent, um neue Methoden zu lernen und neue Erfahrungen zu sammeln. Wie ein heimatloses Arbeitbienchen, das Techniken in einem Labor aufnimmt und in einem anderen weitergibt, zieht er von Land zu Land. Alle 2 bis 3 Jahre darf er einen Umzug finanzieren, eine neue Wohnung finden, Maklergebühren bezahlen, eine alte Wohnung renovieren, neue Freunde und eine andere Freundin suchen, sich in ein neues Thema einarbeiten und, oft genug, ein neues Labor aufbauen. Das Leben des Postdoks gleicht der Wanderung durch eine gebirgige Wüstenlandschaft, in der er gelegentlich eine Oase entdeckt, wo es sich sein Patron bequem macht. Das Kamel muß weiterziehen.

Ironischerweise ist gerade die Tatsache, daß der Postdok die unangenehmen sozialen Auswirkungen des Forschens auf sich nehmen muß, die Ursache dafür, daß er auch um das wissenschaftliche Ansehen aus seiner Arbeit kommt. Die Anerkennung für die Arbeit auf einem Forschungsgebiet erntet derjenige, der dauernd damit verbunden bleibt. Das aber ist der Laborleiter und nicht der Postdok, der nach getaner Arbeit gezwungen wird, ein anderes Feld zu beackern. Den Honig der Biene erntet der Imker.

Der Postdok steht im Gegensatz zum Professor unter Erfolgsdruck. Für ihn und nur für ihn gilt das *publish or perish*, auf Deutsch: *veröffentlichen oder verrekken*. Er muß Entdeckungen machen und sie als erster veröffentlichen. Ohne Ergebnisse oder Beziehungen wird es schwierig, einen Anschlußvertrag zu bekommen. Zudem hegt der Postdok in den ersten Jahren noch die Hoffnung, durch gute wissenschaftliche Ergebnisse seinem Ziel, der Leitung eines eigenen Labors, näherzukommen. Diese Hoffnung ist die Möhre, die unerreichbar an der Angel vor des Esels Maul hängt und ihn zum Ziehen treibt. Arbeit, vom Aufstehen bis zum Einschlafen, hilft auch gegen die in fremden Ländern anfangs unvermeidliche Einsamkeit.

Die magische Schranke zwischen Unten und Oben überspringen nur Wenige und nicht immer die wissenschaftlich Besten. Die meisten verlieren das Spiel um den Lehrstuhl und wandern nach mehreren Jahren (6 bis 8 Jahre postdokken sind keine Seltenheit) auslaugender, schlecht bezahlter Arbeit in Industrie oder Handel ab.

Der Absprung aus der akademischen Laufbahn muß rechtzeitig erfolgen. An Postdoks, die älter als 35 Jahre sind, haben Firmen kein Interesse. Klappt der Absprung in die Industrie nicht, hat der Postdok gute Chancen, zum Taxifahrer oder Kellner befördert zu werden, denn eine selbständige Stelle in der akademischen Forschung zu bekommen wird mit zunehmendem Alter ebenfalls immer unwahrscheinlicher. Die Jüngeren drücken nach, sind zahlreich und werden bevorzugt. Postdoks über 36 gelten als alte Knacker und haben die Ausstrahlung eines ausgelaugten Teebeutels. Bis zur Pensionierung Postdok zu bleiben, den Arbeitsstil der unteren Ränge der akademischen Forschung bis 65 durchzuhalten, das schafft keiner. Körperliche Verfassung und Phantasie nehmen mit dem Alter ab. Angesichts der klaren Erkenntnis der trüben Aussicht, bis ans Lebensende durch die Welt zu ziehen und täglich 10 bis 12 Stunden als Igor irgendeinem Frankenstein dienen zu müssen, verflüchtigen sich Begeisterungsfähigkeit und Leistungswillen. Und das wissen die Professoren.

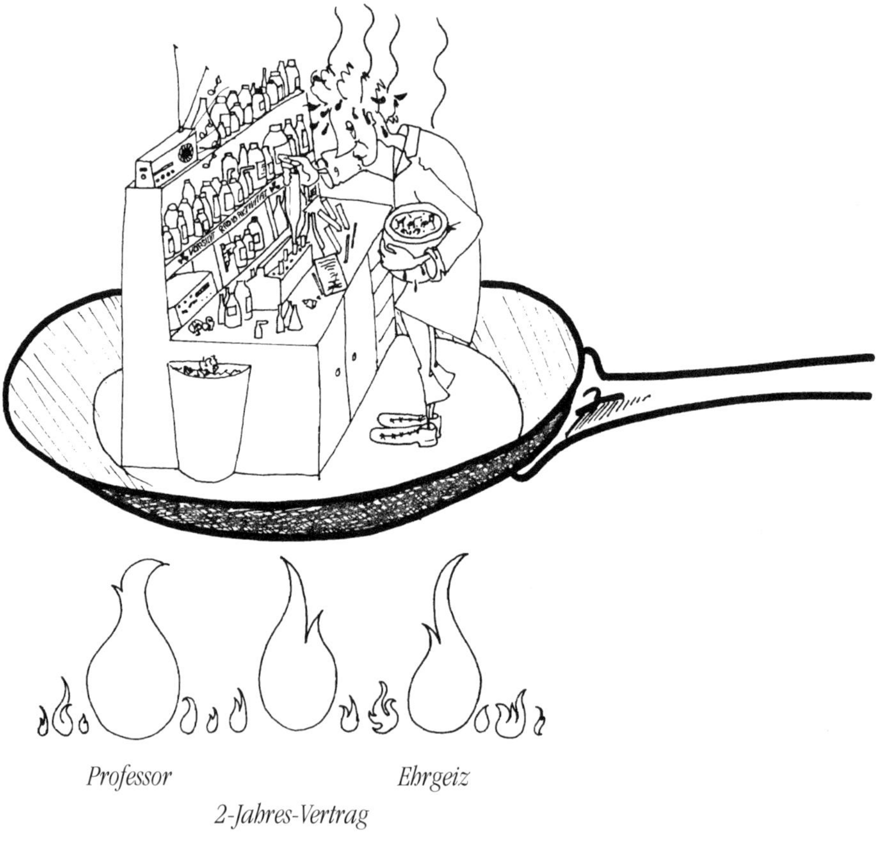

Ab 40 lebt der Postdok mit dem Rücken zur Wand und die Luft wird dünn. Die Stellenangebote werden selten. Der Geruch des Versagers umweht ihn. Er stinkt nach Enttäuschung und die jungen Doktoranden betrachten ihn mit abschätzigem Mitleid.

Eine der wenigen Möglichkeit des nichtselbständigen Wissenschaftlers, auf eine Dauerstellung zu kommen, ist Assistent eines Max-Planck-Direktors zu werden. Diese Stellen sind selten, und der Max-Planck-Assistent hängt wie ein Höriger von seinem Direktor ab. Wird der Direktor pensioniert oder stirbt er, werden seine alten Assistenten, die nicht weggehen können oder wollen, an den neuen Direktor vererbt. Für den sind die unkündbaren Trabanten des Vorgängers schwarze Schafe, die er weder will noch braucht, eine Erblast, die er sich bemüht wegzuekeln oder in Dienstfunktionen abzudrängen. Für den Assistenten des alten Chefs ist es aus mit dem Forschen, er verbringt seine Tage mit Routineaufgaben wie dem Sequenzieren* von Proteinen* oder dem Synthetisieren von Peptiden* oder Oligonukleotiden*. Ihm obliegt der Strahlenschutz, er ist zuständig für Funktion und Reparatur von Countern, Zentrifugen*, HPLC-Anlagen*. Er wird zum Handlanger der Diener des neuen Herrn, zum Laborhausmeister - zum Mädchen für alles.

Wagt es der alte Max-Planck-Assistent, die Ordnungsvorstellungen des neuen Patrons zu ignorieren, muß er damit rechnen, daß dieser ihm Mitarbeiter, Geld und Laborraum wegnimmt. Bleibt der Assistent fest, vielleicht weil der Patron den DFG-Antrag des Assistenten nicht hintertreiben konnte, greift der Patron zur psychotherapeutischen Behandlung. Der Verfasser erlebte einen MPI-Direktor, der dem widerborstigen Assistenten seines Vorgängers Ehre und Frieden nahm, indem er ihn und sein Projekt bei jeder Gelegenheit lautstark und lange mit ungewählten Ausdrücken bedachte. Wie in älteren MPI-Gruppen nicht eben selten, war die wissenschaftliche Arbeit des Assistenten so fruchtbar wie der Nordpol im Winter. Des Direktors Zermürbungstaktik war daher besonders effizient im Progress Report, wo dieser den Assistenten vor versammelter Mannschaft regelmäßig vorführte. Dessen schüchterner Widerstand versank in der Wortflut des Direktors und der vornehme Versuch diesen zu ignorieren schlug fehl, weil es eben schwierig ist einen Vortrag zu halten, wenn in der ersten Reihe ein Tobsüchtiger sitzt. Zudem wirkte der Assistent demütig in Haltung und Ausdruck - Erbe jahrzehntelanger Knechtschaft - und seine moralische Stellung war so schwach wie seine Forschung. Am Ende seines Reports kämpfte die weißhaarige Erblast mit den Tränen, während die versammelte Belegschaft schwieg, teils peinlich berührt, teils in angenehmem Gruseln, um - hinterher - die Köpfe zu schütteln. Nach einiger Zeit war der Assistent reif, die tägliche Ration an räsem Emmentaler war ihm zuviel. Er gab sein Projekt auf und übernahm eine Serviceabteilung.

Um das Bild aufzuhellen, sei gesagt, daß auch an den Universitäten, trotz aller gesetzlichen Vorkehrungen, immer wieder Postoks in die unkündbare Stellung eines akademischen Oberrats, akademischen Direktors, C2 auf Lebenszeit etc. gelangen. Beim Herrscherwechsel an den Universitäten geht es weniger dramatisch zu wie am MPI. Das liegt wahrscheinlich nicht an einer menschlicheren Einstellung der Professoren, sondern an ihrer Machtbeschränkung. Die Erblasten können dem neuen Ordinarius nämlich in den universitären Gremien Steine in den Weg legen, zumal manche von ihnen sich zu erfolgreichen Berufspolitikern entwickeln. Die Erblasten werden daher vom neuen Ordinarius - Wohlverhalten vorausgesetzt - meistens ignoriert oder mit einfachen Aufgaben betreut. Sie betrachten ihr Gehalt als mit der Lehre abgegolten und die Universität, je länger je lieber, als Sozialstation. Mit ihrer TA fristen sie ein beschauliches Dasein zwischen dem Teetopf und den Spinnweben am Rotationsverdampfer.

Die Berufung

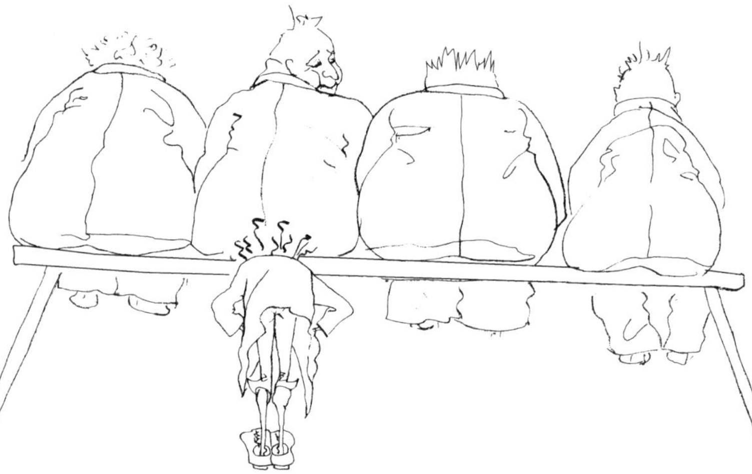

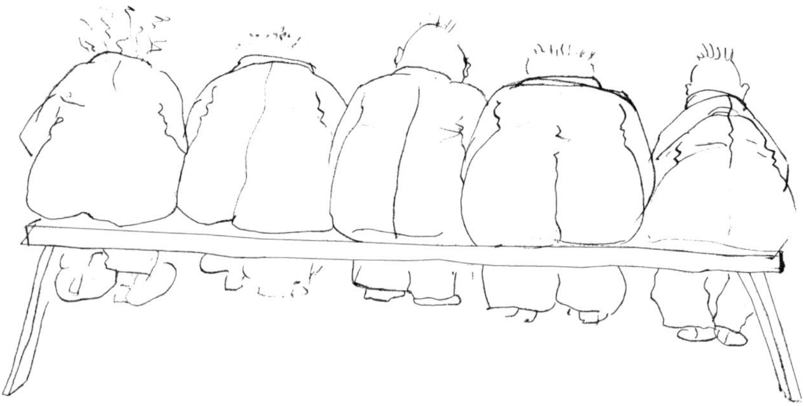

1.4 Die Gewinner

Vom Zauber des Übergangs

So trocken und verstandesbetont die Akademiker dem Außenstehenden erscheinen mögen, durch ihre Elfenbeintürme säuselt der Hauch der deutschen Märchenwelt. Zahllos wie die Freier um König Drosselbarts Tochter sind die Bewerber um feste Stellen. Sie zu bekommen genügt es nicht, den Stein der Weisen gefunden oder die drei goldenen Haare des Teufels geholt zu haben. Viel hilfreicher sind die kleinen grauen Männchen, die, durch geheime Machenschaften, die Dornenhecke um das Schloß der schönen Prinzessin in ein Blumenbeet verwandeln. So kann auch ein Forscher, der jahrelang kein anständiges Ergebnis veröffentlichte, ein armes Schneiderlein sozusagen, mit ein paar Eintagsfliegen einen Lehrstuhl, ein halbes Königreich bekommen. Nicht immer kriegt der dumme Hans den Posten, immer aber verbirgt sich hinter wallenden Nebeln, warum die Weisen gerade diesen und nicht jenen zum Prinzen gekürt haben.

Noch märchenhafter ist was darauf folgt.

Der Ruf an eine deutsche Universität wirkt auf den Forscher wie der Apfel auf Schneewittchen. Er verfällt in ein eigentümliche geistige Starre, und ihm wachsen zwei linke Hände. Eine böse Fee verwandelt selbst den Begabten in einen Bürokraten und fesselt ihn mit unsichtbaren Banden an Schreibtisch und Telefon. Dieser Fluch des Rufs liegt dem unzufriedenen Wesen vieler Professoren zugrunde wie die Kröte dem vergifteten Brunnen. Die bürokratische Arbeit füllt sie nicht aus, sie langweilen sich, und die Ausbeutung ihrer Mitarbeiter läßt in der weichen Erde ihres Gemüts Schuldgefühle wachsen.

So wundert es den Wissenden nicht, von Instituten zu hören, die, Zauberschlössern gleich, voll verwunschener Professoren sind. In den Ecken hängen Spinnweben, und alles schläft, sogar Drosophila, die Taufliege. Hin und wieder schicken der König oder sein Kultusminister tapfere Männer aus, um den Bann zu brechen. Aber nach einer kurzen Weile verfallen auch diese dem Zauber, sinken in Schlaf und warten auf Erlösung.

Im Land der Schwaben auf dem Berge
schnarren hinterm Holz die Zwerge...

Der Heisenbergler

Ein Heisenbergler hat ein Heisenberg-Stipendium. Heisenberg-Stipendien werden auf 5 Jahre von der DFG vergeben und ermöglichen es ihrem Träger eine eigene Arbeitsgruppe aufzubauen und damit die Früchte seiner – und anderer – Mühen selbst zu ernten. Früher bestand das Stipendium nur aus der Stelle des Stipendiaten. Sachmittel und die Gehälter für seine Mitarbeiter mußte er über Drittmittel (z.B. DFG-Anträge) einwerben. Seit 1991 umfaßt das Stipendium auch Sachbeihilfen. Zudem wurde die Altersgrenze von 33 auf 35 Jahre heraufgesetzt. Die Altersgrenze wird flexibel gehandhabt. Auch 40-jährige sollen noch Chancen haben, vorausgesetzt, sie sind habilitiert und berühmte Wissenschaftler oder geniale Politiker, wobei letzteres eine rein theoretische Möglichkeit ist, da diese Leute mit 40 schon in den Ausschüssen sitzen, in denen über die Anträge entschieden wird.

Das Heisenberg-Programm begann 1978 und sollte 1991 beendet werden. Es ist bis heute verlängert worden. Mit der Einführung des Juniorprofessors soll es jedoch eingefroren und dann nach und nach abgeschafft werden - so jedenfalls geht das Gerücht.

„Die Zahl der Heisenberg-Stipendien ist unbegrenzt, jeder Gute soll ein Stipendium bekommen", sagte mir im Jahre 1992 der zuständige Herr bei der DFG mit einem Anflug von Begeisterung in der Stimme. Damals bewarben sich jährlich ca. 200 Postdoks um ein Heisenberg-Stipendium. Etwa 40% waren erfolgreich, d.h. es gab pro Jahr 70-80 neue Heisenbergler. In Jahren danach nahm die Zahl der Bewerber ab. Von 1997 bis 2000 bewarben sich 60-80 Postdoks von denen so gegen 30 erfolgreich waren. Da kein Anlaß besteht, an dem Wort eines DFG-Mitarbeiters zu zweifeln, muß man schließen, daß die Zahl der Guten in der deutschen Forschung abgenommen hat, ein Schluß übrigens, den auch andere Daten nahe legen (siehe Kapitel 2).

Der Heisenbergler ist eine sympathische Erscheinung. Obwohl selbständiger Forscher arbeitet er oft noch selbst, seine Gruppe umfaßt nur 3 bis 4 Leute und er verdient nicht wesentlich mehr wie sein Postdok - wenn er überhaupt einen hat. Doch auch der Heisenbergler verdankt Entstehung und Sein einem Patron und einen Patron braucht er, will er nach dem Stipendium einen Ruf erhalten. Vermutlich ist es diese nahtlose Einbettung des Heisenberglers ins deutsche Patronatswesen, das die Existenz des unziemlichen Pflänzchens bis heute sicherte.

Wie wird man Heisenbergler? Es ist gut jung, habilitiert, wissenschaftlich erfolgreich und bei den Patronen beliebt zu sein. Nicht-habilitierte Bewerber aus einem inländischen Labor haben keine Chancen, es sei denn, der Bewerber ist gleichzeitig auch beim Nobelkomittee vorgemerkt. Bei Bewerbern aus dem Ausland, z.B. USA oder Japan, dagegen wird von der Habilitation abgesehen, weil es diese Einrichtung dort nicht gibt. Allerdings erwartet man, daß sich der Heisenbergler während der Dauer seines Stipendiums habilitiert.

Die wichtigste Voraussetzung für einen Heisenberg-Antrag ist ein Patron (C4 oder MPI-Direktor), der sich dazu bereit erklärt, den Heisenbergler Laborraum und Geräte nutzen zu lassen. Eine entsprechende Erklärung des Patrons muß dem Antrag beiliegen. Die entscheidende Hürde beim Heisenberg-Stipendium ist der Patron und nicht die 40%-Erfolgsquote. Einfluß und Einstellung des Patrons zum Antragsteller sind entscheidend für den Erfolg des Antrags und der Postdok kann gar nicht umsichtig genug in der Wahl des Patrons sein. Leider ist im wahren Leben die Auswahl an willigen Patronen beschränkt, denn diese reißen sich nicht darum, einen zum Heisenbergler zu machen. Ein Heisenbergler nützt seinem Patron wenig. Im Gegenteil, dessen Gruppe nimmt Platz weg, belegt Geräte, nutzt sie ab, belästigt die Sekretärin und - schlimmer - ein Mißerfolg des Antrags - zu 60% wahrscheinlich - wirft auch einen Schatten auf den Patron.

Zum Heisenberg-Antrag gehören Angaben zur Person, Angaben über die wirtschaftlichen Verhältnisse, Lebenslauf, Zeugniskopien, Publikationsliste, Dissertation, Habilitationsschrift, ausgewählte Publikationen, Begründung der Bewerbung, Begründung der Wahl des Arbeitsortes, die Patronatserklärung des Patrons und eine überschriftartige Kurzbezeichnung der wissenschaftlichen Themen, die der Antragsteller bearbeiten will - außer der Dissertation und Habilschrift alles in vierfacher Ausfertigung.

Unverständlicherweise fehlen das polizeiliche Führungszeugnis, eine beglaubigte Kopie des Personalausweises und die Geburtsurkunde. Der Verfasser hofft, daß die DFG dieses Versäumnis in ihrem nächsten MERKBLATT ÜBER DIE FÖRDERUNG DES WISSENSCHAFTLICHEN NACHWUCHSES IM RAHMEN DES MODIFIZIERTEN HEISENBERG-PROGRAMMS nachholt und dem vergeßlichen Sachbearbeiter einen Rüffel erteilt.

Zur überschriftartigen Kurzbezeichnung der wissenschaftlichen Themen verlangt die DFG noch eine allgemeinverständliche Darstellung der Ziele der geplanten Arbeiten. Über den Umfang dieser Darstellung läßt sich das Merkblatt nicht aus, doch der Verfasser weiß, daß die Darstellung nicht kurz sein darf. Der vorsichtige Antragssteller walzt diese auf ca. 30 Seiten aus. Noch wichtiger ist es, jeden Schritt - der Antragsteller bewegt sich auf politisch glattem Parkett - mit dem Patron abzusprechen und den Antrag keinesfalls abzuschicken, bevor ihn dieser nicht gesehen und abgesegnet hat.

Über den Heisenberg-Antrag entscheidet ein Auswahlausschuß der DFG, der die Dienste von zwei Gutachtern in Anspruch nimmt. Die Gutachter beurteilen die Produktion des Antragstellers, d.h. seine Paper nach Zahl und Journal. Der Verfasser vermutet, daß noch andere Kriterien eine Rolle spielen, doch ist darüber wenig bekannt. Immerhin, die wissenschaftliche Produktion spielt eine Rolle. Der Entscheidungsprozeß läuft für DFG-Verhältnisse schnell ab. Schon nach ca. 3 Monaten hört der Antragsteller bzw. sein Patron über Untergrundkanäle vom Schicksal des Antrags und nach 6 Monaten erhalten die meisten Antragssteller eine schön formulierte und vom Präsidenten der DFG persönlich unterzeichnete Ablehnung ihrer Hoffnungen.

Die Professorenpersönlichkeit

Schwer ist es oft zu begreifen, wie einer Professor wurde, doch schwerer noch ist es zu beschreiben, wie ein Professor ist. Sein Wesen gleicht dem Fisch, dem nassen, schillernd ist's und nicht zu fassen. Deshalb schildern die folgenden Abschnitte „Der Magnat", „Der Papi", „Das Glückskind" und „Die Chefin" keinen bestimmten Professor, sondern einen Professorentyp. So wie die Physik nicht den Zustand eines einzelnen Teilchens, wohl aber das Verhalten einer größeren Teilchenmenge beschreiben kann.

Der Verfasser mag Professoren, auch wenn das dem Leser unwahrscheinlich erscheinen sollte. Dieses Buch konzentriert sich daher auf die Elite der deutschen Professoren, auf die Einäugigen unter den Blinden, und unterschlägt die unzähligen „Dornröschen", die in den Winkeln der Universitäten im Dauerschlaf liegen,

La招organisation I: Die zentrale Diktatur

Wo viel Freiheit ist, ist viel Irrtum,
doch sicher ist der schmale Weg der Pflicht
Schiller, Wallenstein II

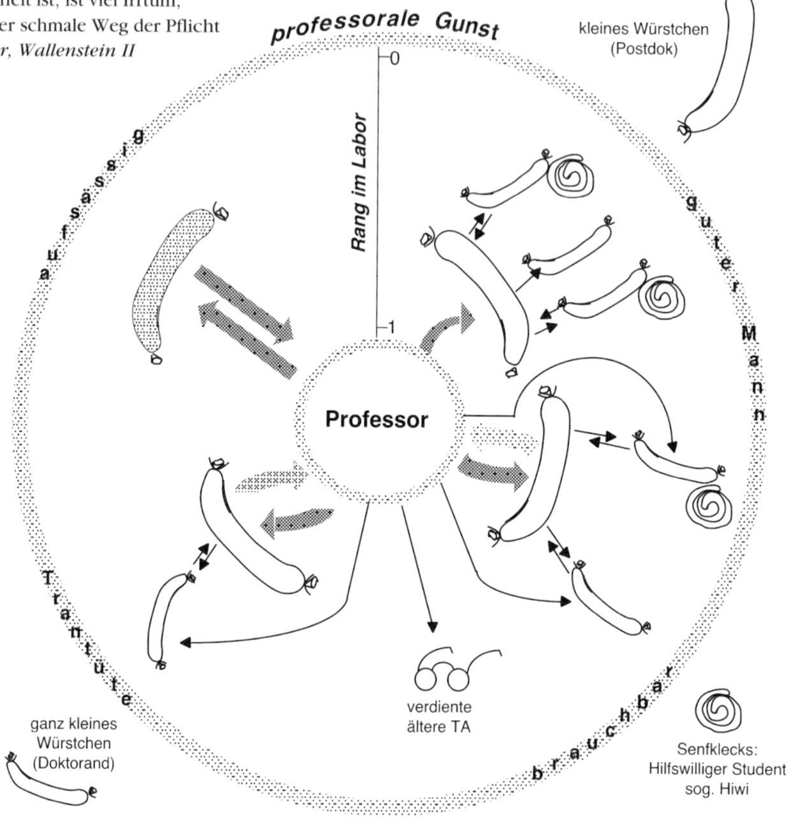

Erläuterungen: Die zentrale Stellung im Labor hat der Professor, der sich für den väterlichen Freund seiner unmündigen Untergebenen hält und mit Seminaren und Besprechungen jede ihrer Regungen kontrolliert. Damit hängt die Effizienz des Labors von den Fähigkeiten seines Professors ab, der eine wissenschaftliche und organisatorische Doppelbegabung sein muß. Die ist selten. Labors mit zentraler Diktatur arbeiten meist nach folgendem Zuschnitt:

Der Professor ist unfähig, ein eigenes Forschungsprogramm zu entwikkeln. Gebannt starrt er auf die Projekte erfolgreicherer Kollegen. Er glaubt, das Geheimnis des Erfolges liege darin, das gleiche zu machen wie diese nur eben schneller.

Die Postdoks sind von der Projektplanung ausgeschlossen. Der Professor bestimmt was und wie seine Erfüllungsgehilfen zu forschen haben. Dies impulsiv nach oberflächlichen Überlegungen und ohne Kenntnis der experimentellen Probleme. Der Grund liegt letztlich in der Angst, daß seine Mitarbeiter ihre Unabhängigkeit dazu benützen würden, ihn zu entmachten. Widerspruch und Einfälle der Postdoks betrachtet er daher als Angriff auf sein Autorität, wer widerspricht bekommt z.B. keine Doktoranden.

Wenn das Projekt nicht läuft, betrachtet der Professor das - nicht ganz unberechtigt - als Herabsetzung seiner Person. Sein seelisches Gleichgewicht kommt ins wanken und aus den Rissen des Seelenbaus kriechen kindischer Eigensinn und Unstetigkeit. Dies bewirkt, im Verein mit der zentralen Planung, häufige, abrupte Wechsel der Forschungsprogramme. Auch neigt der Professor dazu, sich in experimentelle Einzelheiten und in Absprachen zwischen Postdoks und Doktoranden einzumischen. Das wirkt sich verheerend auf die Ergebnisse aus, was wiederum den Gemütszustand des Professors verschlechtert. Ein Teufelskreis kommt in Gang.

Die Postdoks sinken, nach anfänglichem Aufbegehren, zu Lakaien ab, die die Wünsche des Herrn mit geringst möglichem Aufwand bedienen. Man arbeitet 5-6 h täglich und schlägt die restliche Zeit mit Computerspielen, Kaffeetrinken und Feiern tot.

und „Den Gerechten", der ebenfalls herzlich wenig forscht, sich dafür aber mit der ganzen moralischen Wucht, die das Innehaben eines sicheren, gutbezahlten Pöstchens gibt, für die Arbeiterklasse und andere exotische Völker einsetzt.

Trotzdem kann es sein, daß die Gemälde auf den Laien düster wirken. Das liegt an der düsteren Stimmung im akademischen Mittelbau. Viele Einzelheiten stammen nämlich nicht aus eigener Erfahrung, sondern aus Berichten anderer Postdoks. Dieser bunten Ansammlung von Bastlern, Idealisten, verträumten Spinnern, versponnenen Träumern und geltungsbedürftigen Strebern ist gemeinsam, daß sie von der Wissenschaft, ihrem Professor und möglicherweise auch von sich selbst bodenlos enttäuscht sind. Auf den Professor schimpft jeder Postdok mit Lust und mit Liebe hört er sich das Gezeter anderer Postdoks an. Dennoch sind sie mit Blindheit geschlagen. Jeder glaubt, seinen Professor zu kennen, und traut ihm alles Böse zu; doch kurz vor dem Stellenwechsel und noch öfters danach, stellt der Postdok fest, daß er das denn doch nicht von ihm gedacht hätte. Das hindert den Postdok aber nicht daran, sich vom nächsten Chef, der ebenfalls kein Heiliger ist, genauso ausnutzen zu lassen. Das bleibt ungestraft, denn eine wirksame politische Vertretung besitzt der akademische Mittelbau nicht, und leichter wäre es, eine Herde Katzen im Stechschritt paradieren zu lassen, als das Völkchen der Postdoks zu organisieren. Der Verfasser aber erkennt an, daß seine Professoren nicht nur von seiner Arbeit profitieren, sondern sich auch für sein berufliches Fortkommen einsetzen. Es ist ihnen hoch anzurechnen, daß sie es schon so lange tun.

Ein ehrgeiziger Professor, wie „Die Chefin", der sich im internationalen Wettbewerb durchsetzen will, muß seine Forscher gnadenlos antreiben. Ehrgeiz, Begeisterung, Unwissenheit und Vertrauensseligkeit der Forscher machen das leicht, und ihre schlechte rechtliche Stellung und der soziale Bau der deutschen Wissenschaft sorgen beinahe automatisch dafür, daß ihre Mühe unbelohnt bleibt. Der Professor erkennt die Leistung des Forschers an, doch die Außenwelt erkennt den Professor an, und der läßt es dabei bewenden. Persönliche Schikanen kommen allerdings in der akademischen Forschung eher seltener vor als in anderen Berufszweigen, und ein Forscher wird das Wohlwollen seines Professors genießen, solange er fleißig für ihn arbeitet. Schließlich ist die Leistung der Untergebenen das Brot, von dem der Ehrgeiz des Professors lebt. Selten sitzen ausgemachte Bösewichte und Intriganten auf den Lehrstühlen, doch ein Hindernis für eine Berufung sind diese Eigenschaften nicht, und nirgends können sie sich so ungehemmt entfalten wie auf einem deutschen Lehrstuhl.

Der Magnat

Magnaten sind die Wissenschaftler mit dem großen Einfluß auf die Forschungspolitik. Ihre Größe ist oft mit Tragik verbunden. Durch wissenschaftliche oder politische Tüchtigkeit ist es ihnen gelungen, in die Riege der Institutsleiter und Max-Planck-Direktoren aufzusteigen. Aber da oben haben sie nichts Richtiges mehr zu tun. Für die Verwaltung sind Sekretärinnen da, für die Forschung Assistenten. Der Institutsleiter repräsentiert und langweilt sich. Um den Tag totzuschlagen, beschäftigen sich manche mit Malerei, Skifahren oder mit dem Verfassen philosophischer Traktätchen. Männer mit Mark in den Knochen aber sehen ihre Bestimmung darin, zu befinden, wer im deutschen Reiche was forschen darf. Sie werden zu Magnaten, zu den Kolben im Motor des Berufungskarussells. Pipetten* und pH-Meter* sind ihnen so fremd wie dem Bauernverbandsfunktionär Sense und Dreschflegel und mit Proteinen* und DNA* kommen sie beruflich nur noch auf Arbeitsessen in Berührung. Ihre Werkzeuge sind Berufungslisten, Anträge und Kostenvoranschläge. Statt Laborbüchern studieren sie die Kursbücher der europäischen Eisenbahnen und die Flugtermine der Lufthansa. Das Leben des Magnaten ist eine Dauerreise, endlos zieht er seine Kreise von einer Unistadt in die andere, von einem Kongreß zum nächsten. Die Termine in seinem Kalender sind so zahllos wie die Schuppen auf den Hemdkragen seiner Doktoranden.

Der Magnat sitzt in den meisten, immer aber in den entscheidenden Komitees von Universitäten, DFG und Max-Planck-Gesellschaft. Er hat wichtige Gutachterpositionen inne, er ist auf jedem bedeutenden Kongreß als Redner vertreten, er ist Mitglied der Editorial Boards angesehener Zeitschriften. Sein Einfluß beruht nicht auf wissenschaftlichem Genius, experimentellem Geschick oder Rednerbegabung, sondern auf Sitzfleisch, Ausdauer und einem bestimmten Auftreten. Der Magnat ist gefürchtet von seinen Kollegen. Er kann Anträge zu Fall bringen, Berufungen verhindern, Kongresse scheitern lassen. Das und die Beweglichkeit des verlängerten Großhirns des deutschen Durchschnittswissenschaftlers bewirken, daß sich der Magnat vor Einladungen und Ehrenbezeichnungen nicht mehr retten kann. Wie der Bandwurm seine Glieder, so reiht der Magnat ein Pöstchen ans andere. Sein Einfluß steigt und steigt, bis der Teufelskreis mit der Zwangspensionierung unterbrochen wird.

Obwohl der Magnat nur noch die Abgründe menschlicher Psychologie in Gremien und Komitees erforscht, umgibt ihn eine Aura wissenschaftlichen Erfolges. Dafür sorgt eine Unzahl von Mitarbeitern, die, ausgestattet mit üppigen Forschungsgeldern, fleißig am Rufe des Herrn basteln. Wie von einer Linse werden Arbeit und Ideen von mehr als einem Dutzend Doktoranden und Postdoks auf den Magnaten fokussiert. Es ist die Vereinigung der Strahlung vieler mittelmäßiger Leuchten, die seine Aura zustande bringt.

Die Mitarbeiter umkreisen den Magnaten wie die Planeten das Zentralgestirn: im Dunkeln. Die älteren Assistenten erscheinen auf Papern ihrer Doktoranden unter Ferner liefen. Seniorautor ist automatisch der Magnat, selbst dann, wenn er von der Existenz der Publikation gar nichts weiß. Der Assistent ist nur Pächter auf dem Gute des Herrn. Der aber duldet kein Lichtlein in seiner Nähe, denn er ist nicht nur eine Autorität, er ist auch autoritär.

Doch gibt es über Magnaten auch Gutes zu berichten. In etlichen steckt ein Mäzen. Alt und daher weise, benützen sie mitunter ihre Macht um junge, vielversprechende Forscherinnen durch die Irrgärten der Wissenschaft und Unibürokratie zu leiten. Aufopferungsvoll fördert der Mäzen diesen wissenschaftlichen Nachwuchs beim Promovieren, Habilitieren, mit Forschungsgeldern und beim Schreiben von Publikationen. In der Folge steht der Magnat zu seinem Schützling wie der fünfzehnte Ludwig zur Pompadour. Madame erleichtert den Informationsfluß zwischen den Hierachiestufen und sorgt dafür, daß Ludwig von den Vorgängen in seinem Institut stets ein klares Bild hat. Übrigens finden nicht nur prominente Professoren in ihren alten Tagen zur Ritterlichkeit und zum Junkerwesen. Auch bescheidenere Geister, die die Wissenschaft um wenig mehr wie ihren Professorentitel und den Rentenanspruch bereicherten, leisten manchmal einen Beitrag zur beruflichen Emanzipation ihrer Frau.

Ein weiblicher Magnat, der sein Glück in einem Jungforscher fand, ist dem Verfasser nicht bekannt. Vielleicht weil weibliche Magnaten selten sind.

Magnaten gedeihen auf den gut gedüngten Böden der Großforschungseinrichtungen des Bundes (z.B. DKFZ), der Max-Planck-Gesellschaft und ihrem französischen Gegenstück, dem CNRS* (*La science c'est moi!*). Da gibt es Dauerstellen für Assistenten, und ein Mann mit Dauerstelle kann es sich leisten, seine Arbeit der Verherrlichung eines Magnaten zu widmen und selbst publizistisch im Abseits zu stehen. Der Assistent hofft, nach aufopferndem Dienst durch den Einfluß des Magnaten ein eigenes Labor zu erhalten. Diese Hoffnung ist in der Regel vergebens: der Magnat kann an der Freisprechung guter Assistenten nicht interessiert sein. Er würde nicht nur auf zukünftige publizitätsträchtige Ergebnisse verzichten, schlimmer, er würde sich eine Konkurrenz aufbauen. Der ehemalige Assistent arbeitet ja auf seinem Gebiet weiter. Auch verleitet ein erfolgreicher Ehemaliger zu dem Schluß, daß der Magnat an den unter seiner Herr- und Seniorautorschaft entstandenen Arbeiten kaum beteiligt war.

Erst wenn sich die Herrschaft des Magnaten dem Ende zuneigt, wird er sich um die Versorgung seiner treuen Untertanen kümmern; teils aus Sentimentalität, teils, um sich gewissermaßen biologisch fortzupflanzen. Aber sein Einfluß schwindet bereits. Die Kollegen, die wissen, daß der Magnat ihnen höchstens noch 2 bis 3 Jahre ins Handwerk pfuschen kann, werden aufmüpfig. Seine Feinde trauen sich aus der Deckung. Die Zeit ist gekommen, um alte Rechnungen zu begleichen. Assistent eines Magnaten zu sein wird jetzt zum Nachteil, denn dem Assistenten hängt der Geruch des Proteges an. Er wird zum Sack, den man schlägt, wenn der alte Esel gemeint ist.

Der Papi (für Effi)

Papi ist ein begabter Redner aus guter Familie. Er schreibt Lehrbücher und gilt as erfolgreicher Wissenschaftler. Es ist ihm gelungen, einem Forschungsgebiet seinen Namen aufzudrücken.

Papi hat das Zeug zu einem guten Menschen und ein guter Mensch wäre er geworden, wäre er nicht Professor geworden. Er ist höflich, zuvorkommend und hat gute Manieren. Dazu ist er gutmütig bis zur Sentimentalität - was er unter einem aufgesetzten Zynismus verbirgt - solange seine wissenschaftliche Führung nicht in Frage gestellt wird. Seine Tragik ist, daß er weder Führungseigenschaften noch Sinn für wissenschaftliche Strategien besitzt und das nicht wahrhaben will.

Papi hat, wie viele Professoren, eine Schwäche für moderne Kunst. Der Hang der Professoren zur modernen Kunst hängt zusammen mit ihrem Verständnis des na-

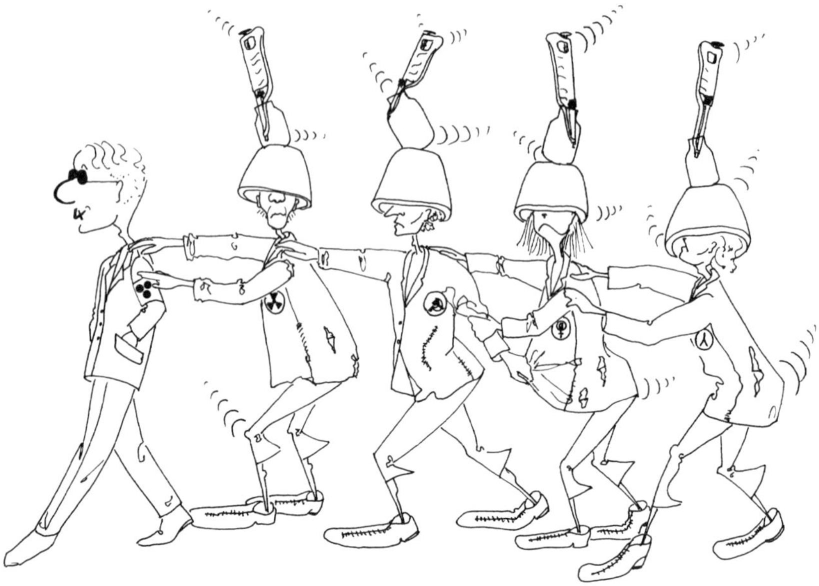

Der Papi

turwissenschaftlichen Experiments. Bei moderner Kunst ist die Idee wichtig, die Ausführung dagegen simpel: einfache Stäbe, Kreise, Vierecke, Kleckse, die ein Schulkind ausführen könnte. So sieht der Professor auch die Wissenschaft: Was zählt, ist sein genialer Einfall, z.B. ein isoliertes Protein zu klonieren* oder die Bindungsstelle eines Toxins* aufzureinigen. Die Ausführung, das langweilige Filter ziehen*, Herumspielen mit Hybridisierungsbedingungen* oder Bindungstests* ist schlichtes Handwerk, das den Angestellten des akademischen Künstlers obliegt.

Papis wissenschaftliche Karriere begann mit einer Reihe guter Paper, die er selbst gemacht hat und deren Erstautor er ist. Das aber ist lange her, die wichtigen Entdeckungen auf dem Gebiet kommen schon seit Jahren aus anderen Labors. Ehemalige Mitarbeiter Papis behaupten, selbst die wenigen Paper der letzten Jahre habe er seinem Geschick zu verdanken, die Produkte eines befreundeten Labors an ein anderes weiterzugeben und sich in die Seniorautorposition der entstehenden Paper zu drängen. Er sei ein Abstauber, der sich durch fleißiges Reviewschreiben und Redenhalten über Wasser hält. Das aber scheint nur die üble Nachrede verbitterter Postdoks zu sein, denn schließlich wurde Papi kürzlich zum Institutsdirektor ernannt.

Papis Forschungsstrategie beruht auf der Erkenntnis, daß viel Konkurrenz auch viel Interesse verbürgt, viel Interesse andererseits die Grundlage von Publizität und Ansehen ist. Originell ist für ihn das Fremdwort für abwegig; er mißt die Aussichten eines Forschungsvorhabens an der Anzahl der Gruppen, die daran arbeiten. Schonungslos hetzt Papi seine Untergebenen den Konkurrenten hinterher, Konkurrenten, die so dick sind, daß sie jeden Ausblick auf Erfolg versperren. Auf veränderte Situationen reagiert er mit der Wendigkeit eines Kartoffelsacks, auf Einfälle seiner Postdoks mit der Angst des Diktators, die Kontrolle zu verlieren. Für Bewegung im Labor sorgen lediglich die Mondphasen, die Papi hin und wieder den Konkurrenten wechseln lassen, hinter dem er seine Dienstboten herjagt. Diese Änderungen der Forschungsrichtung kommen so abrupt wie ein Plattfuß am Fahrrad und haben die gleiche Wirkung: Es entstehen wissenschaftliche Fußgänger. Dabei sind vorschnelle Entscheidungen nicht Papis Sache. Er ist ein Zauderer, ein Zögerer, ein unsicherer Mensch, der selbst der Entscheidung über die Farbe des institutseigenen Klopapiers manch besinnliches Viertelstündchen widmet.

Halbgare Gedanken setzen sich in ihm mit der Zähigkeit eines Hirntumors fest. Besonders bösartig und virulent werden solche aus dem Mund eines erfolgreicheren Kollegen. Dessen flüchtige Bemerkungen erreichen für Papi den Rang einer heiligen Offenbarung, an der die Gegenvorstellungen seines Untergebenen abtropfen wie Wasser von einem frisch gewachsten Auto. Mit der Ungeduld eines 6jährigen zwingt Papi den unwilligen Dienstboten, alles stehen und liegen zu lassen, um wochenlang Nadeln in die Seifenblasen zu stechen, die immer aufs Neue aus Papis Wunschdenken quellen.

In Papis Augen ist das Labor eine kraftvolle Dampfmaschine, an deren Hebeln der Professor die Richtung auf die Winkelsekunde genau bestimmt und selbst die kleinste Schraube kontrolliert. Auf elegante Art erzeugt er den notwendigen Druck. Mit der Kaffeetasse in der Hand schlendert Papi fast stündlich durchs Labor und beobachtet, wer an der Bench steht oder nur sitzt und schreibt. Diese Gewohnheit führt zu einem wellenförmigen Arbeitsrhythmus seiner Untergebenen – mit Spitzen während des Laborrundgangs und tiefen Tälern, ja Schluchten, in den Zwischenzeiten. Doch Papis Herzenswunsch, nach dem sonntäglichen Nachmittagsspaziergang einem zu Besuch weilenden Professor ein belebtes Labor vorführen zu können, bleibt unerfüllt. Daran ändern auch unregelmäßige Kontrollen nichts. Die Untergebenen verirren sich am Wochenende selten ins Labor, und selbst an Werktagen herrscht ab 18 Uhr gähnende Leere.

Drei Alpträume quälen Papis Seele: Der erste ist, daß seine Kinder zuwenig arbeiten, der zweite, daß sie nicht wissen, was sie tun, der dritte und furchtbarste aber, daß sie etwas tun, was er nicht weiß. Papis Labor ist deswegen straff organisiert. Oben findet die Erleuchtung statt, die in täglichen Gnadenakten nach unten abgegeben und dort in von ihm streng kontrollierte Experimente umgesetzt wird. Initiativen seiner Postdoks fängt er mit der Anweisung auf, einen seitenlangen, bis in die kleinsten Einzelheiten gehenden Projektentwurf zu schreiben. Eigene Vorschläge setzt Papi dagegen bestimmt und demokratisch durch: mit endlosen Gesprächen, die stattfinden, wenn der Postdok nach Hause will. Papis Kontrolle ist umfassend und durchdringend wie die Atmosphäre in einer öffentlichen Bedürfnisanstalt. Süßlich-scharf durchweht sie die Diskussionen, verwandelt Seminare in Volksschulklassen und lähmt die Gedankengänge der Untergebenen. Die nehmen, nach längerer Einwirkung, das Verhalten duckmäuserischer Schüler an und entwickeln sich in die geistigen Krüppel, für die sie Papi schon immer gehalten hat. Fürsorglich wirft er ihnen Krücken zu, die in der Regel zwischen den Beinen landen und die Ärmsten zum Straucheln bringen. So sucht er ihnen die Paper für das wöchentliche Literaturseminar aus und hilft bei der Einteilung und Aufstellung der Rede. Ihrem schneckenlahmen Geist gibt er die Peitsche klarer Zeitvorgaben, die er in der Abgeschlossenheit seines Büros aus dem Kaffeesatz liest.

Der verträumte Blick eines Doktoranden durchs Laborfenster weckt in Papi den Schulmeister. Stundenlang fragt er nach Einzelheiten, läßt sich Gele* und Counts zeigen und kein Härchen ungespalten. Der eine väterlich-streng, der andere demütig-unsicher verrennen sich beide im Gestrüpp der experimentellen Details, die dem Doktoranden in unschuldiger Bemühtheit immer wieder aufs neue aus dem Laborbuch wachsen. Mit der Zeit wird der Doktorand immer hilfloser, Papi immer spitzfindiger und beide immer verwirrter. Am Ende seiner Selbstbeherrschung, kurz vor dem Schreipunkt, rettet sich Papi in die Haltung des überlegenen Genies. Mit gespielter Überzeugung und gereiztem Ton wischt er Einwände, Tatsachen und Bedenken beiseite und gibt dem Doktoranden ein Experiment als Hausaufgabe auf. Leider hat die Natur Papis Geschick im Diskutieren durch einen Mangel an strategischer Denkfähigkeit ausgeglichen, und die Jahre hinter dem Schreibtisch ließen seine praktische Erfahrung ebenso verkümmern wie den Sinn für das zur Situation passende Experiment. Der Doktorand erkennt das, entweder nach längerem Brüten oder nach einer Diskussion mit dem für ihn zuständigen Postdok. Doch wagt er nicht vom Pfade der Tugend abzuweichen. So verbringt er zähneknirschend die nächsten Tage mit experimentellen Freiübungen, denn Papi ist nicht mit der Gabe schnellen Vergessens gesegnet.

Papi beurteilt einen Untergebenen nicht nach seinen Ergebnissen, sondern wie dieser seine Ergebnisse darstellen - im Fachausdruck *verkaufen* - kann. Papi selbst ist ein Meister im Verkaufen. Zwar schießt er hin und wieder übers Ziel hinaus und verkauft Sachen, die er gar nicht besitzt, doch seine Vorträge sind Verpackungskunstwerke und er der Christo der Wissenschaft. Peinlich ist er darauf bedacht, daß er, sein Institut und alles was dieses verläßt nach außen ein gutes Bild geben. Endlos kreisen Manuskripte zwischen ihm und dem Erstautor und selbst Briefe ans Dekanat ode an andere Wissenschaftler bearbeitet er mit dem Eifer des verhinderten Literaten. Bei Kongressen zeigt diese Sucht zur makellosen Darstellung zwanghafte Züge. Papi findet nichts dabei, nachts um zehn seinen Doktoranden anzurufen, um ihm mitzuteilen, er solle sein Poster 10 cm höher hängen, oder seinen Postdok im Hotel der Kongresstadt telefonisch aus dem Bett zu jagen, um dessen Rede, die er schon vor des Postdoks Abreise kontrollierte, noch den letzten sprachlichen Schliff zu verleihen.

Trotz dieser Fürsorge ist Papi bei seinen Untergebenen nicht beliebt. Manche hassen ihn, andere machen sich hinter seinem Rücken über ihn lustig. Im Angesicht des Herrn aber kuschen die meisten wie junge Hunde, denn sie brauchen die Fürsprache Papis für ihre weitere Karriere. Und daran tun sie gut. Mit Querdenkern, die hinter seinem Rücken die Experimente machen, die sie für richtig halten, kennt er kein Erbarmen. Gnadenlos schlägt Papi zu, wenn der Postdok das Labor verlassen will und ein möglicher Arbeitgeber telefonisch um eine Beurteilung bittet. Sprühend vor Phantasie und mit echtem Engagement schildert Papi dem schaudernden Kollegen den Bewerber als chronischen Miesmacher, Luftvergifter und Streithammel. Falls das nicht reicht, schüttelt er die Behauptung aus dem Ärmel, der Postdok hätte Daten gefälscht. Stellt ihn der Postdok zur Rede, streitet Papi ab, derartige Behauptungen gemacht zu haben - aus Angst vor offenem Streit. Schriftliche Zeugnisse sind bei Wissenschaftlern nicht üblich, denn telefonische Auskünfte sind schneller, geben die Stimmung des Befragten besser wieder und - der Befragte kann nicht verklagt werden.

Für die Folgsamen dagegen fühlt sich Papi verantwortlich. Er entläßt keinen, und denen, die gehen müssen, besorgt er Stellen. Diese Fürsorge ist auch notwendig, denn die Produktion von Papis Labor ist nach Menge und Güte auch für deutsche Verhältnisse zweitklassig. Sein dauerndes Dazwischenreden, seine unablässige Kontrolle und Unstetigkeit töten Initiative und Interesse. Der Widerspruch zwischen der Allmacht Papis und seiner experimentellen Inkompetenz lähmt das Labor. Es gleicht einer Bleikugel und Papi einem Grashüpfer, der an einer Gummischnur daran zieht und zappelt.

Das Glückskind

Glückskind ist keine imposante Führungspersönlichkeit wie Papi. Zwar stammt auch er aus guter Familie, doch seine Vorträge sind so beeindruckend wie ein Pikkel auf der Nase, und bei Diskussionen läßt er selbst einen Doktoranden zu Worte kommen. Er ist jünger, unauffällig, nachlässig angezogen, mit freundlichen und etwas unterwürfigen Umgangsformen.

Glückskind würde es nie einfallen, einen Mitarbeiter mit ungebetenen Ratschlägen zu nerven. Er beschränkt sich darauf, sich in seinem Büro mit höherer Wissenschaftspolitik, dem Schreiben von Übersichtsartikeln, der Kunst oder Buchhaltung zu beschäftigen. Um sein Labor kümmert er sich wenig, denn er ist weise und weiß, daß er da draußen nur stören würde. Glückskind sagt, womit er gerne berühmt werden möchte; wie seine Angestellten das erreichen, ist deren Sache.

Glückskind ist mit allen Mitarbeitern auf Du. Soziale Unterschiede macht er nicht, seine Untergebenen mögen ihn. Zwar hat er wenig Autorität, aber die braucht er auch nicht, denn seine Angestellten müssen nicht angetrieben werden. Sie haben den Eindruck, selbständig zu sein, und innerhalb des Labors sind sie das tatsächlich. Keiner redet ihnen in ihr Problem hinein, ihr Ehrgeiz kann sich entfalten, sie arbeiten - von ein, zwei Faulenzern abgesehen -, daß die Fetzen fliegen. Doktoranden und Postdoks mit einem 16-Stundentag, die Wochenenden eingeschlossen, sind in Glückskinds Labor nicht selten. Es gibt keine Anwesenheitskontrollen, und Glückskind fordert keine Wochenendarbeit. Im Gegenteil, für seine Arbeitstiere, diese schäbigen Karrieristen, hat er leise Verachtung. Heimlich bewundert er den Faulenzer seines Labors. Genie besteht nach Glückskind nämlich darin, durch wenig Arbeit, jedenfalls durch wenig eigene Arbeit, berühmt zu werden. Diese Meinung behält er aber weitgehend für sich,

Labororganisation II: Das liberale Labor

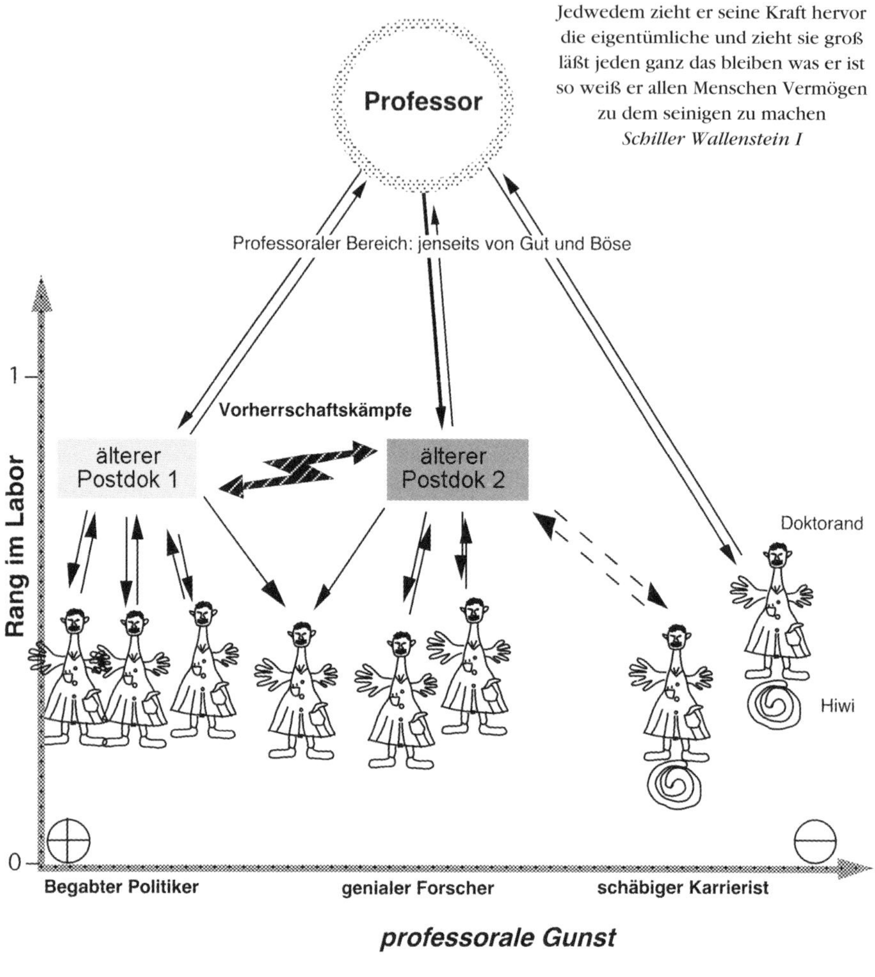

Erläuterungen: Der liberale Professor weiß was er will: Max-Planck-Direktor und berühmter Forscher werden. Er weiß auch, wie er es wird. Das Forschen überläßt er denen, die etwas davon verstehen: den gewöhnlichen Forschern. Sein Reich ist die Politik, denn dort, nicht an der Bench, fallen die wichtigen Entscheidungen in der deutschen Forschung.
Seine gewöhnlichen Forscher forschen frei in einem weitgesteckten Rahmen. Das hat Vorteile: freudig beuten sie sich selbst weitaus gründlicher aus, als das der Professor je vermöchte. Der genießt den Ruf der Menschenfreundlichkeit, auch wenn seine Doktoranden kaum mehr sind als nasse Putzlappen, die die Dreckschicht über den Erkenntnissen aufwischen und nach dem Auswringen auf dem Müll landen.
Der wissenschaftliche Erfolg des Labors hängt von der Fähigkeit des Professors ab, gute und selbständige Mitarbeiter anzuwerben. Sein Ruf, ein umgänglicher Chef zu sein, verschafft ihm die erforderliche große Auswahl, seine politische Tätigkeit Geld und Gelegenheit die wissenschaftlichen Ergebnisse zu vermarkten.

denn erstens ist Bescheidenheit eine Zier, und zweitens möchte er seinen armen Laborschweinen nicht die Lebensstütze nehmen.

Die Labororganisation machen die Doktoranden und Postdoks unter sich aus, Glückskind wird nur in Streitigkeiten als Schiedsrichter angerufen. Die gibt es oft, denn Glückskinds Führungsschwäche begünstigt die Bildung von Einflußbereichen (Fürstentümern) durch ältere Postdoks. Glückskind mischt sich so wenig wie möglich ein. Solange die Trottel im Labor sich nicht die Köpfe einschlagen, ist es ihm gleich. Daß ihm ein Postdok das Heft aus der Hand reißen könnte, braucht er nicht zu fürchten. Das verhindert der Neid der anderen Postdoks und die Tatsache, daß ein Postdok nach etwa 3 Jahren das Labor wechselt.

Im Grunde seines Herzens ist Glückskind gutmütig, mit einer weichen Seele belastet, die so vielfarbig, tiefgründig und spiegelglatt ist wie eine schwäbische Güllegrube. Von Angesicht zu Angesicht kann er keine Bitte abschlagen, das Elend eines Bittstellers rührt ihn zu Tränen. In langen Gesprächen - denn er ist etwas geschwätzig - sagt er alles zu, wenn auch in unbestimmter Form. Er will nicht nur berühmt, er möchte auch noch menschlich sein. Kein Mitarbeiter geht ungetröstet davon. Sein guter Wille wird glücklicherweise durch ein schwaches Gedächtnis ausgeglichen. Ist ihm der Bittsteller aus den Augen, so greifen wieder die alten, harten Sachzwänge. Schließlich ist er nicht die Wohlfahrt.

Glückskinds wissenschaftlicher Erfolg ist Glückssache. Während der blinde Papi ein paar Hühner an der Leine führt und ihnen befiehlt, pickt da, pickt dort, läßt Glückskind seine Hühner im Gehege frei laufen. Seine Hühner sind blind, sie sehen weder Zaun noch Korn, aber sie picken zehnmal so eifrig wie Papis Federvieh, und tatsächlich finden sie des öfteren mal hier ein Körnchen, dort ein Würmchen. Manche legen sogar ein Ei, das Glückskind dann in seine Pfanne schlägt, auf Kongressen fachmännisch brät und bei der DFG gegen ein paar neue Postdoks eintauscht.

Glückskind ist der moderne, der zeitgemäße deutsche Professor. Er hat die Mechanismen der deutschen Wissenschaft am besten verstanden. Er ist ihr Zwischenhändler.

Die Chefin

Die Chefin ist eine höhere Tochter. Sie verfügt über gepflegte Umgangsformen, Geld und die Fähigkeit, Instrumente zu spielen: zu Hause Klavier, an der Universität die erste Geige. Im Labor wirkt das magere Gestell in den weiten, schlecht sitzenden Hosen wie eine Hausfrau nach dem Frühjahrsputz. Selbst die elegante Dame, in die sie sich bei DFG-Verhandlungen, Berufungen oder Antrittsvorlesungen verwandelt, wirkt leicht verstaubt, erzeugt beim Betrachter den Eindruck, ein paar Ecken hätten noch das Wischtuch nötig. Ihr Normalzustand ist eine synthetisch glatte, zuckersüße Freundlichkeit mit einem Schuß hilfloses Frauchen, die übergangslos in neurotische Wutanfälle kippen kann. Ein fetter Kater, von ihren Untergebenen heimlich Herr Breitlinger genannt, folgt ihr lautlos in Seminare und Labors.

Wie jeder richtige Professor hat die Chefin harmlose Schrullen, z.B. die Angewohnheit, sich während der Seminare ihrer Mitarbeiter aus unappetitlichen Plastikgefäßen mit leicht verdorbenen Lebensmitteln, wie Quark oder Stangenbohnen, zu verpflegen. Die letzteren sind häufig in einem angegorenen Zustand, der zusammen mit den Schweißfüßen der Doktoranden für eine interessante Geruchsmischung sorgt.

Die Interessen der Chefin gelten ausschließlich der Wissenschaft, ihre Begabung aber liegt in der Politik. Sie besitzt die Gewandtheit eines Berufsdiplomaten, die Gemütstiefe eines Taschenrechners und die Gewissenlosigkeit einer Gottesanbeterin. Das äußert sich nicht nur im Erfolg ihrer Berufungsverhandlungen oder Beratungen mit der DFG. Mit schonungsloser Begeisterung für die wissenschaftliche Wahrheit hetzt sie z.B. zwei Doktoranden gleichzeitig auf das gleiche Problem. Die beiden Laborknechte wissen nichts voneinander. Sie gleichen zwei Booten in der Nacht, die nebeneinanderher auf ein fernes Lichtlein zurudern, das der heilige Gral sein soll, aber oft nur ein Glühwürmchen ist. Die Chefin erhält eine zweifache Bestätigung der Lichtnatur und kann Geschwindigkeit und Geschicklichkeit der Doktoranden vergleichen.

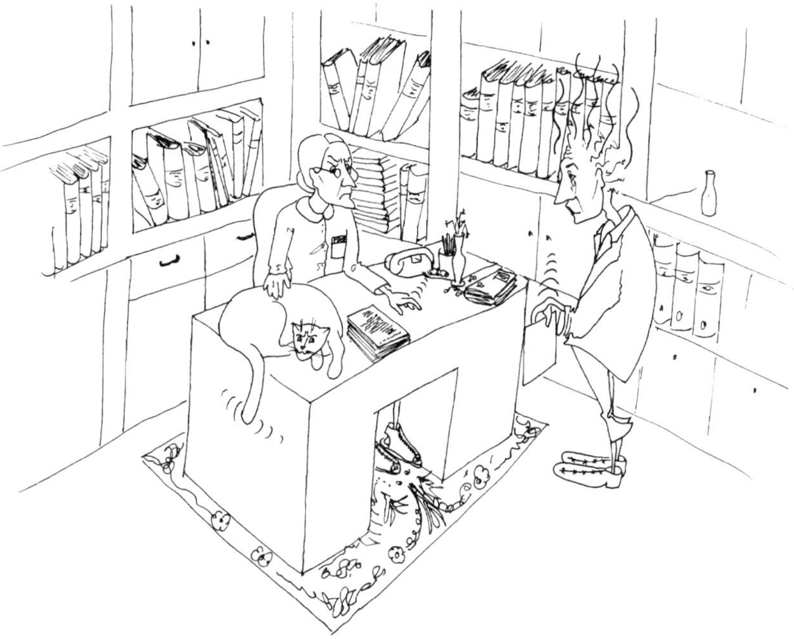

„Wenn Sie erst nach 2 Jahren sehen, daß der Forschungsansatz den ich vorgeschlagen habe nichts taugt, haben Sie in der Wissenschaft nichts verloren."

An die herausragenden wissenschaftlichen Leistungen, durch welche die Chefin ihren Lehrstuhl bekommen hat, können sich selbst ihr nahestehende Kollegen nicht mehr erinnern. Da scheint es, wie bei vielen Professuren, etwas geheimnisvoll zugegangen zu sein. Trotzdem, und das ist nicht ironisch gemeint, ist sie die richtige Frau am richtigen Platz. Ihre Untergebenen hat sie im Griff, sie verfügt über das, was neudeutsch *Führungsqualitäten* heißt. Das sind keine künstlichen, auf Managerkursen eingeübten Techniken, sondern die soliden, zeitlos gültigen Umgangsformen zwischen Herrin und Diener. In früher Kindheit eingeimpft, wirken sie nicht anstudiert und sind daher erfolgreich. Ein Gespür für fruchtbare Projekte und die Fähigkeit, Geld dafür heranzuschaffen, haben ihr Labor international bekannt gemacht. Es liefert gute Ergebnisse und liegt in der deutschen Spitzengruppe.

Und noch etwas Gutes läßt sich von der Chefin sagen: ihr hemmungsloser Ehrgeiz, gepaart mit einem Sinn für das Wesentliche, läßt sie das akademische Titelwesen insgeheim verachten. Für Doktoranden, die gute experimentelle Arbeit geleistet haben, ist die Doktorprüfung Formsache.

Dennoch ist die Chefin bei den Kollegen unbeliebt und von ihren Untergebenen wird sie ausnahmslos gehaßt. Diese streiten ihr, allerdings nur gegenüber Dritten, jegliche wissenschaftliche Kompetenz ab. Wer Vorträge der Chefin gehört hat, hält es für möglich, daß die Mitarbeiter recht haben. Doch beruht deren Haß nicht nur auf dem Führungsstil der Chefin. Schuld hat auch Ihre soziale Herkunft aus dem gehobenen Bürgertum. Die macht sie unfähig, sich in die Lage von Leuten mit schwachen Finanzen zu versetzen. Dem Doktoranden, der sie um ein paar Tage Urlaub für seinen Umzug bittet, schlägt sie vor, die Arbeit von einer Firma machen zu lassen, um Zeit fürs Labor zu sparen. Die Doktorandin, die Urlaub beantragt, um ihre kranke Mutter zu pflegen, soll stattdessen eine Krankenschwester einstellen. Auch die Disziplinierungsmaßnahmen der Chefin sind originell. Postdoks, die nicht nach ihrer Pfeife tanzen, wird – und sollten sie mit Frau und Kind aus dem fernen Osten angereist sein – einfach das Geld gestrichen.

Die höhere Wissenschaft

Ein gewöhnlicher Forscher treibt Wissenschaft auf der Laborbank, ein Professor auf der Schreibtischplatte. Auf ihr schwebt er, losgelöst von der Erdenschwere mühseliger Experimente, durch die tiefliegenden Wolkendecken der Spekulation und des Hypothesenmachens in die lichtdurchfluteten Sphären der unbekannten Genies. Von dort aus sieht er den Boden nicht mehr.

Experimente erreichen den Professor im über das Filter seiner Mitarbeiter geklärten Zustand. Er liest und kontrolliert die zur Veröffentlichung bestimmten Arbeiten, beteiligt sich als Zuhörer an Seminaren und schlägt Experimente vor. In guten Labors mit fähigen Mitarbeitern bleiben das auch Vorschläge, d.h., sie werden selten durchgeführt, denn dem Forscher fällt oft ein interessanteres, immer aber ein anderes Experiment ein.

Einzig das ungebundene Arbeiten und die Identifikation mit seinem Projekt hat der gewöhnliche Forscher dem durchschnittlichen Arbeitnehmer voraus. Es gibt

Laborordnisation III: Das chaotische Labor

Triffts heute nicht, trifft es doch morgen und trifft es morgen,
so lasset uns heut noch schlürfen die Neige der köstlichen Zeit
Schiller, Wallenstein I

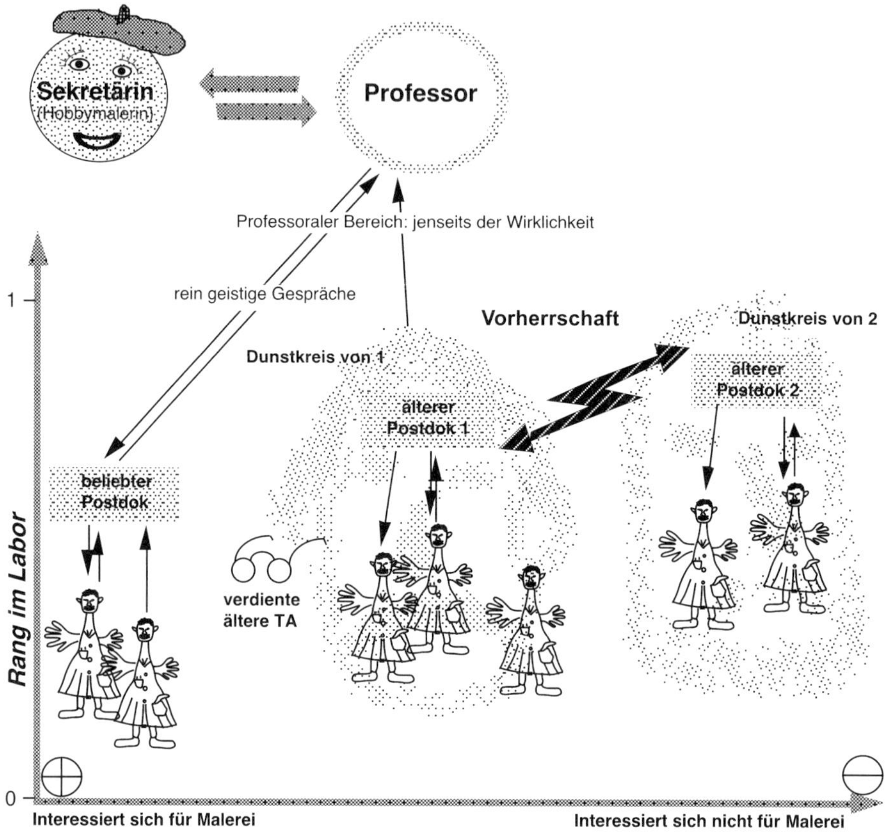

Erläuterungen: Das Labor des chaotischen Professors beschäftigt sich mit wissenschaftlichen Fragestellungen, die vor 20 Jahren mittelmäßig aktuell waren. Der Professor wurde von intriganten Kollegen auf ein Karrierenebengleis abgeschoben. Seither ist er erhaben über das mühselige Ameisendenken des Naturwissenschaftlers. Er hat die Nichtigkeit rationaler Weltschau erkannt. Sein Hauptinteresse gilt den expressionistischen Malern des 17. Jahrhunderts und insgeheim beschäftigt er sich mit dem theoretischen Zusammenhang von Quantenphysik und Homöopathie. Das Labor ist ihm lediglich Quelle von Ärger und Gehalt.

Die gewöhnlichen Forscher investieren den größten Teil ihrer Zeit und Erfindungsreichtums in den Vorherrschaftskampf zwischen den Postdoks 1 und 2.

Die Ergebnisse des Labors hängen von den Fähigkeiten der Postdoks 1 und 2 ab. Die sind gering, denn gute Forscher suchen sich andere Labors. Das soll aber nicht heißen, daß im chaotischen Labor nichts geleistet würde. Jeder, der das Labor verläßt, hat eine gründliche Ausbildung im Kartenspielen genossen, ist Experte im Veranstalten von spontanen Laborfesten und kennt die wichtigsten Rotweinsorten.

ihm Selbstbewußtsein, Ehrgeiz und die Illusion, für seine Liebhaberei bezahlt zu werden.

Ein Professor, der befiehlt und verbietet, nimmt seinen Dienstboten die Initiative sowie das Gefühl, an etwas Eigenem zu arbeiten, und damit die Lust am Forschen. Der Postdok fühlt sich bevormundet und genervt wie ein Autofahrer, dem der Beifahrer vorschreibt, wie die Gänge einzulegen sind.

Tatsächlich taugt der Rat des Professors selten für die Probleme, die am Labortisch auftreten. Die Laborerfahrungen des Professors liegen schon Jahre zurück und sind veraltet, er kennt die neuen Techniken nur noch vom Hörensagen. Zudem ist ihm über seinen Managementaufgaben der Einblick in die Details der Forschungsarbeiten und damit der Kontakt zur experimentellen Wirklichkeit verlorengegangen. Die Kunst, aus möglichst einfachen Experimenten möglichst viel Information zu gewinnen, hat er ebenso verlernt wie die Fähigkeit, das Verhältnis von Arbeitsaufwand und Informationsgewinn abzuschätzen. Vor einem praktischen Problem steht er wie der Aufsichtsratsvorsitzende eines Automobilkonzerns vor dem Getriebeschaden seines Firmenwagens.

Der Forscher an der Bench sieht den Professor nicht als wissenschaftliche Autorität, sondern als Störer, Unterschriftenlieferanten, Anrufinstanz und Schiedsrichter bei Streitigkeiten, Denkanregung und Informationsquelle. Der gewöhnliche Forscher sitzt näher am Problem, er sieht es besser. Für ihn ist der Professor ein Träumer, der die Arbeit durch Einmischungen in die Experimenteplanung und Vorschriften behindert.

Der kluge Professor läßt seine Mitarbeiter denn auch ungestört vor sich hinwursteln, zwingt ihnen keine Experimente auf und läßt sie bei ihrem Willen und ihren Ideen. Die gewöhnlichen Forscher planen ihre Experimente selbst, und sie haben auch das entscheidende Wort bei Anschaffungen. Statt der Kuh vorzuschreiben, wie man Milch macht, beschränkt sich der kluge Professor aufs Absahnen und Verkaufen. So glänzt er nach außen, doch im eigenen Labor hat er wenig zu sagen. Er ist, seiner tatsächlichen Stellung nach, ein Vollzugsbeamter seiner Doktoranden und Postdoks. Und damit ist der Professor fein raus. Das Beste, was er im Labor tun kann, ist nichts zu tun. Er wartet ab, welche Resultate seine Mitarbeiter liefern, lobt, wenn sie Erfolg haben, und dreht die Schrauben an, wenn nichts heraus kommt. Die Labordiskussionen führt er, um sich auf dem Laufenden zu halten, um einen geknickten Mitarbeiter wieder aufzurichten, weil es ihm über seinen Verwaltungsaufgaben langweilig geworden ist oder wenn ihn die Furcht plagt, die Kontrolle über seine Untergebenen zu verlieren. Eigene Experimente führt er nie durch.

Es sind nicht alle Professoren klug. Wie beim Rest der Menschheit ist auch bei ihnen die Klugheit unterschiedlich verteilt. Läßt man allerdings die Scheu vor dem Experimentieren als Kriterium gelten, so kann man der deutschen Professorenschaft ein Mindestmaß an Klugheit nicht absprechen: Mit der Ausnahme von einem oder zweien experimentiert keiner mehr.

1.5 Die Spielregeln

Der Antrag

Anträge schreibt man, um Geld zu bekommen. Der Antrag ist somit ein zentrales Element im Geistesleben des Wissenschaftlers. Das gilt vor allem für die oberen Wissenschaftler, die Professoren, bei denen Anträge lesen oder schreiben fast die einzige intellektuelle Tätigkeit ist, die sie noch mit ihrem Fach verbindet.

Es gibt Reiseanträge, Anträge auf Stipendien, Anträge für Sachmittel, Stellenanträge, lange Anträge, kurze Anträge, formlose Anträge und Antragsformulare. Anträge schreibt man an die verschiedensten Stellen: an die DFG, an die Volkswagenstiftung, an das BMFT, an die Universität. Die Länge bzw. das Gewicht der Anträge (in Gramm) ist mit der Höhe des beantragten Geldbetrags nach einem geheimnisvollen Schlüssel verbunden, der aber nur Eingeweihten bekannt ist. Der Verfasser gehört nicht dazu. Er weiß aber, daß, soll der Antrag Erfolg haben, man sich nicht von den Merkzetteln beeinflussen lassen darf, die bitten, den Antrag kurz und präzise zu halten. Immer gilt die Faustregel: Soll der Antrag Erfolg haben, muß er auch Gewicht haben.

Die Rede

Die Wissenschaft lebt von Ergebnissen, der Wissenschaftler von ihrem Verkauf. Verkauft werden Ergebnisse durch Paper und Vorträge. Vorträge sind Diashows von 20 bis 45 min. Länge, an die sich 10 bis 20 min. Fragezeit, die Diskussion, anschließt.

Der gewöhnliche Forscher trägt seine Ergebnisse selten selbst vor. Dazu bräuchte er Einladungen auf Kongresse, und die bekommt nicht er, sondern sein Professor. Doch auf unwichtige Kongresse schickt der Professor seinen gewöhnlichen Forscher, der damit Gelegenheit bekommt, das „sich gut verkaufen“ zu üben. Diese Fertigkeit spielt nicht nur bei Bewerbungen eine Rolle. Sie soll deswegen im folgenden erläutert werden.

Gute Bücher sagen, der Sinn einer Rede sei, den Zuhörern kurz und klar zu vermitteln, was der Redner zu sagen hat. Doch dieses Buch ist nicht dem Guten, sondern der Wirklichkeit verpflichtet, und der wirkliche Sinn einer wissenschaftlichen Rede ist es, einen guten Eindruck zu machen. Der gute Redner zeichnet sich nicht durch hervorragende Ergebnisse aus, sondern dadurch, daß er mäßige Ergebnisse hervorragend verkauft.

Es ist aber ein Fehler, magere Ergebnisse durch geschwollene Fremdwörter, schnelles Reden und unübersichtlichen Aufbau verschleiern zu wollen. Die Experten im Publikum lassen sich nicht täuschen und werden wütend auf den Faselhans, der ihnen die Zeit stiehlt. Zuhörer eines anderen Fachgebiets durchblikken die Taktik vielleicht nicht, dafür schalten sie nach ein paar Minuten ab, langweilen sich oder denken über ihre Steuererklärung nach. Hinterher haben sie leichte Minderwertigkeitsgefühle; doch vergessen sie Deine Rede, noch während Du sprichst, und ihre Minderwertigkeitsgefühle nehmen sie Dir übel.

Besser ist die Vortragsmethode „tapferes Schneiderlein". Stelle Deine Ergebnisse glasklar und leicht verständlich dar und behaupte mit Bestimmtheit, Selbstsicherheit und ohne Arroganz, daß Dein Weg zum Ei des Kolumbus führe. Der Zuhörer freut sich, daß er etwas verstanden hat, und das nimmt ihn für Dich ein. Zwar sieht Deine Arbeit keineswegs nach Weltspitze aus, aber wer weiß schon, wohin Forschungsprojekte führen? Aus Dankbarkeit dafür, daß Du ihn nicht gelangweilt hast, schluckt der Hörer Deine Behauptungen. Mit der Zeit entschwinden die mickrigen Experimente seinem Gedächtnis, doch Deine kühnen Pläne bleiben haften. Der gute Eindruck ist entstanden.

Bescheidenheit kann sich ein aufstrebender Wissenschaftler nicht leisten - und bei Vorträgen schon gar nicht. Warum nur die eigenen, schäbigen Daten zeigen und die gute Arbeit des Benchnachbarn verschweigen? Wenn dein Professor über die Arbeit Deiner Kollegen vortragen kann, kannst Du das auch. Dem Vorwurf des geistigen Diebstahls beugt ein Schlußdia mit den Namen der Beteiligten vor. Die Glanzlichter der Arbeit fallen dennoch auf Dich. Genausowenig wie für den Nachspann eines Films interessiert sich nämlich das Publikum für langatmige Erklärungen darüber, wer bei der vorgetragenen Arbeit wofür verantwortlich ist. Die Hörer zu langweilen aber, kann nicht Sinn einer Rede sein. Elegant endest Du mit: The next slide shows the people which participated in the work presented; thank you for your attention. Keiner wird einen Blick, geschweige denn einen Gedanken, auf die Liste der unwichtigen Handlanger und tumben Pipettierknechte verschwenden.

Auf diese Weise Schaum zu schlagen klingt so einfach, wie Dein Professor sich die Durchführung Deiner Experimente vorstellt. Doch Schaum schlagen will gelernt sein. Vorträge halten lernt man, wie Forschen oder Flöhe fangen, nicht aus Büchern, sondern durch Übung. Die folgenden Tips erleichtern die ersten Versuche:

A. Vorbereitungen

1. Deine Daten scheinen dir klar und einleuchtend, denn Du beschäftigst dich dauernd mit ihnen. Für den Zuhörer aber sind es neue Ergebnisse aus einem fremden Gebiet, für das er wenig Interesse aufbringt.
   Also: einfacher, logischer Aufbau, kurze Sätze und übersichtliche Dias. Hin und wieder Dias mit einer Zusammenfassung einschieben und höchstens 3 bis 4 schlichte Sätze oder eine Figur auf ein Dia packen.
2. Unter naturgetreuen Umständen üben, z.B. in einem leeren Hörsaal.
3. Die Rede nicht auswendig lernen, sonst klingt der Vortrag dahergeleiert.
4. Keine elegante Kleidung. Den Wissenschaftler erinnert ein Redner mit Anzug und Krawatte an einen Pharmareferenten. Ein Aufsetzer dagegen, der dazu beiträgt, daß der Redner den Zuhörern im Gedächtnis haftet, kann nicht schaden. Der Verfasser empfiehlt T-Shirts mit wissenschaftsbezogenem Aufdruck wie „Sequence your genes" oder „I like to be a protein chemist" oder ähnlichem Tiefsinn.

5. Ein Trick verhindert, daß die Dias während des Vortrags auf dem Kopf oder seitenverkehrt erscheinen. Die richtige Stellung wird auf dem Diarahmen mit einem roten Punkt so gekennzeichnet, daß der Punkt, liegt das Dia im Schieber, in Projektionsrichtung hinten rechts oben erscheint.

B. Redetechnik

1. Die Rede nicht ablesen, sondern frei halten. Ein kurzes Redemanuskript beruhigt. Es kann hinten in der Hosentasche verstaut werden und sollte während der Rede auch da bleiben.
2. Der Anfang besteht darin zu sagen, worum es geht und wie wichtig deine Forschung ist. Er mißlingt oft, weil das Lampenfieber zu groß ist. Beginne mit einem dunklen Dia. Den Satz, „Can I have the first slide", kann sich auch der Aufgeregteste merken. Schlagartig richtet sich die Aufmerksamkeit der Zuhörer vom hochroten Gesicht des Redners auf das Dia, und der Präsentierteller, auf dem der Redner steht, taucht in ein angenehmes Halbdunkel, in dem er seine Aufregung überwindet.
3. Das Dia mit Hilfe von Stock oder Lichtzeiger erklären. Diese Geräte haben den zusätzlichen Vorteil, daß man sie festhalten muß. Damit ist das Handproblem (wohin damit?) schon zu 50% gelöst.
4. Verlierst Du den roten Faden, keine Entschuldigungen stammeln, sondern „next slide" sagen.
5. Langsam, laut und deutlich mit dem Gesicht zum Zuhörer reden; Stimme modulieren und öfter eine Pause machen.
6. Es wirkt peinlich, wenn sich ein Anfänger mit Witzen versucht.
7. Die Zuhörer mit einer kurzen Zusammenfassung der Ergebnisse oder Hypothesen in 2-3 Sätzen entlassen („take home message").

C. Diskussion

1. Die Diskussion ist so wichtig wie der Vortrag selbst, denn der letzte Eindruck ist entscheidend. Es steht dem Redner besser an, einen holprigen Vortrag daherzustottern und dafür die Diskussion souverän zu beherrschen, als einen geschliffenen Vortrag zu liefern und dann bei der Diskussion wie ein Trottel dazustehen. Der Redner bereitet sich auf die Diskussion vor, indem er sich vor dem Vortrag mögliche Fragen und Antworten überlegt und die Paper der Konkurrenz und Reviews durchliest.
2. Die Antwort auf eine Frage nicht hastig heraussprudeln, sondern, nach einer kurzen Bedenkpause, ruhig, sicher und bestimmt geben. Muß eine Frage mit „I don't know" beantwortet werden, dann nicht schuldbewußt, sondern selbstsicher. Nie eine Antwort schuldig bleiben; nie mit betretenem Gesicht dastehen. Ein Redner, der auf eine Frage schweigt, verliert mehr Gesicht als einer, der selbstbewußt Unsinn antwortet.
3. Fällt einem auf komplizierte Fragen nichts ein, kann es ein Ausweg sein, eine Frage zu beantworten, die gar nicht gestellt worden ist, oder nur einen Teil

der Frage, den dafür ausgiebig, mit Worten abzudecken. Oft gibt sich der Fragende zufrieden, weil er verwirrt ist oder nicht nachzusetzen wagt. Gegenfragen, z.B. die Bitte, die Frage genauer zu erklären, lassen Zeit gewinnen.

4. Manche Amerikaner haben die Angewohnheit, einem Argument zur Bekräftigung eifrig hinterherzunicken. Bei Deutschen, die mit diesem Verhalten ihre USA-Läufigkeit herausstreichen wollen, wirkt die Nickerei affig.

Rednerbegabung sollte nicht überbewertet werden, denn sie entscheidet die wissenschaftliche Karriere so wenig wie experimentelles Geschick. In der Forschung hat Rednerbegabung etwa die Bedeutung des Autospoilers: Das Fahrzeug sieht eindrucksvoller aus und liegt besser auf der Straße, doch schneller wird es nicht.

Der Progress Report

Labor- oder Institutsleiter, die sich für besonders fortschrittlich halten und deren Gruppe bereits größere Ausmaße angenommen hat, veranstalten einmal wöchentlich einen Progress Report. Vor vollständig versammeltem Labor trägt jeweils ein Mitarbeiter die Ergebnisse vor, die er seit seinem letzten Progress Report erarbeitet hat, und schildert die Schwierigkeiten, mit denen er kämpft. Beruhigt nehmen die zuhörenden Forscher zur Kenntnis, daß andere auch nur mit Wasser kochen, und genießen das erhebende Gefühl, einem armen Kollegen zu helfen. Die Zuhörer machen den Vortragenden auf fehlende Kontrollen aufmerksam und stellen luftige Vorschläge in den Raum, die wahrscheinlich auch nicht klappen, aber doch die eigene fachliche Kompetenz unterstreichen. Der begossene Pudel vorn an der Tafel muß nicken und süßsäuerlich „ja, das ist auch noch eine Möglichkeit" sagen. Bei den seltenen Gelegenheiten dagegen, bei denen der Vortragende über einen wissenschaftlichen Durchbruch berichten darf, tut er das mit innerem Triumph, aber äußerer Bescheidenheit, denn seine Stellung als Akademiker verpflichtet ihn zu vornehmer Zurückhaltung. Die Gesichter der Zuhörer nehmen einen etwas verkniffenen Ausdruck an, und eine Mischung aus unterdrücktem Neid und Unterlegenheitsgefühl macht sich in ehrerbietigen Fragen Luft.

Im Grunde ist der Progress Report eine öffentliche Prüfung, der die Anwesenheit des Laborleiters die gewisse knisternde Atmosphäre verleiht. Das Lokalprestige des Forschers liegt auf der Waagschale, denn nirgends werden seine Fähigkeiten so gnadenlos offenbart wie beim Progress Report. Hier wird klar und öffentlich, wer wieviel in einem bestimmten Zeitraum zustande gebracht und was er sich dabei gedacht hat.

Der Progress Report hebt die Arbeitsmoral und erlaubt die bequeme Kontrolle der Mitarbeiter. Daher ist der Progress Report bei Laborleitern beliebt, für Magnaten, die ja die meiste Zeit auf Reisen sind, sogar schlichte Notwendigkeit. Wie sonst soll der Mann erfahren, was er in letzter Zeit erforscht und entdeckt hat?

Der Progress Report ist, meist auf Veranlassung des Laborleiters, in Englisch, und zwar auch dann, wenn alle Mitarbeiter Deutsche sind oder Deutsch sprechen. Das wird damit begründet, daß es eine gute Übung für Vorträge im Ausland sei.

Dem mag so sein, aber der eigentliche Grund ist wohl, daß die Laborleiter glauben, dadurch ihrer Provinzforschung internationales Flair geben zu können.

Die Anzeige

Die Stellenangebote des deutschen Akademikermarkts erscheinen im *Laborjournal*, der *Zeit*, der *Frankfurter Allgemeinen Zeitung* und in *Nature*. Die Stellenangebote des amerikanischen Marktes können Sie in *Science* lesen, die des englischen in *Nature*. Wer einen Eindruck vom Lebensstandard des Postdoks haben möchte, sollte diese Anzeigen lesen, denn englische und amerikanische Stellenanzeigen nennen oft das Gehalt in Zahlen. Zur Zeit verdient ein Postdok, je nach Erfahrung, in den USA zwischen 21.000 und 33.000 $, in England zwischen 12.000 und 18.000 £ im Jahr. Das sind 1.600-3.000 € pro Monat. Es handelt sich um das Bruttogehalt.

Wie es zwei Sorten von Forschern gibt, gibt es auch zwei Sorten von Stellenanzeigen. In den einen werden Postdoks oder Doktoranden gesucht. In diesen Anzeigen werden tatsächlich Postdoks und Doktoranden gesucht. Es sind Suchanzeigen. Die Anzeigen dagegen, in denen etwa die Karl-Heinz-Universität in Schweighausen einen C3-Professor oder einen Arbeitsgruppenleiter sucht, zeigen in 9 von 10 Fällen an, daß in Schweighausen eine Stelle vergeben wurde. Es sind Findeanzeigen. Wie geht das? Der Gesetzgeber zwingt die Universitäten, freiwerdende Stellen öffentlich, in Anzeigen, auszuschreiben. Naiv will er damit dem Seilschaftenwesen und der Vetternwirtschaft Einhalt gebieten. Die Patrone in Schweighausen umgehen das, indem sie sich zuerst aussuchen, wen sie haben wollen, und danach eine auf den Glücklichen zugeschneiderte Stellenanzeige aufgeben. Die Anzeige zeigt an, daß man den Richtigen schon gefunden hat.

Auf Findeanzeigen melden sich 50 bis 100 Bewerber, denen die Verwaltung den Eingang ihrer Bewerbung bestätigt. Danach hören die Möchtegern-Professoren entweder gar nichts mehr oder erhalten, wenn es der Verwaltung der Mühe wert ist, eine Absage. Zu einem Vortrag werden sie nicht eingeladen; entweder wegen der Kosten oder wahrscheinlicher, weil die maßgebenden Herren die Farce nicht zu weit treiben wollen. Viele Bewerber wissen, daß es sich bei diesen Ausschreibungen um Findeanzeigen handelt. Sie schreiben trotzdem, weil es nur die Briefmarke kostet und es hin und wieder vorkommt, daß derjenige, für den die Stelle bestimmt war, ausfällt (bessere Stelle, Autounfall, Krankheit, Krach mit seinem Gönner).

Die Seilschaften

Obwohl der Begriff Seilschaft im akademischen Bereich schon vor der Wende weit verbreitet war, hat er im Volksmund einen üblen Klang und wird in einem Zuge genannt mit Vetternwirtschaft, Protektion oder Mafia. Das ist ungerecht. Mit der Mafia kann man die Wissenschaft nicht vergleichen, denn in den Gremien werden Feinde mit Gutachten und nicht mit Schrotflinten abgeschossen zudem stammen die wenigsten Professoren aus Sizilien. Es ist an der Zeit auch einmal die guten Seiten der Seilschaften aufzeigen, ihren moralischen Kern, der so tief im Sumpf der Ausschüsse und Komitees steckt, daß man ihn gern übersieht. Es sei dies das Hohelied der Verachteten, die einmal die Obersten sein werden, der Unbemittelten, die dereinst die Mittel verteilen und der Unterbelichteten, die später als Leuchten der Wissenschaft flackern.

Eine Seilschaft ist ein Interessenverband zur gegenseitigen Unterstützung, ein nicht eingetragener Verein. Seilschaften entstehen aus Arbeitsverhältnissen oder aus alten Laborkameradschaften. Einer klettert nach oben und zieht die Kameraden mit, die wiederum den Aufsteiger stützen und absichern. Wo andere gewundene Wege benutzen müssen, geht die Seilschaft direkt nach oben, denn nicht der Weg ist entscheidend, sondern das Ziel. Seilschafter sind Senkrechtsteiger.

Edel sind diese Freundschaften, die sich wie Efeu um einen Lehrstuhl ranken, hilfreich und gut. Die Menschenfreundlichkeit der fördernden Patrone wird nicht an die große Glocke gehängt, und die niederen Glieder bemühen sich um unauffälliges Nachschieben. Bescheidenheit und Schweigen kennzeichnen das Treiben der Seilschafter. Ihr Seil ist gewoben aus starken Fasern der Treue und Dankbarkeit. Die Wahlsprüche *alle für einen, einer für alle* und *gemeinsam sind wir stark* kennzeichnen die hehren Ideale dieser eifrigen Kletterer.

Vermutlich werden viele Rädchen der deutschen Forschungsmaschine von Seilschaften in Bewegung gebracht und geschmiert. Trotzdem werden sie in offiziellen Verlautbarungen nie erwähnt. Das liegt vielleicht daran, daß Seilschaften unterirdisch arbeiten. Wie Regenwürmer wühlen sie sich durch die stickige Erde der Komitees und Gremien, lockern und brechen sie auf. Man sieht sie nicht, ihr Treiben ist schwer nachzuweisen, aber ihre Frucht wächst und gedeiht. Den schlafmützigen deutschen Forschungspolitikern ist diese soziale Kraft zwar nicht entgangen, aber anstatt sie zu fördern, versuchen sie, diese gesetzlich plattzuwalzen. Doch wahre Freundschaft ist diesen kleinkarierten Bemühungen gewachsen. Wie Gras durch Asphalt - leise, aber unaufhaltsam - bricht sie durch die Lükken der grauen Gesetze. Die grünen Halme strecken sich der wärmenden Sonne entgegen und biegen sich nach dem vorherrschenden Lüftchen. Selbstverständlich versuchen sie, artfremde Kräuter am Eindringen zu hindern. Jede Idylle hat schließlich ihre Grenzen.

Die Habilitation

Wer habilitiert ist hat bewiesen, daß er zum Professor taugt. Das Poster „Die Habilitation" zeigt, daß daran Wahres ist. Das Habilitationsgesuch löst eine Orgie von Vorträgen, Sitzungen, Einflußnahmen, Kommissionen und Besprechungen aus. Der Habilitand muß Stimmungen richtig einschätzen, sich bei einflußreichen C4 beliebt machen, die Reaktion bestimmter Fraktionen voraussehen, kurz, sich auf dem politischen Parkett der Fakultät bewähren. Das wiederum ist bekanntlich die Hauptaufgabe eines Professors.

Wie ein Fastnachtsorden verpflichtet die Habilitation keinen zu nichts und würdigt auch keinen Verdienst. Während aber der Fastnachtsorden die Gunst eines närrischen Elferrates ausdrückt, bezeugt die Habilitation das Wohlwollen der Fakultät. Das Verleihen von Orden ist das einzige Privileg der Elferräte und die Habilitation einer der letzten Reste der universitären Selbstverwaltung. Aber nicht nur deswegen wird zäh daran festgehalten. Die Habilitation, besser das Versprechen der Habilitation, eignet sich ausgezeichnet dazu, ungebärdigen Postdoks professorale Weisheiten nahe zu bringen und sie in Fragen der Autorenschaft geschmeidig zu machen.

Sie ahnen es schon: es ist nicht einfach, sich habilitieren zu lassen. Die größte Schwierigkeit besteht darin, einen einflußreichen C4-Professor zu finden, der, aus welchen Gründen auch immer, mit dem Habilitanden durch die gewundenen Holzwurmgänge der Bretter kriecht, welche die Professoren der universitären Gremien vor ihren Köpfen tragen.

Die Habilitationsschrift, die viele Universitäten immer noch fordern, ist dagegen eine Kleinigkeit. Diesen Wiederaufguß längst veröffentlichter Daten des Habilitanden schreiben die meisten in einem halben Jahr herunter, wobei sie höchstens 2 Stunden täglich - sagen wir von 23.00-1.00 - investieren. Eine Kleinigkeit wie gesagt, eine Stilübung, die die meisten Postdoks auch bitter nötig haben und worin sich wieder die unendliche Fürsorge professoraler Gremien zeigt. Das

Die Habilitation

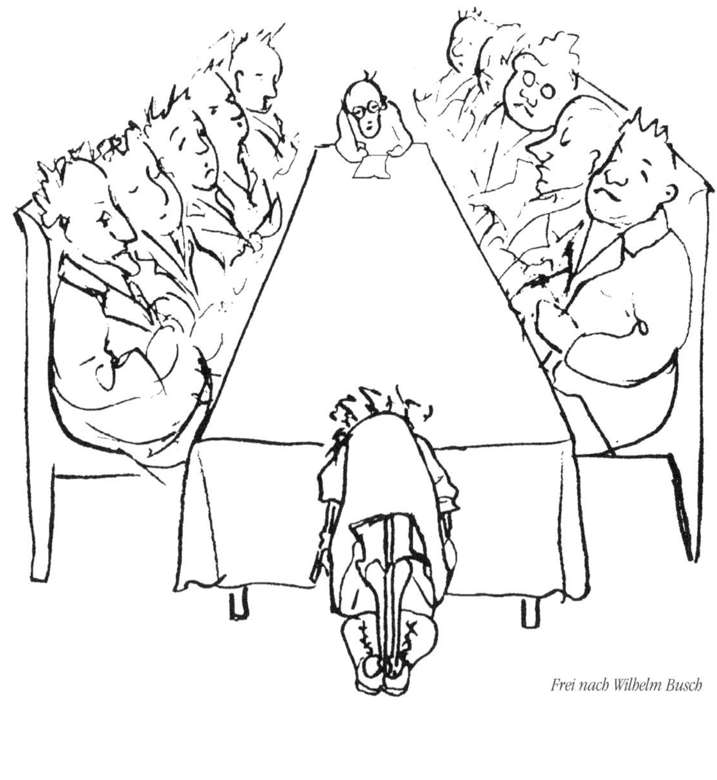

Frei nach Wilhelm Busch

Schicksal der Habilitationschrift gleicht dem der Diplom- oder Doktorarbeit, und wie diese trägt sie zum Überleben der Kleindruckereien deutscher Universitätsstädte bei.

Die Habilitation ist charakteristisch für das Akademikerwesen des deutschen Sprachraums. Selbst die DDR mochte darauf nicht verzichten. Die Habilitation war auch Drüben unbedingte Voraussetzung für eine Professur und habilitiert wurde nur, wer - eine weitere Paralelle - gesellschaftlich aktiv war. Lediglich im Formalen gab es eine Änderung: 1968 wurde die Habilitation in Promotion B umgetauft, zu der man noch die facultas docendi erwerben mußte. Der B-Promovierte titulierte sich Dr. sc. nat.

Viele Forscher glauben, daß sich mit der Habilitation ihre Chancen auf eine Professur an einer deutschen Universität erhöhen. Wahrscheinlich stimmt das sogar.

Dennoch gibt es Leute, die die Habilitation für unnötig halten (um es zurückhaltend auszudrücken). Die Zahl dieser Leute nimmt zu und es sind viele Professoren darunter. So waren es die Professoren der Expertenkomision, die Ministerin Bulmahn darin bestärkt haben, dem Habilitationstreiben ein Ende zu machen. Ob der Ministerin dies gelingen wird, ist eine andere Frage. Dazu mehr in Kapitel 5.

Hier soll nur noch schnell eine moralische Frage aufgeworfen werden. Die ergibt sich aus der Beobachtung, daß gerade erfolgreiche Professoren die Habilitation ablehnen. Anscheinend haben diese Leute wirksamere Druckmittel als die Habilitation gefunden oder vielleicht gar keine nötig. Anstatt nun aber als vom Schicksal Begünstigte ihren minderbemittelten Professorenkollegen beizustehen - die doch auf die Habilitation angewiesen sind, um berühmt zu werden - lassen sie diese im Stich, ja wenden sich in höchsten politischen Gremien gegen sie. Ist das anständig?

Das Rennen

Oft arbeiten am gleichen Vorhaben, unabhängig voneinander, aber voneinander wissend mehrere Labors. Wie kommt es dazu?

Forschen braucht weniger Hirnschmalz und mehr Arbeit als der Laie glaubt. Auf vielen Forschungsgebieten ergibt sich, ohne größeres Nachdenken, ein Projekt aus dem anderen. Ein unbekanntes Protein wird gereinigt, danach werden partielle Aminosäuresequenzen ermittelt, dann eine cDNA aus einer Bank isoliert, anschließend cRNA* in Oocyten* exprimiert usw. Eine Palette bekannter Techniken, wird in einer bestimmten Reihenfolge angewendet und gibt am Ende eine veröffentlichbare Antwort auf eine Frage (z.B. welche Sequenz hat ein bestimmtes Protein?). Weder die Techniken noch die Wahl ihrer Reihenfolge sind Hexenwerk, sondern jedem Postdok klar, der sich mit Interesse in das Gebiet einliest. Echte Denkarbeit und Phantasie fordert das Finden einer neuen Frage, die Entwicklung von neuen und brauchbaren Techniken und die Anpassung einer bekannten Technik auf die neue Frage. Entwicklung und Anpassung von Techniken fallen in die Arbeitsbereiche der gewöhnlichen Forscher.

Neue erfolgversprechende Fragen dagegen suchen auch die Professoren, und wenn nicht, so entscheiden sie doch darüber, welche Fragen gestellt werden sollen.

Nun sind Genies unter Professoren so selten wie unter Schustern oder Briefträgern. Fällt dem durchschnittlichen Professor eine Forschungsidee nicht durch den Zufallsbefund eines Doktoranden in den Schoß, dann muß er sie aus einem Heuhaufen von Papern herausdenken. Zufall ist selten. Nachdenken zwar rühmlich aber anstrengend und langwierig. Zudem bringt es dem Menschen die Leere im Gehirn zum Bewußtsein. Dieses schmerzliche Gefühl scheut nicht nur der Professor. Da er aber mit der Einbildung, besser denken zu können als andere, seine bevorzugte Stellung vor sich selbst rechtfertigt, scheut er das Gefühl der Leere in besonderem Maße. Das ist nur menschlich: Wer prüft schon seine moralischen Grundpfeiler auf Tragfähigkeit? Der Mann steht also da, es regnet, er hat keine Idee und die Lust zum Nachdenken fehlt ihm auch. Noch dazu ist er Beamter, also risikoscheu und Angst vor Alleingängen hat er auch. Warum also sich quälen? Warum nicht einen Postdok und ein paar Doktoranden auf eine offensichtliche Frage werfen? Diese Neigung wird verstärkt, wenn für die Beantwortung der Frage schon ein Arbeitsschema existiert, sie mit bekannten Techniken bearbeitet werden kann und publizitätsträchtige Ergebnisse erwarten läßt. Leider ist die Anzahl dieser Fragen klein und die der Professoren, denen nichts einfällt, groß. Also stürzen sich auf eine Frage mehrere Labors; ein Rennen entwickelt sich.

Daß an dem Projekt schon ein halbes Dutzend anderer Gruppen arbeitet, ist zwar störend, hat aber neben dem Vermeiden von Denkarbeit und risikoreichen Entscheidungen den Vorteil, daß Projekte, bei denen sich planbar eins aus dem anderen ergibt, die besten Aussichten haben, von der DFG finanziert zu werden. Nicht unwesentlich dürfte an solchen Entscheidungen auch die Tatsache beteiligt sein, daß das soziale Risiko des Rennens, die Konkurrenzgruppe könnte schneller sein, nicht der Professor trägt, der die Entscheidungen trifft, sondern der Doktorand oder Postdok, der die Arbeit macht.

Das Ergebnis des Rennens zwischen zwei Arbeitsgruppen hängt meistens von der Lösung technischer Details ab. Diese sind die Domäne des Mannes am Labortisch. Sein Fleiß, seine Ideen und sein Durchhaltevermögen entscheiden. Ein guter Professor liefert die funktionierende Infrastruktur, schreibt Anträge und unterschreibt Chemikalien- und Geräterechnungen. Seinen wissenschaftlichen Beitrag beschränkt er auf Ermunterung, Motivation und gelegentliche unverbindliche Diskussionen.

Eine Ausnahme sind Labors, die ausschließlich molekularbiologische Techniken anwenden. Hier scheint sich eine straffe fabrikmäßige Organisation nach dem Fließbandprinzip zu bewähren, in der jeder Forscher nur bestimmte Arbeitsgänge ausführt, wie das Filterziehen oder Sequenzieren*. Der Chef, ein guter Organisator, koordiniert die Arbeitsgänge. Die Eigenart molekularbiologischen Arbeitens macht das möglich und effizient, jedenfalls für das Labor und den Professor.

Der gewöhnliche Forscher ist in solchen Labors wenig mehr als ein Facharbeiter mit besonders guter Ausbildung und besonders schlechter Bezahlung.

Sieger im Forschungsrennen ist nicht, wer als erster das Ergebnis hat, sondern wer es zuerst veröffentlicht. Der erste heimst den Löwenanteil des wissenschaftlichen Ansehens ein. Die Zweitpublikation ist wenig wert, auch wenn sie unabhängig erarbeitet wurde. Heiße Ergebnisse werden zu schnell publizierenden Zeitschriften (Veröffentlichung innerhalb von 1 bis 3 Monaten nach Einsendung) wie *Nature*, *FEBS Lett.*, *BBRC* geschickt. Bei anderen wie *EMBO J.*, *J. biol. Chem.* oder *Brain Res.* vergeht mindestens ein halbes Jahr von der Einsendung des Manuskripts bis zum Erscheinen im Druck.

Der Zwang zur Erstpublikation bringt ein sportliches Element in das Labor. Nicht nur die soziale Unsicherheit zwingt den Postdok oder die Doktoranden dazu, bis in die Nacht und Wochenende für Wochenende im Labor zu schuften. Es treibt sie auch der Ehrgeiz, einen Konkurrenten zu schlagen und erster im Publikationsrennen zu werden.

Ist das Rennen gewonnen, kommt das erarbeitete Prestige nicht dem Doktoranden und Postdok zugute, sondern dem Laborleiter. Ein Beispiel ist die Stehelin-Affäre um den Nobelpreis für Physiologie und Medizin 1989. Die amerikanischen Virologen M. Bishop und H. Varmus erhielten den Preis für die Entdeckung der Onkogene. D. Stehelin, Bishops ehemaliger Postdok und Erstautor auf den vom Nobelkomitee zitierten entscheidenden Papern, wurde vom Preis ausgeschlossen (siehe Kapitel „Die Verteilung").

Den Ehrgeiz vieler Forscher beeinträchtigt das nicht. Die Doktoranden bilden sich noch ein, für den eigenen Ruhm zu arbeiten. Abgebrühte Postdoks versuchen aus Sportgeist, ihren Konkurrenten zu schlagen, obwohl Preis und Prestige in dieser Disziplin nicht an den Sportler, sondern an den Vereinsvorsitzenden gehen. Es heißt dann: Im Labor von B hat man den G-Rezeptor kloniert, oder S hat den N-Kanal kloniert. Für Außenstehende haben die Laborleiter B und S die Großtat vollbracht.

Die Verteilung

Schon im Papyrus Sinuhe aus dem alten Ägypten belehrt ein Vater seinen Sohn, daß nicht der Bauer, Krieger oder Kaufmann, sondern der Schreiber die beste Stellung im Staate hat. Handarbeit erniedrigt auch heute noch, und die alte Weisheit: „Verwalten ist einträglicher als arbeiten" gilt besonders streng in der akademischen Grundlagenforschung.

Als Verwalter der akademischen Forschung erhalten die Professoren höhere Gehälter, Dauerstellungen (wer schreibt, der bleibt) und den Löwenanteil des wissenschaftlichen Ansehens. Die Ergebnisse des Labors werden nicht dem Doktoranden oder Postdok gutgeschrieben, der sie erarbeitet hat und von dem Idee und experimenteller Ansatz stammen. Doktoranden und Postdoks gelten als bloße Ausführer der Ideen des Laborleiters, als Nutznießer seiner geistigen Führung und Strategie, als die Wichtel der Wissenschaft. Das hat wenig mit der Wirklichkeit, aber viel mit der Tatsache zu tun, daß der Laborleiter festangestellt ist und mit Labor und Thema dauernd verbunden bleibt. Seine Mitarbeiter wechseln ständig, denn ihre Arbeitsverträge laufen nach 2 bis 3 Jahren aus. Wie die Pyramide nach der Fürstenmumie benannt wird und nicht nach den wechselnden und meist unbekannten Baumeistern –, so gibt man aus Bequemlichkeit einem Labor und dem, was es entdeckt, den Namen des Laborleiters. Dazu kommt, daß dieser die Ergebnisse des Labors der Außenwelt kundtut. Er wird an andere Institute zu Reden eingeladen, er geht auf Kongresse. Zwar ist es Sitte, zum Abschluß des Vortrags ein Dia mit den Namen der Mitarbeiter zu zeigen. Doch der Zuhörer verbindet die Arbeiten mit dem Redner, den er sieht und hört, und nicht mit einem Dutzend nichtssagender Namen, die 10 Sekunden lang auf ihn einwirken. Dem gewöhnlichen Forscher fällt das Vorstellen und Vortragen schwer, denn erstens muß er arbeiten und zweitens eingeladen werden. Die Resultate kleben am Laborleiter wie das Etikett an der Flasche.

Sein Forschungsgebiet betrachtet der Professor daher als private Goldmine, in der seine Knechte sein Erz abbauen. Am liebsten hätte er es, wenn es ihm mit der Berufung amtlich zugeteilt würde. Vorläufig ist das nicht möglich. So verteidigt

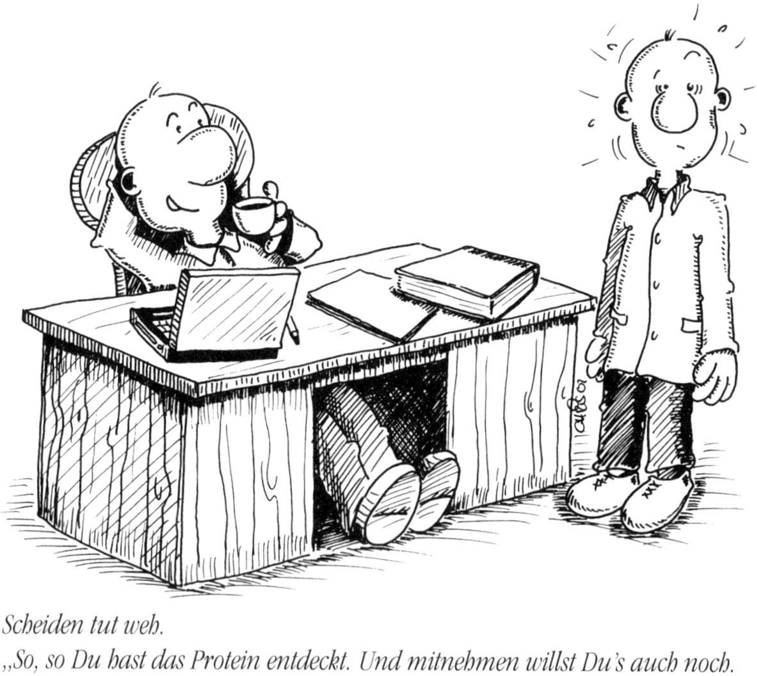

Scheiden tut weh.
„So, so Du hast das Protein entdeckt. Und mitnehmen willst Du's auch noch. Mein Lieber, Du hast das in meinem Labor entdeckt und da bleibt es auch!"

er sein Territorium mit Verbissenheit, Heimtücke und mit Absprachen, beim Reviewen von Papern und Forschungsanträgen, auf Sitzungen und in Komitees, gegen Eindringlinge und Abkömmlinge. Wie eine Filzlaus klammert er sich darauf fest und läßt bis zur Pensionierung nicht mehr los. Wer erfolgreich das erste Hämoglobin* sequenziert* hat, wird Hämoglobine sequenzieren (lassen), bis er stirbt oder alle Tierspezies durchanalysiert sind. Wechselt ein Knecht zum Konkurrenzunternehmen, betrachtet der Professor das als persönliche Beleidigung und den Wechsler als Feind – und ein beleidigter Professor kann furchtbar sein.

Neben einem bescheidenen Gehalt und dem Autorenruhm, den seine Paper verleihen, erhält der Forscher hin und wieder noch die Ehre eines Preises. Preise gibt es viele und die Preisgelder reichen von 1.000 bis hoch zu mehreren Millionen € (z.B. der Leibniz-Preis der DFG). Preisverleihungen sind feierliche Angelegenheiten, in der Krawatten, gedeckte Anzüge und – sowohl bei der Jury wie bei den Preisträgern – ältere Patrone vorherrschen. Vor langen weißgedeckten Tischen halten sie salbungsvolle Grabreden, jedenfalls was Stil und Wahrheitsgehalt angeht.

Der Verdienst ist bei der Vergabe eines Preises das Wichtigste. Doch ob es sich dabei um die Preissumme oder um Verdienste um die Wissenschaft handelt ist oft unklar. Eine Untersuchung, die einen Zusammenhang zwischen wissenschaftlicher Leistung und Preisgeld beweist oder widerlegt gibt es nicht. Doch ist unter Wissenschaftlern beider Klassen das Gefühl weitverbreitet, daß lukrative Preise fast ausschließlich an ältere Patrone gehen, die diese sammeln wie Briefmarken. Ein Indiz dafür sind die Altersgrenzen, die manche Stifter mit ihren Preisen verbunden haben. Offensichtlich in der Absicht diese vor dem Zugriff älterer Professoren zu schützen. Auch der Verfasser hat den Verdacht, kann ihn aber nicht beweisen, daß die Patrone die größeren Preise nach „Gibst du mir, geb‘ ich dir“ unter sich verteilen. Gelegentlich fällt, damit die Sache nicht auffällt, auch mal für einen Nachwuchsforscher ein Scherflein ab. Unnötig zu sagen, daß die Patrone Preisvergaben hinter verschlossenen Türen aushandeln.

Die Argumente mit denen die Professoren die ungleiche Verteilung von sozialen Vorteilen, Macht, Ehren und Preisen rechtfertigen sind:

a. Der Professor besorgt das Geld für die Forschung.

Damit ist gemeint, daß der Professor hin und wieder einen DFG-Antrag schreibt. Jedoch beantragen auch Postdoks Geld und schreiben DFG- und andere Anträge. Die Doktoranden verzichten jahrelang auf ein anständiges Einkommen und leisten unbezahlte Überstunden. Beide tragen das soziale Risiko. Der Professor ist für das „Geldbesorgen“ mit seinem sicheren Posten genug bezahlt und hat kein Recht deswegen auf den Autorenlisten der Paper zu stehen oder die Ergebnisse auf Kongressen vorzutragen.

Auch wird keiner, der eine Reihe der drögen, einfallslosen, schematischen DFG Anträge gelesen hat, ernsthaft behaupten, es stecke mehr wie ein verwaltungstechnischer Verdienst in ihnen. Es zählt nicht, niederzuschreiben, was man entdecken will, es zählt das Entdecken.

Und wenn schon der Geldbesorger wichtiger sein soll als der Ideenträger und der, der die Arbeit macht, dann ist doch der, der Geld gibt am wichtigsten. Also müßten die Autorenlisten der meisten Paper auch den Forschungsminister, den Präsidenten der DFG, den Sachbearbeiter und die Gutachter enthalten - und zwar an ausgezeichneter Stelle. Mit mehr Recht, denn er riskiert sein eigenes Geld, wäre dann auch jeder Verleger Autor der von ihm verlegten Bücher und könnte diese als sein geistiges Eigentum ausgeben.

b. Der Professor baut das Labor auf.

Es sind Doktoranden und Postdoks, die ein Labor aufbauen, ein Thema anbrechen und neue Techniken einführen. Der Professor entscheidet, ob das neue Thema in seinen „Zuständigkeitsbereich" fällt und ihn interessiert bzw. ob er sich die neue Technik leisten kann. Seine Aufbauarbeit beschränkt sich auf den verwaltungstechnischen Teil. Aus Furcht, die Kontrolle über das Labor zu verlieren, neigt der Professor sogar dazu, den Unternehmungsgeist seiner Untergebenen zu dämpfen.

Zugegeben, es kommt vor, daß sich ein gewöhnlicher Forscher ins gemachte Nest setzt und aus dem Projekt eines Vorgängers in kurzer Zeit mehrere Paper herausholt. „Der Neue nützt meine Aufbauarbeit aus", denkt der Professor dann, denn er ist es gewohnt, die Arbeit seiner Forscher als die seine auszugeben. In Wirklichkeit nützt der Postdok die Arbeit seines Vorgängers aus.

c. Es ist das Forschungsthema des Professors.

Forschungsthemen sind kein Eigentum und nicht patentierbar. Zudem „gehört" ein Thema nur deswegen dem Professor, weil diejenigen, die es aufbauten, nach kurzer Zeit wieder verschwinden und ihr Arbeitsgebiet wechseln müssen (siehe oben).

d. Der Professor repräsentiert das Labor.

Da stimmt, doch hat ein Repräsentant einer Organisation das Recht den Gewinn einzustecken? Der Direktor einer Aktiengesellschaft repräsentiert diese, doch der Gewinn geht an die Aktionäre, denn diese tragen das Risiko.

Argument d wird oft durch die Behauptung gestützt, daß es unmöglich sei, die Person festzustellen, die den entscheidenden Anteil an einer Entdeckung hatte. Bei einer Entdeckung wären immer viele Doktoranden, Postdoks etc. beteiligt.

Das mag gelegentlich so sein. Ich jedoch habe es, in 14 Jahren Forschung in 7 verschiedenen Labors, noch nie erlebt, daß zweifelhaft gewesen wäre, wer den Hauptanteil an einer Entdeckung leistete. Es war immer eindeutig eine Person, nämlich der Erstautor des entsprechenden Papers. Schon aus arbeitstechnischen Gründen werden Projekte immer einer Person zugeordnet.

Wie gesagt, es mag Fälle geben, in denen das nicht zutrifft. Wäre es dann nicht gerechter, z.B. einen Preis unter allen Labormitabeitern aufzuteilen, anstatt ihn der privaten Person des Professors zuzuerkennen? Der speist seine Mitarbeiter nämlich oft mit ein paar Leberwurstbrötchen ab.

Warum lassen sich die Mitarbeiter diese Verteilung gefallen?
Die Doktoranden und vor allem die Postdoks murren, aber sie mucken nicht. Sie sind in einer schlechten Verhandlungsposition, denn es gibt zu viele von Ihnen und ihr Professor hat sie in der Hand. Der Doktorand fürchtet, ein Jahr länger arbeiten zu müssen oder gar nicht promoviert zu werden. Die Postdoks brauchen die Unterstützung des Professors für einen Anschlußvertrag oder eine selbständige Stellung. Manche Postdoks hoffen, selbst einmal zu den Oberen zu gehören, andere weichen in die Industrie aus und die Doktoranden kennen die Spielregeln noch nicht. Dazu kommt die Eigenart der Forschungsarbeit. Sie fordert den ganzen Mann, Muskeln und Hirn, mit einer Ausschließlichkeit, die für andere Belange wenig Platz läßt. Da der Professor vom Experimentieren nichts mehr versteht, kann der Doktorand oder Postdok unabhängig arbeiten. Er genießt ein Maß an Freiheit, sowohl in der Wahl der Arbeitszeit als auch in ihrer Planung, das in einer anderen unselbständigen Stellung nicht möglich wäre. Der Forscher kann sich völlig in ein Problem vertiefen, sich damit identifizieren. Er hat die Befriedigung, etwas aufgeklärt, das Gefühl, ein Stück eigene, bleibende Arbeit geleistet, eine Idee verwirklicht zu haben. Darüber ist anfänglich gerade den Besten ihre soziale Lage gleichgültig.

Gerät der Postdok an einen Papi-Professor, macht er einen ganz schlechten Handel: niedrigen Lohn für lange Arbeitszeiten, soziale Unsicherheit, weisungsgebundenes Arbeiten, langweilige Experimente und daher Arbeitsverdruß. Trotzdem rebellieren auch bei Papi nur Einzelne und diese einzeln. Papi ersetzt die Rebellen mehr oder weniger schnell durch Andere, die er für williger und „flexibler“ hält. Läuft diese Selektion über einige Jahre, verfügt Papi über eine Schar erlesener Diener, die keine Widerrede geben.

Schlechte Geschäfte machen und zufrieden sein, läuft aber der menschlichen Natur zuwider. In den Labors mit zentraler Diktatur herrscht daher eine Atmosphäre von demütigem Duckmäusertum, von Kriecherei und geheuchelter Freundlichkeit. Unter sich lassen die Postdoks kein gutes Haar am Patron. Doch gegenüber dem Patron sind wie umgestülpt. Sie umschmeicheln ihn und tragen ein unterwürfiges Wesen zur Schau. Das halten sie für schlau und nützlich - der Akademiker ist ja sooo schlau - und das ist es für Einzelne auch. Wer den Wissenschaftlern allerdings einen rationalen Machiavellismus unterstellt, überschätzt sie. Die meisten Postdoks kriechen nicht aus freier Willensentscheidung oder einer Nützlichkeitserwägung heraus, sondern unwillkürlich, aus angeborenem Knechtssinn, selbst wenn sie nichts zu gewinnen haben. Zerplatzt die Hoffnung des Postdoks auf eine Professur entwickelt er aus Neid und Verbitterung das Wichtelsyndrom, während der Patron, dessen Realitätsinn durch die Schmeichelei geschwächt wurde, dem Professorenwahn erliegt.

Die Einladung

Neben Vorträgen auf Kongressen hält der Forscher auch Vorträge an Instituten. Einladungen zu Vorträgen kann jeder Laborleiter vergeben, der über Fonds verfügt, aus denen er die Reise- und Unterhaltskosten des Eingeladenen bezahlen kann. Das Geld für diese Fonds stammt zum Teil aus öffentlichen Quellen (BMFT, DFG), zum Teil aus inoffiziellen Zuwendungen der Industrie an den Laborleiter (sog. Reptilienfonds). Bisweilen bezahlt der Laborleiter die Kosten der Einladung auch aus dem eigenen Geldbeutel.

Eingeladen wird aus den verschiedensten Gründen: Um alte Freunde zu ehren, um mit dem Gast zusammenarbeiten zu können, um sich bei ihm beliebt zu machen oder um einen Mitarbeiter für das Labor anzuwerben. Manche Laborleiter glauben, ihr Prestige mit einer Vortragsreihe bekannter Redner fördern zu müssen, andere interessieren sich brennend für die Ergebnisse des Eingeladenen – oder besser: die Ergebnisse aus dessen Labor. Letzteres ist selten, denn brennend interessiert sich ein Forscher nur für Ergebnisse aus dem eigenen Labor.

Der Besuch läuft nach einem festen Ritual ab. Es beginnt mit einem Empfang beim Chef, der dem Eingeladenen in großen Zügen Projekte und Ziele des Labors schildert. Danach macht der Gast die Runde bei den wichtigsten Mitarbeitern, die ihm Details und Probleme ihrer Projekte schildern. Der Eingeladene lernt die Stimmung des Labors, die Schwierigkeiten der Projekte und entscheidende methodische Tricks kennen, die oft nicht in den Papern stehen. Natürlich stört er auch und hält die gewöhnlichen Forscher von der Arbeit ab, was den Gesprächen manchmal eine peinlich gezwungene Note gibt.

Nach dem Rundgang hält der Gast seinen Diavortrag von 30-60 min. Länge, an den sich eine Diskussion anschließt. Oft berührt die Zuhörer nicht, was der Vortragende zu sagen hat. Sie würden lieber arbeiten, als im Seminarraum stillzusitzen und sich zu langweilen. Da die Untergebenen aber als Publikum gebraucht werden, treibt der Laborleiter seine Hammelherde trotzdem von der Arbeit fort zum Seminar. Dabei geht es ihm weniger um die Fortbildung als um die Peinlichkeit, den Vortragenden vor leeren Bänken reden zu sehen. So wird es erst hinterher unangenehm, wenn der Laborleiter nach seinem Dank an den Vortragenden (der Vortrag war interessant, ausführlich, tiefgreifend etc.) rhetorisch feststellt: „I am sure there are a lot of questions". Doch die Hörerschaft schweigt, und alle stehen bzw. sitzen minutenlang betreten herum, bis endlich der Laborleiter mit einem „Well, then I have a question of my own" die erlösende Pflichtfrage stellt, die der Redner ausgiebig beantwortet. Diese Zeit nutzen profilierungssüchtige Hörer, um sich eine eigene Frage auszudenken; andere versehen die Männchen, die sie während des Vortrags gemalt haben, mit einem Schlips, und der Rest meditiert über die Muster des Pullovers vom Vortragenden.

Die Unwilligkeit der Doktoranden und Postdoks, sich Seminare anzuhören, ist nicht berechtigt. Gerade langweilige Vorträge mit vielen unübersichtlichen Dias oder Vorträge, in denen der Zuhörer den Faden verloren hat, können in einen Trancezustand versetzen, in dem die einförmig plätschernde Stimme des Redners zu eigenen Gedankengängen anregt. Endlich hat man Muße, sich das Experiment, an dem man gerade arbeitet, in Ruhe durchzudenken.

Zu Institutsvorträgen werden auch Postdoks und Doktoranden eingeladen. Postdoks müssen häufig den Arbeitsplatz wechseln und stellen sie sich auf diese Art bei möglichen Arbeitgebern vor. Der eingeladene Redner, auch ein Wissenschaftler von der geringen Sorte, bekommt seine Reise- und Aufenthaltskosten ersetzt. Abends wird er vom Laborleiter sowie einem oder zweien von dessen Mitarbeitern sogar zum Essen ausgeführt.

1.6 Das Spielfeld

Das Labor

Morgens zwischen 8 und 10 Uhr, wenn andere Leute schon lange bei der Arbeit sind, radelt der Forscher ins Labor. Er fährt mit Rad oder Straßenbahn, weil er sich kein Auto leisten kann oder, um den Freunden seine Fortschrittlichkeit zu beweisen. Dazu hat er Grund, denn er beschäftigt sich mit Gentechnologie und Tierversuchen, die nicht auf der Hauptlinie alternativer Moral liegen. Während des Radelns vegißt er den morgendlichen Streit mit seinem Konkubinatspartner um Geschirrspülen und Einkaufen und überlegt, wie er das Problem, an dem er gestern Nacht gescheitert ist, anpacken könnte. Dieses hat weder mit der Freundin noch mit den Grundfragen der Biologie zu tun: Letztere tauchen nur in Vor- und Anträgen der Professoren auf. Der gewöhnliche Forscher plagt sich mit den unangenehmen technischen Kleinigkeiten herum, an denen die Antworten auf die Grundfragen hängen, wie Salzkonzentrationen in Puffern*, pH-Werte*, die richtigen Ionenbedingungen*, Filtrationstechniken und Enzymaktivitäten. Im Labor angekommen, ist der Plan gereift; er wird auf einem Schmierzettel notiert und im Laufe des Experiments noch mehrmals umgeändert.

1m bis 2m Arbeitstisch, beschichtet mit Edelstahl oder grauem Plastik, nach vorne begrenzt durch ein Regal, das ist die Bench, das Königreich des gewöhnlichen Forschers. Unter dem Labortisch befinden sich Schubladen mit Plastikröhrchen verschiedenster Größen, gelben und blauen Spitzen für die Pipetten, eifersüchtig gehüteten Hamiltonspritzen, Ständern für Röhrchen, Schläuchen, Dichtungen, Filzschreibern und Rührfischen. In der Nähe steht ein Kühlschrank, der überquillt mit Eppendorfcups, Reagenzienbehältern und Flaschen.

Weitverbreitete Laborgeräte sind Zentrifugen* und Rotoren*. An den ersten übt der Forscher seine Geduld, an den zweiten die Armmuskulatur. Reichlich vertreten sind auch Vortexer zum Mischen von Lösungen sowie Wasserbäder aller Größen und Hitzegrade. Geprägt aber wird der Arbeitsplatz des deutschen Forschers durch eine gewisse Unordnung und durch unzählige Flaschen. Große Flaschen, kleine Flaschen, Glasflaschen und Plastikflaschen, fast volle Flaschen und fast leere Flaschen. Flaschen mit Deckeln aus blauem Plastik oder schwarzem Bakelit. Meist sind Flasche wie Flüssigkeit farblos, aber es gibt auch exotische Exemplare mit blauem, rotem oder gelbem Inhalt und in den älteren schwimmen Pilze als weiß-schwärzliche Flocken. Seine Flaschen beschriftet der Forscher mit Abkürzungen nach eigenem Gutdünken, deren Bedeutung nur er kennt. Damit schützt er den Inhalt vor dem Labornachbarn. Es ist ein wesentlicher Teil der Forschungsarbeit, der Flaschensammlung neue Mitglieder mit neuem Inhalt zuzufügen.

Auf der Bench inmitten von Pipetten, Behältern mit Pipettenspitzen, Ständern mit Polystyrolröhrchen und vielleicht einem eingespannten SDS-Gel thront der unvermeidliche Eiskübel, ein Behälter, in dem empfindliche Proben ihrer Bestimmung harren und in dem sie von Ort zu Ort getragen werden. Viele Forscher haben einen Lieblingskübel, den sie mit sich herumschleppen wie ältere Damen ihr Schoßhündchen. Den Kübel zärtlich unter den Arm geklemmt, huschen sie hastig durch die Gänge.

Eiskübel, Pipette und Flasche sind die heilige Dreieinigkeit des gewöhnlichen Bioforschers; sie gehören zu ihm wie Werkzeugkasten, Schraubenzieher und Ölkännchen zum Automechaniker. Mit seinem wichtigsten Werkzeug, der verstellbaren Pipette, fängt er an, in kleine Plastikdöschen, sog. Eppendorfcups umgangsprachlich „Eppendoofs" oder „Eppis" genannt, noch kleinere Volumina an Lösungen einzufüllen. Hier ein Tröpfchen von dieser, dort ein Tröpfchen von jener Brühe. Wichtig ist nur, zu jedem Zeitpunkt zu wissen, wo was drin ist. Dieser langweiligen, aber Konzentration erfordernden Beschäftigung geht der Forscher nach, bis der Ansatz fertig ist und z.B. mit einer radioaktiven Substanz inkubiert werden kann. Inkubieren ist ein vornehmes Wort für „herumstehen lassen". Oft geschieht das im sogenannten C-Labor, einem ungemütlichen Ort, in dem mit hohen Dosen Radioaktivität gearbeitet wird. Dort hat die Parole „morgens aktiv, abends radioaktiv" eine völlig unpolitische Bedeutung. C-Labors zeichnen sich durch drangvolle Enge, herumstehende randvolle Kübel mit radioaktiven Abfällen, handgeschriebene Ermahnungen zu Sauberkeit und Ordnung sowie einen Strahlenpegel aus, der den Forscher zu eiligstem Arbeiten treibt.

Im C-Labor und bei anderen Gelegenheiten trägt man Plastikhandschuhe, entweder um seine Hände vor giftigen oder radioaktiven Substanzen zu schützen, oder um empfindliche Substanzen und Geräte vor seinen Händen zu schützen. Die Handschuhe sind wasserundurchlässig, wodurch sich die Finger nach kurzer Zeit anfühlen wie aufgetaute Fische in Plastikfolie. Sie riechen auch so.

Nebenher setzt der Forscher Lösungen verschiedener Salze oder Drogen in unterschiedlichen Konzentrationen an. Dazu wiegt er an der Mikrowaage Tausendstelgramm Substanzen ab, die in Puffern* aufgelöst werden. Der Puffer spielt in der Biochemie etwa die Rolle der Hose in der Männerbekleidung. Es gibt viele Variationen - doch ohne geht es nicht. Zwischendurch holt er sich aus der Kaffeemaschine einen Kaffee und im Kälteraum einen Schnupfen.

Längere Inkubationszeiten benutzt der Forscher zum Mittagessen. Zum Mittagessen, dem gesellschaftlichen Ereignis des Tages, gehen Forscher rudelweise, wobei die Zusammensetzung der Rudel die Freundschaftsbeziehungen im Labor widerspiegelt. Ist der Professor beim Essen anwesend, wird geflissentlich über wissenschaftliche Probleme gesprochen, ist er nicht dabei, wird über den Professor geredet. Ein häufiges Thema sind auch die (abwesenden) Kollegen.

Nach der Mittagspause wird weiter pipettiert, homogenisiert*, extrahiert*, solubilisiert, präpariert*, fraktioniert*, dekantiert* oder chromatographiert*. Hinter diesen eindrucksvollen Worten stehen einfache Handgriffe, die selten komplizierter sind als das Kochen eines weichen Eies und nur durch das Wissen um die

Der akademische Stoffwechsel (vereinfacht)

Bei den Vorgängen handelt es sich, soweit sie im akademischen Bereich stattfinden, um irreversible Prozesse. Für die Freunde von Strickmustern enthalten "Die Wege nach oben" (vor und nach Bulmahn) weitere Informationen. Die "Wege nach oben" betont die soziale Entwicklung, nicht die moralische, weswegen der Verfasser die aufsteigende Form wählte.

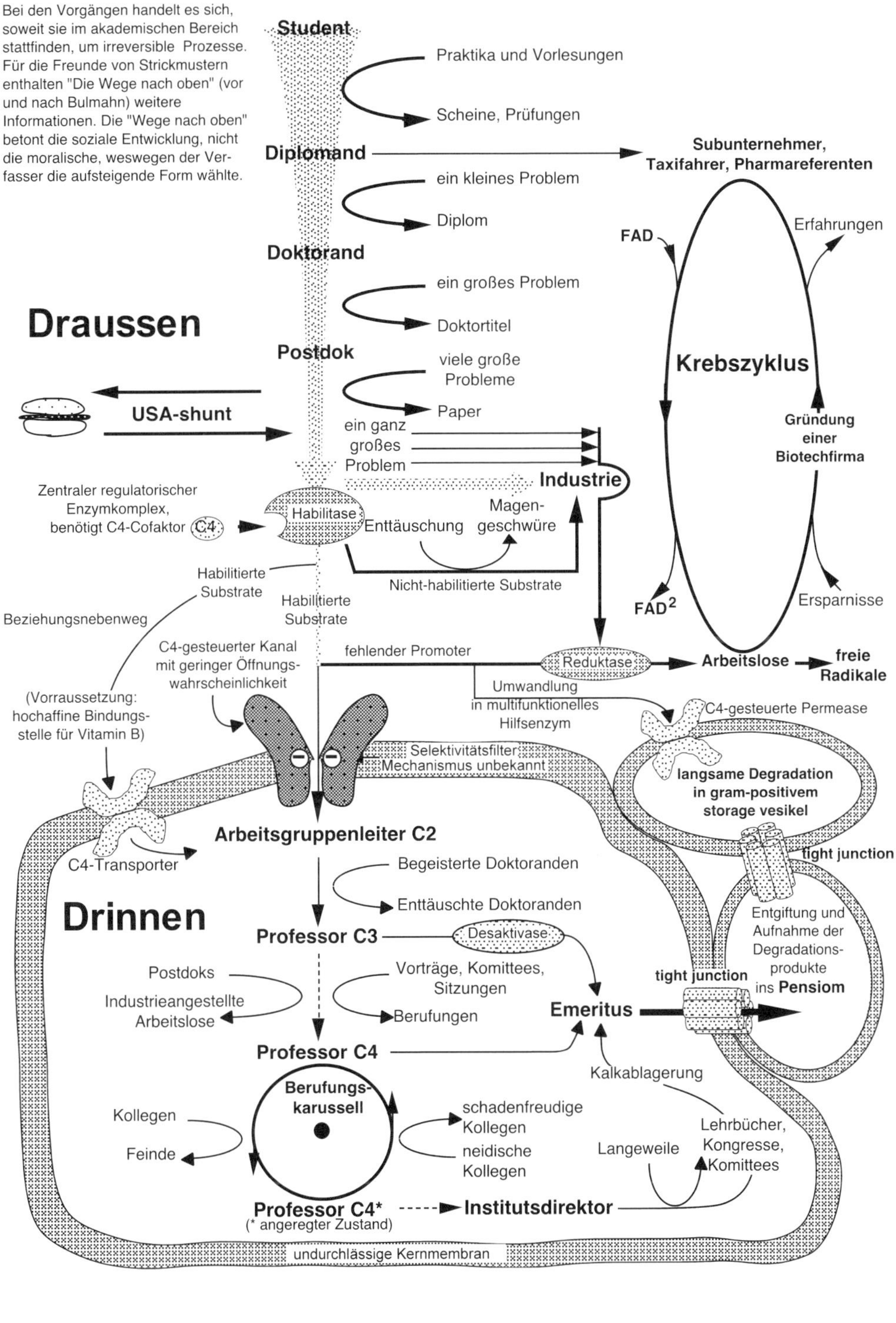

richtige Abfolge, Menge, Zeit und das exotische Material zur Wissenschaft werden. So liegt der wesentliche Unterschied zwischen dem Homogenisieren eines Rattenhirns und der Herstellung von Rübensaft im Geschmack des Produkts. Gern fährt der Forscher seine Proben auch auf einem SDS-Gel, oder er filtriert sie über vorgefertigte Filter ab; alles Tätigkeiten die Konzentration, Geschicklichkeit und keinerlei höhere geistige Fähigkeiten erfordern. Im Hintergrund plärrt das Radio (beliebtester Sender: SWR 3), gelegentlich unterbrochen durch das Aufjaulen des Polytrons, des Gewebezerkleinerers. Zwei Kollegen kriegen sich in die Haare, weil der eine mit stinkendem Mercaptoethanol auf seiner Bench arbeitet, anstatt damit unter den Abzug zu gehen oder den Vorratspuffer aufbrauchte ohne neuen anzusetzen. Dankbar über die Abwechslung mischt sich auch unser Forscher in den Streit.

Schließlich naht der große Moment, in dem sich des Tages Mühe in einen kleinen schmutzigbraunen Fleck in einem Acrylamidgel oder eine Zahlenreihe verwandelt. Ungeduldig steckt der Forscher unzählige Filter in unzählige kleine weiße Döschen, gibt Scintillator* dazu und stellt die Döschen in den Counter*. Nach einer kleinen Auseinandersetzung mit dem Kollegen, der auch zählen will, spuckt der Drucker die Ergebnisse aus, Zahlenreihen, die nur dem Forscher etwas sagen - meistens etwas Schlechtes. Trotzdem starrt er jedesmal so gespannt auf den Bildschirm der Zählmaschine, als würden dort die Kurse seiner Aktien durchgegeben.

Das Auswerten der Zahlenreihen sind die 20 bis 30 min. des Tages, wo er, neben dem morgendlichen Entwurf des Experiments, geistig gefordert ist. In 19 von 20 Fällen hat das Experiment nicht geklappt und, schlimmer, der Forscher weiß nicht warum. Also wird es, leicht verändert, mit ein paar zusätzlichen Kontrollexperimenten wiederholt. Zwischendurch trägt der Forscher die Ergebnisse und das Versuchsprotokoll in sein Laborbuch ein. Gegen 10 Uhr nachts ist die Sache dann klar: Dieser Ansatz läuft nicht. In einer Stimmung so schwarz wie das durchgebrannte Birnchen seines Rücklichts radelt der Forscher heim und wälzt dabei die Ergebnisse und die Vielfalt ihrer Erklärungen durch die Gehirnwindungen. Ein neues Experiment fällt ihm ein, das er unbedingt noch probieren muß.

Auf der Spüle steht ein Berg von ungewaschenem Geschirr, stinkende Socken liegen schon wochenlang auf dem Boden, der Konkubinatspartner ist verschwunden. Den Forscher ficht das nicht an, begeistert entwirft er Experimente, liest Paper oder schreibt welche. Gegen 1 Uhr morgens entschlummert er zu lebhaften Träumen. Je nach Gemütslage kreisen sie um glänzende Ehrungen oder um mühselige Meßreihen unter der Fuchtel großer Professoren.

Die Deutsche Forschungsgemeinschaft

Die Deutsche Forschungsgemeinschaft (DFG) ist ein eingetragener Verein. Mitglieder dieses Vereins sind alle deutschen Universitäten und Großforschungseinrichtungen, die Max-Planck-Gesellschaft, wissenschaftliche Akademien und ein paar wissenschaftliche Verbände. Der Verein hat folgenden Zweck (§1 der Satzung der DFG):

Die DFG dient der Wissenschaft in allen ihren Zweigen durch die finanzielle Unterstützung von Forschungsaufgaben und durch die Förderung der Zusammenarbeit unter den Forschern. Sie berät Parlamente und Behörden in wissenschaftlichen Fragen und pflegt die Verbindungen der Forschung zur Wirtschaft und zur ausländischen Wissenschaft. Der Förderung und Ausbildung des wissenschaftlichen Nachwuchses gilt ihre besondere Aufmerksamkeit.

Die wesentliche Aussage von §1 ist, daß die DFG für Forschung zahlt. Dementsprechend ist das wichtigste an der DFG ihr Budget. Im Jahre 2001 betrug es 1205 Millionen €, die zu 99% aus Steuergeldern aufgebracht wurden. Das sind etwa 1,25 € je Bundesbürger und Monat. Wem das viel vorkommt, der möge bedenken, daß der deutsche Anteil an der Subvention des EG Butterberges um ein Vielfaches höher ist.

Theoretisch ist die DFG eine demokratische Institution. Praktisch werden die Entscheidungen von ein paar einflußreichen Magnaten gefällt, die die Gremien beherrschen. Der Rest der DFG ist dazu da, die Entscheidungen durch einen umständlichen und langwierigen Dienstweg zu legitimieren. Die wichtigsten Gremien der DFG sind das Präsidium, das Kuratorium, die Mitgliederversammlung, der Senat, der Hauptausschuß und die Fachausschüsse.

Das Präsidium besteht aus dem Präsidenten und mehreren Vizepräsidenten. Hauptaufgabe des Präsidiums ist die Repräsentation.

Das Kuratorium der DFG, ihr Rechnungshof, stellt den Wirtschaftsplan fest und bestellt den Generalsekretär. Es besteht aus den Senatsmitgliedern 6 Vertretern der Bundesregierung, 11 Vertretern der Bundesländer und 5 Vertretern des Stifterverbandes für die deutsche Wissenschaft.

Die Mitgliederversammlung bestimmt die Arbeitsrichtlinien der DFG, wählt Präsidium und Senat und bestätigt die Fachausschüsse. Sie besteht aus je einem Vertreter der Mitglieder und tritt einmal jährlich zusammen.

Der Senat ist das wissenschaftspolitische Gremium der DFG. Was ein wissenschaftspolitisches Gremium sei? Das ist mir auch nach längerem Studium DFG-eigener Veröffentlichungen nicht klar geworden. Wer mit großvolumigen Worthülsen wie „gemeinsame Anliegen der Forschung, Zusammenarbeit fördern, Stellungnahmen abgeben, Interessen der deutschen Forschung wahrnehmen" etwas anfangen kann, sei damit bedient. Eine handfeste Arbeitsbeschreibung habe ich nicht gefunden. Vielleicht ist der Senat der Acker, auf dem die dicken Kartoffeln wachsen. Fest steht, daß der Senat aus 33 wissenschaftlichen Mitgliedern besteht, die von der Mitgliederversammlung auf 3 Jahre gewählt werden.

Im Hauptausschuß der DFG fallen die finanziellen Entscheidungen. Der Hauptausschuß hat 29 Mitglieder, davon stammen 15 aus der Wissenschaft, nämlich aus dem Senat, und 14 von den Geldgebern (6 vom Bund, 6 von den Ländern und 2 vom Stifterverband der deutschen Wissenschaft). Es mag der DFG an Geld mangeln, an Gremien mangelt es ihr nicht. Ihre Vorbesprechungen, Teilsitzungen, Hauptsitzungen, Umläufe, Denkschriften und Ausschüsse gedeihen und vermehren sich wie Bakterien in der Nährbrühe. Im Jahre 2001 betrugen die Verwaltungsausgaben der DFG nach eigenen Angaben 41 Millionen €. Die Zeit, die die

Gutachter für das Lesen der Anträge und für Sitzungen aufwenden, hat die DFG klugerweise nicht eingerechnet.

Alle wichtigen Gremien der DFG sind von Wissenschaftlern der Oberschicht besetzt: Die Mitglieder des Senats und damit auch die wissenschaftlichen Mitglieder des Hauptausschusses sind durchweg Professoren. Nur diese scheinen genug überflüssige Zeit zu haben, um sie in Gremiensitzungen totzuschlagen. Die Fachgutachter werden zwar alle 4 Jahre in geheimer Wahl von den seit mindestens 3 Jahren promovierten und aktiv tätigen Wissenschaftlern gewählt, doch das Vorschlagsrecht liegt bei den wissenschaftlichen Fachgesellschaften und diese schlagen nur Professoren vor. Es handelt sich um Ostblockwahlen: Nur die Nomenklatura steht zur Auswahl. Doktoranden und Postdoks, die die wirkliche Wissenschaft betreiben, haben keinen Einfluß auf die Verteilung der Mittel.

Der DFG-Antrag

Jeder promovierte deutsche Wissenschaftler kann bei der DFG einen Antrag auf Forschungsförderung stellen. Voraussetzung ist, daß dem Antragsteller ein eingerichtetes Labor zur Verfügung steht. Zudem muß er eine nicht von der DFG bezahlte Stelle innehaben. Mit Ausnahme von Heisenberg- und Emmy-Noether-Stipendiaten können Wissenschaftler kein Labor, keine Grundausstattung und kein eigenes Gehalt beantragen. Die DFG gibt nur dem, der schon hat. Der DFG-Antrag ist kein Mittel für Postdoks, sich selbständig zu machen, er ist der Hebel, mit dem ein Professor sein Labor vergrößert.

Der Antragsteller kann Geld für neue Vorhaben beantragen, die Gehälter der dazu notwendigen Doktoranden oder Postdoks und die entsprechenden Chemikalien sowie Geräte. Das eine sind Personalmittel, das andere Sachmittel. Beide Posten müssen genau aufgelistet und begründet werden. Es ist nicht erlaubt, Sachmittel für Personal auszugeben oder umgekehrt. Der Antragsteller muß also die Entwicklung seines Projektes voraussehen, es werden ihm prophetische Fähigkeiten zugemutet. Auf den Lohn seiner Leute hat er keinen Einfluß: Jeder wird über den gleichen Kamm geschoren. Das DFG-Einheitsdoktorandensalär ist so unverrückbar wie die Sequenz des Hämoglobins. Der Doktorand kann die Welt aus den Angeln heben, auf seinem Bankkonto rührt sich deswegen nichts.

Im sogenannten Normalverfahren schickt der Forscher seinen Antrag an die Geschäftsstelle. Diese gibt den Antrag weiter an zwei Gutachter, die eine Expertise über die wissenschaftliche Qualität des Vorhabens erstellen. Dann geht der Antrag an den Vorsitzenden des Fachausschusses, der ein schriftliches Votum abgibt. Die Akte wandert zurück an die Geschäftsstelle und macht sich von dort auf die Reise zum Hauptausschuß. Da fällt endlich die Entscheidung. Danach geht es zur abschließenden Bearbeitung wieder zur Geschäftsstelle zurück. Die Prozedur kann bis zu 12 Monate dauern, den Aufwand des Antragsstellers, der Wochen an dem Antrag schreibt, nicht gerechnet. Jährlich werden nach diesem Verfahren allein in Biologie und Medizin etwa 3.500 Anträge bearbeitet; jeder beschäftigt über ein halbes Dutzend Personen. Das Heer der Gutachter umfaßt ca. 600 Wissenschaftler, und die Menge der Angestellten in der DFG-Geschäftsstelle ist nicht kleiner. Gott sei Dank sind sie für ihre schwierige Arbeit mit Dauerstellen ausgestattet.

Die DFG hielt dieses Vorgehen jahrzehntelang für das in dieser Welt bestmögliche, zumindest verkündete sie das bei jeder sich bietenden Gelegenheit. Es kamm daher überraschend, als sie Mitte 2002 verkündete, daß eine 15-köpfige Reformkomission das Gutachterwesen überarbeitet und modernisiert habe. Die Vorschläge der Komission: Man solle gleich nach der Promotion wählen dürfen. Auch Mitglieder der DFG und nicht nur die Fachgesellschaften sollten Gutachter zur Wahl vorschlagen dürfen, und endlich sollten die gewählten Gutachter eine Art Obergutachter sein, d.h. nur noch zwischen den Gutachten (nicht gewählter Gutachter) entscheiden. Das ist schön und gut - an den Problemen vorbeigedacht. Was den Forscher am DFG-Antragswesen störte waren nicht Wahlalter oder Vorschlagsberechtigungen. Es waren die lange Dauer des Prozesses und die Frage, ob Gutachter überhaupt in der Lage sind einen Antrag zu begutachten. Die Gutachter beurteilen ja, was der Antragsteller in der Zukunft machen will, eine notorisch schwierige Aufgabe an der schon so hochqualifizierte Berufsstände wie die römischen Haruspexe und babylonischen Sterngucker gescheitert sind. In der Tat haben etliche Untersuchungen gezeigt, daß selbst beim ausgefeilten amerikanischen Gutachtersystem, die Gutachterentscheidung zum größten Teil vom Zufall abhängt.

Und noch etwas nimmt einen wunder:
Kurioserweise fehlt dem DFG-Antragssystem trotz seiner eingebauten Sicherungen, seinem kleinlichen Mißtrauen und seiner Zeitverschwendung das wichtigste: die Erfolgskontrolle. Die DFG verlangt zwar Arbeitsberichte und einen Endbericht, diese bleiben aber ohne Konsequenzen. Ein Wissenschaftler, der mit dem erhaltenen Geld nichts oder wenig produzierte, muß nicht fürchten, abgesägt zu werden. Er kann jederzeit wieder einen neuen Antrag stellen. Die Gutachter prüfen nur den jeweils vorliegenden Antrag, der Erfolg des früheren Projektes spielt bei der Beurteilung des nächsten Antrags keine Rolle. Dementsprechend wurde noch in den 80er Jahren auch fast jeder Antrag genehmigt. Heute zwingt die Finanznot dazu, einen Teil der Anträge abzulehnen. Im Jahre 2000 und in Biologie / Medizin waren das 47%. In USA dagegen verwirft das National Institute of Health (NIH) zwei Drittel der Anträge, von neuen Anträgen sogar 88%.

Die DFG prüft letztendlich, ob der Antragssteller gute Anträge schreiben kann, wobei gute Anträge Gewicht (in Pfund) haben, nicht durch exzentrische Ideen auffallen und in gutem Antragsdeutsch geschrieben sind.

Ein Formulierungskünstler ist jedoch selten auch ein begabter Experimentator oder fähiger Labormanager. Auf's Experimentieren kommt es aber an. Diese Fähigkeit offenbart sich nicht in der Masse oder Formvollendetheit eines Antrags, sondern wird an den veröffentlichten Papern sichtbar. Ein Antrag ist unnötig. Gebt dem Wissenschaftler das Geld ohne Trara und laßt ihn damit machen was er will! Er muß nur erfolgreich sein, d.h. er muß während der Antragsperiode gute Paper veröffentlichen. Das sollte am Ende kontrolliert werden. Dieses Verfahren würde den Verwaltungsaufwand auf ein Minimum reduzieren. Die teure

Gschaftlhuberei des Antragswesens, Antragsprüfungswesens und Antragsprüfungsreisewesens, der ganze, ebenso verschwenderische wie verdeckte Leerlauf würden wegfallen. Der Wissenschaftler wäre motiviert zu tun, wofür er bezahlt wird: neue Erkenntnisse zu veröffentlichen. Ausgefallene und ungewöhnliche Experimente hätten eine Chance, denn der Forscher müßte keinen Beamten und keinen Gutachter fürchten, sondern nur die Erfolglosigkeit. Die aber ist unparteiisch. Ein System, bei dem die Paper keine Rolle spielen, fördert die Schleimer und Schaumschläger, die Windmacher und Wetterfähnchen.

Postdoks, die nicht von der DFG bezahlt werden, können DFG-Anträge stellen. Viele tun das weil

a) ein eigener Antrag ihr Prestige im Labor erhöht,

b) sie der Laborleiter dazu drängt. Er drängt, weil der Antrag zusätzliche Mitarbeiter einbringt. Die vergrößern sein Labor, den Paperausstoß und damit sein Ansehen. Auf den Papern der neuen Doktoranden steht des Laborleiters Name in der Seniorautorposition.

Den Postdok kostet ein Antrag Mühe und Schweiß. Er muß ihn nicht nur schreiben, er hat auch die neu eingestellten Mitarbeiter einzuweisen und auszubilden. Sein Nutzen, die Coautorschaft auf den Papern der Doktoranden, ist ein zweifelhafter Segen. Selbst wenn ihm der Laborleiter die Seniorautorschaft zugesteht: es können Jahre vergehen, bis ein in ein Gebiet neu eingeführter Doktorand anfängt, Ergebnisse zu veröffentlichen. Bis dahin muß der Postdok oft schon das Labor wechseln und ist dem Laborleiter aus den Augen und damit aus dem Sinn. Der Doktorand bleibt, denn er bekommt seinen Titel nur über den Professor. Der Doktorand hat ein Interesse daran, daß die Autorenliste seiner Paper möglichst kurz wird, und der Laborleiter ein Interesse daran, ihn zu motivieren. Das Ergebnis ist, daß der Postdok aus der Autorenliste verschwindet und die Früchte seines Arbeitseinsatzes verliert. Rechtliche Ansprüche hat er nicht, die Veröffentlichungen des Doktoranden laufen vollständig auf das Konto des Laborleiters. Postdoks mit DFG-Anträgen sind Strohmänner, die Einfluß und Ansehen der Laborleiter vergrößern.

So haben Postdoks in vielen Labors über ihr eingeworbenes DFG-Geld wenig oder keine Verfügungsgewalt. Das Geld verwaltet der Professor und wenn der Postdok von „seinem“ Geld einen Mitarbeiter einstellen oder eine größere Anschaffung machen will, muß er den Professor um Erlaubnis fragen. Dabei geht es nicht um die Anschaffungen. In Gerätefragen hat der Postdok den größeren Sachverstand, was der Professor meistens auch stillschweigend anerkennt. Über die Geldvergabe kontrolliert der Professor vielmehr, ob der Postdok auf seiner thematischen Linie bleibt und sich nicht innerhalb des Labors unabhängig macht.

Stellt der Professor von des Postdoks eingeworbenem Geld Mitarbeiter ein, benötigt er zwar die Unterschrift des Postdoks, denn der Schein gegenüber der DFG muß gewahrt bleiben. Doch weigert sich der Postdok die Unterschrift zu leisten, z.B. weil ihm der neue Mitarbeiter mißfällt, dann wirft der Professor den Postdok hinaus bzw. verlängert dessen Vertrag nicht mehr. Der Professor übernimmt das eingeworbene Geld, denn er ist bei den meisten Anträgen Zweitantragssteller oder Stellvertreter.

Das Ausmaß dieser „Enteignung“ von DFG-Geldern variiert von Professor zu Professor; so haben Postdoks bei Professoren vom Typ Glückskind wenig Einschränkungen.

Andere Professoren überlassen dem Postdok von seinem eingeworbenen Geld, sagen wir 100.000 €, einen Betrag von 10.000 €, als Belohnung zur freien Verfügung.

Trotzdem ist es meines Wissens noch nie vorgekommen, daß ein Postdok das eingeworbene Geld der DFG mit der Begründung zurückgab, er könne darüber nicht frei verfügen. Doch kenne ich einen Fall aus der Schweiz, in dem ein Postdok an den Nationalfonds - das schweizerische Gegenstück zur DFG - schrieb, er könne die Verantwortung für das ihm anvertraute Geld nicht übernehmen. Sein Professor erlaube ihm nicht, die Experimente zu machen, die er für sinnvoll halte. Der Nationalfonds zitierte den Professor nach Bern und zog die Mittel ein. Der Vertrag des Postdoks wurde, in gegenseitigem Einvernehmen, nicht verlängert. Beide, Postdok und Professor, waren Deutsche.

Das DFG-Verfahren grenzt also an eine Farce, doch findet über Antrag und Zwischenberichte wenigstens eine Art Kontrolle statt. Die Universitäten schlucken ein Vielfaches der DFG-Mittel (1985 waren es 7,2 Milliarden DM für die Universitäten gegenüber 965 Millionen DM für die DFG), die Max-Planck-Gesellschaft etwa gleich viel ohne auch nur die Spur einer Rückkopplung zwischen Zahlung und Erfolg.

Der Kongreß

Der wissenschaftliche Kongreß dient der Diskussion und Verbreitung neuer Erkenntnisse. Er fördert den Kontakt und die Zusammenarbeit zwischen einzelnen Labors und damit den Fortschritt der Wissenschaft. So oder ähnlich wird das Abhalten von Kongressen begründet. Ob es stimmt, daß Kongresse den wissenschaftlichen Fortschritt fördern, ist wissenschaftlich noch nicht bewiesen. Sicher aber fördern Kongresse den sozialen Fortschritt und das seelische Wohlbefinden mancher Teilnehmer. Kongresse geben Gelegenheit, einflußreiche Leute zu treffen, man wird gesehen, erfährt den neuesten Klatsch und gibt ihn leicht verändert weiter. Kongresse verhindern, daß es den Wissenschaftsmanagern langweilig wird, füllen ihren Terminkalender und geben ihnen das Gefühl, begehrt zu sein. Damit erhöhen Kongresse das Selbstbewußtsein unserer wissenschaftlichen Elite und stabilisieren ihr inneres Gleichgewicht. Das Gewicht der wissenschaftlichen Gesichtspunkte ist, verglichen mit den gesellschaftlichen, von Kongreß zu Kongreß verschieden. Deutsche Kongresse sind immer ein gesellschaftliches Ereignis, ihr wissenschaftlicher Wert bisweilen zweifelhaft. Der Nutzen eines mehrstündigen Bibliotheksaufenthaltes kann größer sein als der eines mehrtägigen Kongresses.

Eine seltsame Diskrepanz herrscht zwischen den Orten, wo geforscht wird, und denen, wo getagt wird. Erstere liegen in regnerisch trüben Ländern wie Deutschland, England und Schweden, letztere haben einen sonnig-exotischen Klang wie Rom, Athen oder gar Peking. Zwar ist Kongreßplanung nicht nur für Professoren auch Urlaubsplanung, aber nur diese können Kongresse zur Lebensform erheben. Es gilt die Faustregel: Je exotischer der Kongreßort, desto mehr Lehrstuhlinhaber nehmen daran teil.

Es gibt zwei Sorten von Kongreßteilnehmern: Redner und Zuhörer. Redner sind die höherstehende Spezies, denn ihre Vorträge und Namen werden im Kongreßprogramm, auf Plakaten und in den Veröffentlichungen über den Kongreß erwähnt. Der Redner gewinnt an Bekanntheit und Ansehen. Redner wird man durch Einladung. Die Einladungen vergeben die Organisatoren des Kongresses – durchweg Oberwissenschaftler. Daher kommt es, daß die meisten Kongreßredner auch dieser Klasse angehören. Ausnahmen sind unwichtige oder unbeliebte Kongresse. Da zeigt sich das Stellvertreterphänomen, d.h., die eingeladenen Laborleiter drücken sich und schicken einen Assistenten zum Vortrag.

Der typische Kongreßvortrag ist ein Diavortrag von 20 bis 60 min. Länge. Im Gegensatz zur Rede des Politikers oder Pfarrers wird er frei gehalten und nicht abgelesen. Dieser schöne Zug hat seine Ursache darin, daß der wissenschaftliche Redner über Jahre hinweg den gleichen, immer nur leicht veränderten Vortrag hält. Er spricht ja immer über die gleichen Forschungsprojekte, die, zumal in deutschen Labors, nur langsam Fortschritte machen. Nach dem Vortrag gibt es eine freie Diskussion, in der auch unangenehme Fragen gestellt werden dürfen.

Die zweite Gruppe von Kongreßteilnehmern, die Zuhörer, umfaßt Redner, die gerade nicht reden, und geringere Wissenschaftler, die nicht zum Reden eingeladen wurden. Letztere zeigen Poster. Ein Poster ist ein Plakat, auf dem der Postermann seine Ergebnisse mit Hilfe von Fotos, Tabellen und Figuren darstellt. Das Poster hat eine Überschrift und eine begrenzte Fläche, ansonsten ist seine Form frei und dementsprechend vielfältig.

Zu bestimmten Zeiten, den Postersitzungen, stellt sich der Postermann vor sein Werk und erklärt den Interessenten seine Daten. Auf den Postersitzungen großer Kongresse geht es zu wie auf einem Jahrmarkt: Hunderte von Postern und drumrum das Gewusel zahlloser Wissenschaftler.

Ein Redner leidet wenig unter dem Desinteresse seiner Zuhörer, da, vor allem bei kleineren Kongressen, nur wenige Zuhörer die Zivilcourage und Energie aufbringen, einem langweiligen Vortrag den Rücken zu kehren. Zudem werben Redner nacheinander, Postermänner aber gleichzeitig um die Gunst der Kongreßteilnehmer. Bei dem einen sitzt man gemütlich schweigend im Dunkeln, bei den anderen muß man stehen und kluge Fragen stellen. Für das Letztere ist es natürlich unerläßlich, das Poster auch wirklich zu lesen. Lesen ist mühsam und der Postermann erlebt daher die Bedeutungslosigkeit seiner Arbeiten mit peinlicher Eindringlichkeit. Mit langem Gesicht und verlegenem Blick, steht er, für alle sichtbar, einsam vor seinem Poster. Kein Wunder, daß Professoren selten ein Poster präsentieren.

Die Teilnehmerzahlen von Kongressen schwanken zwischen weniger als Hundert bis zu über Zehntausend (z.B. der Neuroscience Kongreß in den USA). Manche Kongresse finden regelmäßig, meist jährlich statt, andere sind einmalig.

Ein Kongreß entsteht, wenn ein oder mehrere Oberwissenschaftler beschließen, einen Kongreß zu veranstalten. Offizielle Gründe dafür gibt es nahezu so viele wie es jährlich Kongresse gibt. Die inoffiziellen Gründe sind weniger vielfältig, aber von größerer Triebkraft. Es sind Bedarf an Prestige, Profil, Publizität, das Bedürfnis, bei den Kollegen für gute Stimmung zu sorgen, schlichte Langeweile oder das schlechte Gewissen, immer nur eingeladen worden zu sein und nie eingeladen zu haben. Der letzte Grund gibt dem Kongreßwesen seine Eigendynamik.

Am Anfang steht das Organisationskomitee. Es verschickt Ankündigungs- und Einladungsbriefe an die erwählten Redner. Diese sind, neben Freunden und Bekannten, einflußreiche und bekannte Wissenschaftler, deren Name und Anwesenheit dem Kongreß Weihe und Bedeutung geben sollen. Wichtige Redner werden oft noch aufgefordert, 3 bis 4 andere Redner vorzuschlagen. Das gibt Ihnen die Möglichkeit, alte Schulden abzuzahlen, verdiente Mitarbeiter zu belohnen und Einfluß auszuüben.

Die vornehmste Aufgabe des Organisationskomitees ist es, Geld aufzutreiben. Die Teilnahmegebühren, obwohl oft saftig, reichen zur Finanzierung nicht aus, u.a. weil die eingeladenen Redner davon befreit sind. Verschiedene Organisationen, die DFG, Stiftungen, Firmen und die Stadt müssen um Geld angegangen werden. Vom Erfolg dieser Bettelaktion, der bei Naturwissenschaftlern meist mäßig ist, hängt der Glanz des Kongresses und die Reichhaltigkeit des Festessens ab.

Das Komitee stellt schließlich ein Programm auf und läßt es drucken, Plakate werden entworfen und an die Institute verschickt, ein Saal wird angemietet sowie Hotelzimmer reserviert. Zu niederen Dienstleistungen, wie Kaffee kochen, Dias schieben, Empfang, Taxidienst, Bürokratie, werden natürlich niedere Wissenschaftler aus den Labors der Organisatoren herangezogen. Die lernen so mal etwas anderes kennen als die ewigen Pipetten und Zentrifugen und zum Lernen sind sie ja da. Die Organisatoren müssen sich mit dem Prestigezuwachs zufrieden geben. Der kommt ihnen dafür ausschließlich zugute.

Wird die Sache derart professionell aufgezogen, kann keiner keinen mehr vor dem Kongress retten. Die Forscher strömen zusammen, kleben den Tag über aneinander und abends, nach den Vorträgen, können sie immer noch nicht voneinander lassen. In kleineren und größeren Gruppen streifen sie durch die Stadt und versuchen, lustig zu sein. Das gelingt ihnen selten, denn ein richtiger Forscher findet es nur im Labor lustig. In der Regel endet der Ausflug in einer billigen Kneipe, weil die Doktoranden und Postdoks wenig Geld verdienen und in der Mehrheit sind. Dort werden ein oder zwei Bier getrunken und über die miesen Aussichten oder abwesende Kollegen hergezogen. So gegen 11 Uhr gehts dann ins Hotel oder zu Bekannten zum Schlafen. Besäufnisse kommen selten vor. Der deutsche Forscher lebt mäßig.

Die Kongreßkosten

Die Kongreßkosten setzen sich zusammen aus Reise- und Hotelkosten der eingeladenen Redner und, immer seltener, den Rednerhonoraren. Dazu kommen die Saalmiete, Druckkosten für Programme und Abstractbücher und der Aufwand für die Verpflegung der Teilnehmer. Auf der Habenseite stehen die Teilnahmegebühren, die kostenlose Arbeit der Mitarbeiter der Organisatoren des Kongresses und Spenden. Das ist die Rechnung der Organisatoren des Kongresses. Volkswirtschaftlich gesehen kostet der Kongreß mehr.

Die nicht eingeladenen Teilnehmer bekommen ihre Reise- und Unterhaltskosten sowie die Kongreßgebühren meistens ebenfalls von der DFG oder auch von ihren Heimatinstituten ersetzt. Bei einem durchschnittlichen Kongreß von 300 Teilnehmern und drei Tagen Dauer kommen allein an Reise- und Unterhaltskosten leicht eine halbe Million Euro zusammen; den Zeitaufwand der Teilnehmer für An- und Abreise sowie Vorbereitung nicht mitgerechnet. 1988 genehmigte die DFG 4261 Reiseanträge im Gesamtwert von 8.3 Millionen DM. Für dieses Geld könnte man mehrere kleine Labors aufbauen und jahrelang unterhalten.

Größenwahn

Die Stellung des Professors gleicht der eines mittelalterlichen Landesfürsten. Die Zentralgewalt über ihm ist schwach, und die Untertanen arbeiten zur Mehrung seines Glanzes und seiner Größe. Die Größe eines Professors aber, das ist der deutschen Forschung eigentümlich, liegt weniger in der Leistung seines Labors als in der Anzahl seiner Mitarbeiter. In deren Zunahme setzt der Professor daher seinen Ehrgeiz und den Großteil seiner geistigen Fähigkeiten. Nur der Neid der Kollegen hält dieses Streben im Zaum.

Die Neigung der Professoren, ihre Fürstentümer zu vergrößern, hat - wenn sie erfolgreich ist -ihr Gutes und ihr Schlechtes. Zum Guten zählt die Stärkung des professoralen Selbstbewußtseins. Die weniger begrüßenswerten Auswirkungen sind folgende:

Durch die anschwellende Zahl der Mitarbeiter geht der Zusammenhalt der unteren Forscher verloren. Um ältere Postdoks mit politischem Ehrgeiz bilden sich Gruppen, die sich mit der Zwangsläufigkeit stochastischer Prozesse verfeinden, gegeneinander arbeiten und Intrigen spinnen. Die Gräben laufen oft entlang der methodischen Grenzen, z.B. zwischen Proteinbiochemikern und Molekularbiologen, im Laborjargon Mollis genannt. Jeder Professor bemüht sich nämlich, möglichst autark zu sein und soviel Techniken wie möglich im eigenen Labor zu vereinen, um nicht auf eine Zusammenarbeit mit den eigensüchtigen und böswilligen Kollegen angewiesen zu sein.

Mit zunehmender Größe wird auch die Verwaltung des Labors bürokratischer und steifer, das Bestellwesen umständlicher, die Seminare häufiger. Ein Sitzungs und Komiteewesen blüht, auf dem die einen gehaltlose Buchstabensuppen kochen, während die anderen das Malen künstlerischer Phantasiefiguren üben.

Engpässe bei Zentrifugen*, Countern* und Elektrophoreseapparaturen* treten auf. Immer öfter werden Arbeitstische kontaminiert*, die Rotoren der Zentrifugen verdreckt und die Abzüge als Müllhalden mißbraucht. Dem durchschnittlichen Professor, der in Menschenführung und Organisation so wenig ausgebildet ist wie in Pädagogik, geht der Überblick verloren. Fremd mit den täglichen Arbeitsabläufen, rettet er sich in allgemeine Appelle. Die Laborgemeinschaft hört diese schweigend an, um hinterher in stundenlange gegenseitige Beschuldigungen auszubrechen. Um den Tätern ihr Tun nachweisen zu können, drängen die bürokratischen Seelen des Labors auf die Einführung von Reservierungslisten und Benutzerbüchern. Den einzelnen Forschern werden Jobs zugewiesen wie das Versorgen der Radioaktivitätsabfälle, das Chemikalienlager, die Bestellung von Plastikwaren etc. Damit wird der Kugelschreiber für die Experimente so wichtig wie die Pipette, denn der Forscher ist dauernd am Eintragen, Austragen und Überprüfen der Einträge. Zu der Suche nach Verschmutzern kommt jetzt noch die Suche nach denjenigen, die sich nicht eintragen; eine Suche, die entweder ins Nichts oder in einen handfesten Streit führt. Stiller Ärger macht sich breit wie Ätherdampf, gelegentlich zu Explosionen Anlaß gebend.

Es wundert also wenig, daß die Leistung eines Labors, d.h. der Paperausstoß pro Mann, mit der Größe des Labors abnimmt. Es gibt Ausnahmen. Aus eigener Anschauung kenne ich ein (ausländisches) Labor, das mehr als 15 Personen umfaßt und trotzdem gut arbeitet. Immer aber vernichten oder verhindern große Labors unabhängige Stellen und damit neue Ideen sowie neue Ansätze. Eine Gruppengröße von 3 bis 6 Mann, Techniker mitgezählt, scheint am leistungsfähigsten zu sein. Ein richtiger Professor aber hat selten weniger als 20 Mitarbeiter.

1.7 Kommentar eines Wissenschaftsfunktionärs

Ungeachtet der negativen Kommentare dieses Buches muß festgestellt werden, daß die deutsche Wissenschaftslandschaft in Kooperation mit der internationalen scientific community wesentliche positive Beiträge zur Spitzenforschung erarbeitet hat und noch erarbeiten wird. Zweifellos aber, und da ist ein Grundkonsens vorhanden, bleibt der wissenschaftliche Prozeß gerade in seiner sozialen Komponente hochgradig komplex und bedarf nochweiterführender sachrationaler Überlegungen sowie verstärkter Qualifizierungsbrücken. Doch ein umfassender Dialog der Betroffenen und eine Optimierung durch Selektion und Kompensation wird wissenschaftspolitische Spitzenleistungen ermöglichen, die wichtige und drängende Zukunftsfragen von überragender Bedeutung unter den positiv selektierten Rahmenbedingungen einer verantworteten Wissenschaft lösen werden. Gerade der erfolgreiche, hochqualifizierte Forscher braucht diesen maximalen Grundnonsens, um die sozialen Ressourcen der Gesellschaft, das Potential an kreativer, geistiger Kraft autonom expropriieren zu können.

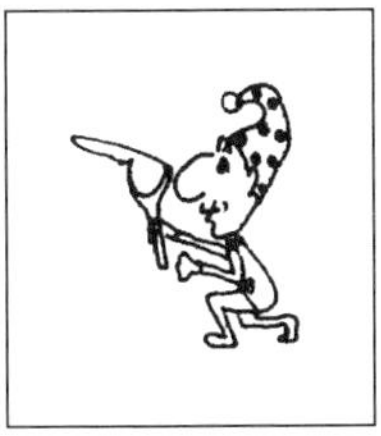

2. Die Deutsche Forschung – teures Mittelmaß

2.1 Forschungsleistung und Funktionärsblah

Das Produkt der akademischen naturwissenschaftlichen Forschung sind wissenschaftliche Originalarbeiten (Paper). Die Forschungsproduktion eines Landes, einer Universität oder eines Instituts besteht damit aus den Papern, die die zugehörigen Wissenschaftler veröffentlichen.

Um die Forschungsproduktion zweier Länder, Universitäten oder Institute vergleichen zu können, muß die Qualität der Paper erfaßt werden, denn ein gutes Paper kann zehn schlechte aufwiegen. Die Leistung einer Forschungsorganisation ergibt sich dann aus dem Verhältnis, Zahl der Paper - gewichtet mit dem Qualitätsmaß - zu dem dafür aufgewendeten Geld.

Nach den Verlautbarungen des BMFT* und anderer Organisationen gehört die deutsche Forschung zur internationalen Spitze. Die Tageszeitungen übernehmen diese Pressecommuniques, anscheinend ohne eigene Nachforschungen anzustellen oder die Communiques wenigstens auf Sinn zu prüfen. So titelt z.B. die Süddeutsche Zeitung vom 17.8.92 „Gute Noten für Forschungsstandort Deutschland" und darunter „Bei den wichtigsten Meßgrößen international in der Spitzengruppe". Wer den Artikel liest stellt fest, daß die Meßgröße für Forschungsqualität bzw. Leistung das hineingesteckte Geld war. Danach lag Deutschland (die alten Länder) mit Forschungsausgaben von 2.81% des Bruttoinlandsprodukts (BIP) sogar vor der USA mit 2.8% des BIP. Die Forschungsproduktion beider Länder ignorierte der Artikel. Wer aber die Leistungen zweier Forschungsorganisationen vergleichen will, muß vergleichen, wieviel Forschung er für sein Geld bekommt und nicht wieviel er dafür bezahlt. Sonst wäre ein VW-Golf, für den eine Million verlangt wird, besser wie ein S-Klasse Mercedes, der nur 100.000 € kostet.

Vielleicht aber wollen die Wissenschaftsfunktionäre die Öffentlichkeit gar nicht für dumm verkaufen. Vielleicht glauben sie selbst daran.

Ein grauenhafter Gedanke.

2.2 Ist Forschung vergleichbar?

Bisher hält es keine deutsche Stelle für nötig, Produktion und Leistung der deutschen Forschung zu messen. Das ist erstaunlich, denn die akademische Grundlagenforschung ist eine „Industrie" mit einem Jahresumsatz von mehreren Milliarden Euro. Während jede mickrige Firma Menge, Güte und Herstellungskosten ihrer Waren prüft, scheint dem Geldgeber die Leistung der deutschen Wissenschaftsindustrie gleichgültig zu sein. Zur Arbeit in seinen Forschungsinstituten zeigt er eine ähnliche Einstellung wie zur Arbeitstherapie in seinen psychiatrischen Heilkliniken: Hauptsache, die Patienten werden beschäftigt, was dabei herauskommt, ist zweitrangig.

Dabei wäre es möglich, die Forschungsleistung zu kontrollieren.

Die Zahl der in einem bestimmten Zeitraum veröffentlichten Paper läßt sich vergleichsweise leicht erfassen. Schwierig ist die Beurteilung ihrer wissenschaftlichen Qualität. Die Qualität eines Papers hat nichts mit dem wirtschaftlichen Nutzen, den es abwirft, zu tun. Auch gute Paper sind selten kommerziell verwertbar. Ein gutes Paper enthält neues, unerwartetes (Information ist Abweichung von der Erwartung) und überprüfbares Wissen. In schlechten Papern werden z.B. längstveröffentlichte Experimente leicht verändert wiederholt oder Daten, die vom Kaninchen bekant sind, noch einmal an der Ratte bestimmt.

Doch sind die Begriffe „Neu, Unerwartet“ ähnlich schwer in Zahlen auszudrükken wie „Macht“ oder „Schönheit“. Frauen sind ersichtlich hübsch oder häßlich und ein Forscher sieht schnell, ob ein Paper seines engeren Arbeitsgebiets gut oder schlecht ist. Die Schwierigkeit ist, diesen Zustand zu messen, mit einer Zahl zu versehen. Busen- und Taillenumfang sind, wie die Zitierungsanzahl, Anhaltspunkte, entscheidend sind sie nicht. Bei Schönheitswettbewerben gibt es deswegen Preisrichter, bei Papern das Urteil der anderen Wissenschaftler.

Dieses Urteil äußert sich in der Zeitschrift, in der das Paper erscheint. Eine Möglichkeit, die Qualität der wissenschaftlichen Produktion zu messen, wäre also, den Zeitschriften Noten für die durchschnittliche Qualität ihrer Paper zu geben. Die Noten orientieren sich am Wirkungsfaktor, an der Ablehnungsrate oder werden durch eine Umfrage festgelegt. Zwar sind nicht alle Artikel einer Zeitschrift von gleicher Qualität. Es kommt vor, daß ein gutes Paper in einer schlechten Zeitschrift erscheint oder umgekehrt. Für die Ermittlung der Durchschnittsnote für die wissenschaftliche Produktion eines Landes oder einer größeren Institution spielt das keine Rolle, denn bei der großen Zahl der Paper und Zeitschriften mittelt sich der Fehler aus.

Das Qualitätsmaß ergäbe sich durch folgende Rechung: Die Anzahl der Paper, die in einem vorgesehenen Zeitraum in einer bestimmten Zeitschrift veröffentlicht wurden, multipliziert mit deren Note, ergibt für jede Zeitschrift ein Produkt. Die Summe über die Produkte aller Zeitschriften wird geteilt durch die Gesamtzahl der Paper.

Unleugbar hat diese Kalkulation etwas von der Eleganz einer Milchmädchenrechnung, denn ihre Grundlage, die Note einer Zeitschrift, ist ein Ragout, aus vielen, oft zweifelhaften Bestandteilen. Die Note wird zwar hauptsächlich die durchschnittliche wissenschaftliche Qualität der in der Zeitschrift veröffentlichten Paper widerspiegeln, vielleicht aber auch so Fernliegendes wie die Papierqualität und das Layout.

Schließlich kann man auch die Zitate zählen, die die Paper in einem bestimmten Zeitraum bekommen und die durchschnittlichen Zitate pro Paper als Qualitätsmaß nehmen. Die Anzahl der Zitate, die die Veröffentlichungen der Wissenschaftler eines Landes auf sich ziehen, hängt jedoch vom Zitationsverhalten ab und damit von der Frage, warum eine Arbeit zitiert wird. Das Kapitel „Der Science Citation Index" zeigt, daß die Zitationszahl nur bedingt etwas mit der Originalität, Qualität und Bedeutung eines Papers zu tun hat. Die Anzahl der Zitate, die die Wissenschaftler eines Landes auf sich vereinigen, gibt aber einen Hinweis auf die Sichtbarkeit ihrer Arbeiten und somit auf ihre internationale Anerkennung. Das Zitatezählen erfreut sich in angelsächsischen Ländern trotz seiner Schwächen großer Beliebtheit.

Man muß sich damit abfinden: Es gibt keine Größe, die zahlenmäßig exakt die Qualität eines Papers mißt. Für große Mengen von Papern dagegen gibt es Größen, die einen unabhängigen, berechenbaren Vergleich ermöglichen und nicht allzusehr von der Wirklichkeit abweichen, also brauchbar sind. Die Qualität einer Kuh kann auch nicht exakt angegeben werden, trotzdem gibt es Beurteilungskriterien wie Gewicht, Alter, Milchausstoß usw., die sich in einer Zahl, dem Preis, ausdrücken, der, mit einer bestimmten Unsicherheit, ein brauchbares Maß für den Wert des Tieres abgibt.

Der SCI erlaubt es, die Produktion einer Forschungsorganisation in direkten Größen (Zahl der Paper, Wirkungsfaktor der Zeitschriften, Zitationen) zu berechnen. Das Verhältnis der Produktion zum dafür ausgegebenen Geld stellt die Forschungsleistung dar. Die Gültigkeit dieser Zahl kann an Indikatoren für das wissenschaftliche Ansehen überprüft werden. Diese sind zwar indirekte Maßstäbe für die Forschungsleistung eines Landes, doch leuchten sie unmittelbar ein.

Das Ansehen der Wissenschaft eines Landes drückt sich aus in der Anzahl seiner Nobelpreisträger, der Menge der Einladungen auf renommierte ausländische Kongresse, der Menge der nationalsprachlichen Ausdrücke in er Fachsprache und dem Anteil des Landes an herausragenden Papern.

Jeder dieser Indikatoren hat Schwächen. Die Anzahl der Nobelpreise, die z.B. innerhalb eines Jahrzehnts an die Wissenschaftler einer Nation vergeben werden, ist nur ein qualitatives und grobes Maß für den Zustand ihrer Wissenschaft. Nobelpreise sind als Indikatoren zu ungenau und zu langsam, denn sie werden nur einmal im Jahr von irrenden Menschen vergeben. Ungeachtet seiner mystischen Aura, hängt die Vergabe des Preises von der Stimmung im Nobelkomitee und der Durchsetzungsfähigkeit nationaler Lobbys ab.

Von zweifelhaftem Wert ist auch die Anzahl der Einladungen, die die Wissenschaftler eines Landes für renommierte, ausländische Kongresse erhalten. Das Organisationskomitee wählt Redner nicht nur nach Ansehen oder der Qualität ihrer Forschung aus. Freunde und Bekannte der Mitglieder des Organisationskomitees haben bessere Chancen, eingeladen zu werden als Fremde. Forscher, die in der Nähe wohnen besitzen bessere Chancen als Forscher, denen hohe Reisekosten ersetzt werden müssen.

Um die Schwächen der einzelnen Qualitätsindikatoren auszuschalten, wird die akademische Grundlagenforschung in den folgenden drei Kapiteln an allen möglichen Maßstäben gemessen.

2.3 Eine britische Untersuchung

In den 70er Jahren kürzte die britische Regierung ihre Ausgaben für die Grundlagenforschung. Um die Wirkung der Kürzungen auf die Produktion der britischen Wissenschaft festzustellen, wurde vom Advisory board for the Research Councils und der Royal Society's Policy Studies Unit eine Untersuchung veranlaßt. Sie sollte Informationen über die Langzeitentwicklung der britischen Wissenschaft liefern. Dazu wurden für Großbritannien, USA, Deutschland, Frankreich und Japan der jährliche Paperausstoß und die Zitate, die diese Paper durchschnittlich erhielten, bestimmt. Die Produktion wurde mit dem jeweiligen Aufwand verglichen. Nature veröffentlichte diese Untersuchung in Band 316, 587-590 bzw. Band 323, 591-594 sowie 681-684. Die Tabellen 1 und 2 beruhen auf diesen Daten.

Tabelle 1: Die wissenschaftliche Produktion im Jahre 1982

D	USA	F	GB	J	
17,5	107,0	14,5	23,8	21,0	veröffentlichte Paper x 10^3
188570	87570	178620	81260	150950	Kosten pro Paper in $
2,83	4,63	2,66	4,26	1,75	Paper pro 10 000 Einwohner
0.85	1.3	0.73	0.96	0.75	Zitate pro Paper
4,5	14,8	4,1	11,8	4,97	Zitate pro Mio $

Die Daten gelten für alle Naturwissenschaften zusammen genommen. Es handelt sich um die akademische, staatlich geförderte und aus Steuergeldern finanzierte Forschung.

Tabelle 2: Kosten der akademischen Forschung im Jahre 1982 (in US $)

D	USA	F	GB	J	
53,5	40,5	47,5	34,5	26,5	Kosten der akademischen Forschung pro Kopf der Bevölkerung
1190	4630	940	660	1050	Kosten der Biowissenschaften in Mio $
19,3	20,0	17,2	11,8	8,8	Kosten der Biowissenschaften pro Kopf der Bevölkerung

Es handelt sich hier um die akademische, staatlich geförderte und aus Steuergeldern finanzierte Forschung.

Gleichartige deutsche Analysen gibt es nicht, obwohl sie interessanter wären als Untersuchungen über die „Konstitution und Funktion fiktionaler Texte" (1988 von der DFG mit 700.000 DM gefördert) oder „Ästhetik, Pragmatik und Geschichte der Bildschirmmedien" (1988 von der DFG mit 1.4 Millionen DM unterstützt).

Mit der Untersuchung ging es den Briten nicht darum, sich selbst zu feiern. Im Gegenteil, die Untersuchung sollte die britische Regierung von weiteren Kürzungen der Mittel für die Grundlagenforschung abhalten. Das zeigt schon der traurige Titel des Nature-Artikels: „charting the decline in British science". Im Sinne des politischen Zwecks der Untersuchung wäre es also gewesen, die britische Wissenschaft möglichst schlecht und die anderen möglichst gut darzustellen, im Sinne von: Seht, uns geht's schlecht, und wenn ihr kürzt, wird's noch schlimmer. Die Aussagen der Untersuchung über die deutsche Wissenschaft sind also ein unbeabsichtigtes Nebenprodukt und möglicherweise noch geschmeichelt.

Nach Tabelle 1 lag die BRD im Jahre 1982 in der Anzahl der veröffentlichten Paper pro Kopf der Bevölkerung nach den USA und England an dritter Stelle. Die Rangfolge war in dem Jahrzehnt vor 1982 die gleiche: USA und England an der Spitze, der Rest, darunter die Deutschen, schleicht hinterher.

Die entscheidende Aussage der Tabelle 1 ist, daß deutsche Paper im Durchschnitt mehr als doppelt so teuer sind als englische oder amerikanische. Der deutsche Steuerzahler bezahlte 1982 für ein durchschnittliches Paper 189.000 $, der englische nur 81.000 $. Diese Zahlen gelten für die Gesamtheit der Naturwissenschaften. Die meisten Mittel teilen sich in den Naturwissenschaften die Physik, Chemie, Geologie und die Biowissenschaften. Mit Papern aus der Physik schnitten die Deutschen besser ab. Das drängt den Schluß auf, daß die Zahlen für den Rest, insbesondere für die Biowissenschaften, noch schlechter sind als Tabelle 1 vermuten läßt. Zumindest für den Teilbereich der Genetik trifft dieser Verdacht zu. Der Anteil der BRD am Weltausstoß von Papern über das Thema Genetik lag mit 4.2% deutlich unter dem der Engländer (6.9%), Japaner (7.0%) und US-Amerikaner (68.9%).

Die Deutschen veröffentlichten also weniger Paper je Dollar oder pro Kopf der Bevölkerung als die Engländer oder Amerikaner. Sind die Paper deutscher Wissenschaftler wenigstens besser? Die Qualität von Papern in Zahlen zu beurteilen ist schwierig. Tatsache aber ist, daß naturwissenschaftliche deutsche Paper weniger zitiert werden als englische oder amerikanische (Tabelle 1). Auch die Anzahl der Zitate, die ein durchschnittliches deutsches Paper z.B. über das Thema Genetik erhielt, liegt unter der englischer Paper.

Schließlich gibt es auch keinen Hinweis darauf, daß deutsche Paper nützlicher oder anwendungsbezogener wären als die angelsächsischen. So stammten die Paper, die im Zeitraum von 1980-1985 in genetischen Patenten zitiert wurden, zu 63,4% aus den USA, zu 9,4% aus England und nur zu 4,2% aus Deutschland.

Es gibt keinen Grund zu der Annahme, daß sich die Leistung der deutschen Forschung seit 1982 verbesserte. Science veröffentlichte Zahlen zur Forschungsproduktion im Zeitraum 1981-1990 (*Science* 258, 564 (1992); *Science* 256, 472 (1992)). Die Daten sind schwierig zu interpretieren, da sie nicht zwischen Industrie und akademischer Forschung unterscheiden, nicht in einzelne Forschungsrichtungen aufschlüsseln und Angaben über das hineingesteckte Geld fehlen oder unvollständig sind. Doch scheinen die Deutschen in der Leistungsbilanz nach wie vor an dritter Stelle zu stehen. So schrieben die Engländer von 1981-1990 etwa 410.000 Paper, die Deutschen 300.000. Im gleichen Zeitraum schränkte die englische Regierung die Forschungsförderung drastisch ein, während die deutsche sie erhöhte.

1997 wurde vom britischen Office of Science and Technology eine Übersicht über die nationalen Forschungsleistungen im Zeitraum 1981-1994 veröffentlicht (*Science* 275, 793-796). Das Ergebnis fiel noch blamabler aus als das für 1982: So

Tabelle 3: Ranglisten der Forschungseffizienz 1990/1996

Rang	1990			1996		
		Paper / Mio £	relativer Rang		Paper / Mio £	relativer Rang
1	GB	22,2	100	GB	18.8	100
2	DK	21,0	95	DK	16.4	87
3	CAN	20,2	91	S	15.7	84
4	CH	20,1	91	CH	15.6	83
5	USA	17,5	79	CAN	13.9	74
6	S	16,9	76	AUS	12.1	64
7	NL	15,5	70	NL	11.1	59
8	AUS	15,2	68	USA	10.1	54
9	D	11,9	54	F	8.9	47
10	F	10,5	47	I	8.8	47
11	I	8,8	40	D	8.1	43
12	J	5,6	25	J	4.3	23

Aus Science 281, S 51.

schnitten die Deutschen in der Zahl der Zitationen pro Million $ staatlicher Forschungsgelder viermal schlechter ab als die Engländer: 39 Zitate pro Million $ gegen 168 Zitate pro Million $ (weitere Einzelheiten in *Laborjournal* 3/97 S9). 1982 waren sie nur zwei einhalbmal schlechter gewesen (Tabelle1). Die absolut höheren Zahlen für 1981-1994 hängen vermutlich mit der exponentiellen Zunahme der Gesamtzahl an Papern zusammen.

Ein Jahr später erschien aus der gleichen Quelle ein Vergleich der Zahl der Publikationen pro Million £ in den Jahren 1990 und 1996. Auch hier glänzte die deutsche Forschung weder im Rang noch in seiner Entwicklung (Tabelle 3 und *Laborjournal* 8/98 S6).

2.4 Vergleich der Besten

Die Forschung zweier Länder könnte über Spitzenpaper verglichen werden; ähnlich we z.B. die Anzahl der Gipfel über 3.000 m einen rohen Vergleich des alpinen Charakters zweier Gebirgsstöcke ermöglicht oder die Anzahl der Seligsprechungen Rückschlüsse auf die Frömmigkeit des Kirchenvolks zuläßt. Paper, die aus der Masse hervorragen, wären z.B. die 100 meistzitierten oder die angesehensten. Von den 102 bis 1986 bestzitierten Papern der Biowissenschaften kamen 61 aus USA, 13 aus England, 7 aus Frankreich, 4 aus Japan und nur eines aus der BRD. Keine schmeichelhafte Statistik, wenn man bedenkt, daß die BRD mehr für die Biowissenschaften ausgibt als England, Frankreich oder Japan (Tabelle 2).

Die Anzahl der Zitate aber ist ein schlechtes Maß für die Güte eines Papers. So werden Paper, die Erkenntnisdurchbrüche in wichtigen biologischen Fragen veröffentlichen, zwar oft zitiert; die Rekordpaper im Zitiertwerden aber, sie beschreiben fast ausnahmlos Methoden (siehe SCI), gelten nicht als geniale wissenschaftliche Leistungen. Keines der drei meistzitierten Paper war Grundlage für die Verleihung des Nobelpreises. Deswegen, und weil für viele Forscher das Zählen von Zitaten dem Messen von Hausnummern gleichkommt, wurde versucht, die Verteilung der besten Paper zu bestimmen:

Die Zeitschrift *Nature* ist eine der besten Zeitschriften der Naturwissenschaften. *Nature* veröffentlicht Paper entweder als Letter oder als Artikel. Bei Artikeln handelt es sich fast ausnahmslos um sehr gute wissenschaftliche Arbeiten, die Sensationswert haben. Der Natureartikel ist der Rolls Royce unter den Papern. 1988 kamen 68% der Autoren von biologischen Natureartikeln aus amerikanischen Labors, 5,8% aus englischen und nur 2,4% aus deutschen, 1984 waren es 62,6%, 13,7% und 3,4% (Tabelle 4). Die Engländer und Amerikaner scheinen bei Spitzenleistungen der Forschung deutlich besser abzuschneiden als die Deutschen.

Das schließt gelegentliche deutsche Erfolge in den Biowissenschaften nicht aus. So entwickelten Neher und Sakmann die patchclamp Technik und Michel, Deisenhofer und Huber gelang die erste Röntgenstrukturanalyse eines Membranproteins.

Tabelle 4: Die nationalen Anteile an ausgesuchten Papern der Biowissenschaften

	% Autoren an Natureartikeln 1982	1984	1988	% Anteil an den bis 1986 meistzitierten Papern	Aufwand für die Biowissenschaften in Mio $ (1982)
USA	63,0	62,6	68,0	60,0	4630
GB	12.3	13.7	5.8	12.7	660
D	6,4	3,4	2,4	1,0	1190

Für die % Autoren an Natureartikeln wurden die Autoren jedes Artikels mit einem biologischen Thema gewählt (ohne Wertung ihrer Position auf der Autorenliste) und nach der nationalen Angabe des Labors auf die Nationen verteilt. Autoren aus Labors, die nicht eindeutig einer Nationalität zuzuordnen waren (z.B. EMBL) wurden nicht berücksichtigt. Die Gesamtzahl der Autoren war 454, 591 und 305 für 1982, 1984 und 1988 respektive.

2.5 Schlechte Zeichen

Man kann eine Wurst nach ihrem Gewicht, ihrem Fettgehalt oder danach beurteilen, wie sie dem Nachbarn schmeckt. Gleiches gilt für die Wissenschaft:

Die Nobelpreise in Medizin und Chemie vergibt das Karolinska Institut bzw. die schwedische Akademie der Wissenschaften in der Regel nach USA oder nach England (Fig. 3).

In den Rednerlisten wichtiger internationaler Kongresse tauchen die Namen deutscher Wissenschaftler selten auf, und keine deutsche Kongreßveranstaltung genießt ein Ansehen, das vergleichbar wäre mit dem Neuroscience-Kongreß, den Gordon-Konferenzen oder dem Cold-Spring-Harbor-Symposium in den USA.

In den Editorial boards angesehener Zeitschriften, wie *Nature*, *Science*, *Cell*, *J. biol. Chem.*, sind die Namen deutscher Wissenschaftler rar, und das liegt nur zum Teil daran, daß diese Zeitschriften in angelsächsischen Ländern erscheinen.

Es gehört für den deutschen Forscher auch heute noch zum guten Ton, in den USA geforscht zu haben. Zum Dr. rer. nat. gehört nach wie vor der Dr. i.U. (Done research in USA). Amerikanische Postdoks dagegen arbeiten trotz der besseren Bezahlung selten in Deutschland (*Science* 257, 1743 (1992)).

Die zunehmende Anglisierung der Umgangssprache im Labor zeigt das geringe Selbstbewußtsein der deutschen Forscher: Die vials werden gecountet und stehen im rack, die recovery ist niedrig, das Gel wurde geblottet, man arbeitet an der bench, hat progress report, löst in sample buffer, reviewed, schreibt ein paper für ein journal, um sich hinterher beim editor über den referee zu beschweren, der die results zu mager und die discussion zu üppig findet usw. Keine Frage, wer wen als Meister in der Forschung ansieht.

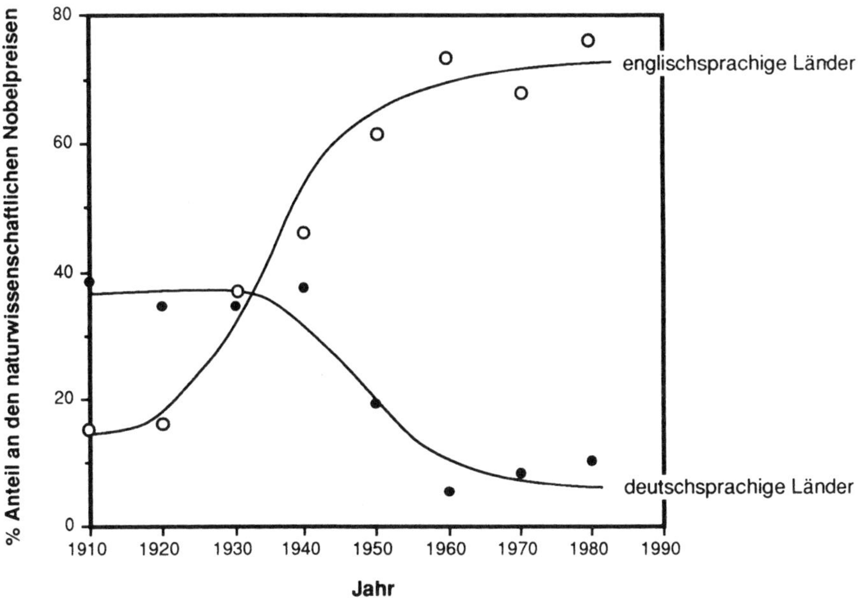

Figur 3: Anteile der deutschsprachigen (D, A, CH) und englischsprachigen (USA, GB, IRL, CAN, AUS) Länder an den naturwissenschaftlichen Nobelpreisen. Unter der Jahreszahl sind die Anteile an den Nobelpreisen im vorrausgehenden Jahrzehnt zusammengefaßt.
Nach U. Ammon, Spektrum der Wissenschaft, Januar 1992

Gelegentlich versucht ein - von seinem Werbefachmann schlecht beratener - Politiker, der deutschen Forschung neue Impulse zu geben. Das Gründen neuer Komitees und Kontrollstellen ist noch harmlos. Gefährlich wird es, wenn sich ein zukunftsorientierter Politiker mit Publizitätsdefizit und ein einflußreicher, aber unterbewerteter Professor verbünden. Das führt so unweigerlich zur Gründung eines neuen Instituts wie Schwefelsäure zu Löchern im Labormantel. Diese Institute haben drei Merkmale: Der einflußreiche Professor wird Institutsdirektor, das Institut bekommt, als Zeichen des Fortschritts, einen angelsächsischen Namen und es werden 80 cm breite Außenbalkone angebracht, die als Fluchtwege bei Brandanschlägen militanter Gentechnologiegegner dienen sollen. In der Molekularbiologie hat das Institutsgründen seuchenartige Ausmaße angenommen, mit Ausbrüchen in Hamburg, Heidelberg und München.

Wesentliche Züge der Organisation deutscher Institute wurden amerikanischen Vorbildern angepaßt: die Arbeitszeiten der gewöhnlichen Forscher (länger), die Kleidung des Professors (statt Anzug zerknüllte Baumwollhose und ungebügeltes

Fig. 4 : Vergleich von Forschungsinstituten
nach ihrer Produktion in Molekularbiologie und Genetik
nach *Science* (1992) 256, 460

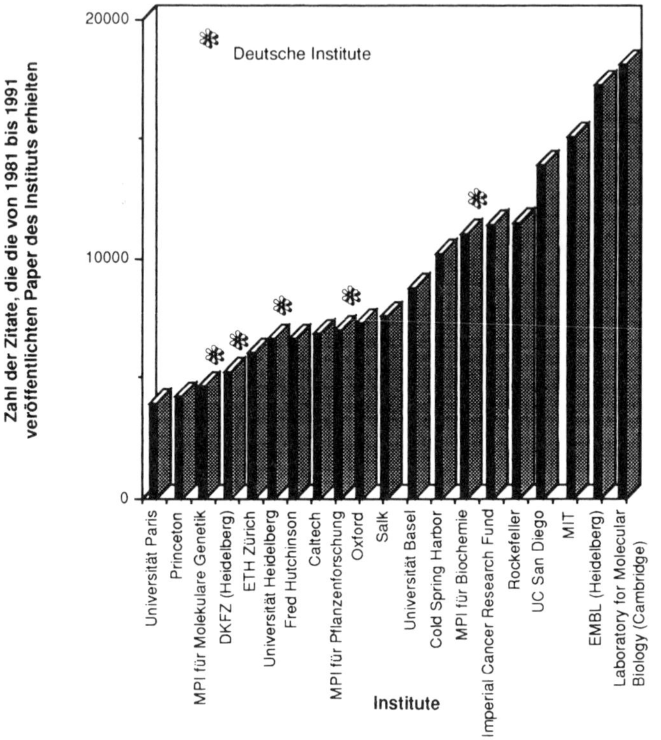

Zu Fig. 4: Die Paper stammen aus 70 Journalen, die ausschließlich der Molekularbiologie und Genetik verpflichtet sind. Molekularbiologische Paper in z.B. *Nature* wurden aus technischen Gründen nicht berücksichtigt.
Um Fig. 4 richtig zu beurteilen, muß folgendes berücksichtigt werden. Viele Institute veröffentlichen nicht nur molekularbiologische Paper, sondern auch zellbiologische oder biochemische - in unterschiedlichem Ausmaß. Ein Vergleich der Institute nach den Zitaten, die *alle* ihre von 1981 bis 1992 veröffentlichten Paper erhielten, ergibt die Reihenfolge: DKFZ (66198 Zitate); MPI für Biochemie (52225); MPI für Molekulare Genetik (17901) (Science 258, 1069). Also eine andere Reihenfolge als in Fig. 4. Auch verrichten manche Institute Dienstleistungen, die sich nicht in der Forschungsproduktion niederschlagen.
Für einen aussagekräftigen Leistungsvergleich fehlt schließlich der Haushalt und die Zahl der Wissenschaftler pro Institut. So lag der Jahresetat des DKFZ 1991 bei 158 Millionen Mark, während das Salk-Institut mit 40 Millionen $, umgerechnet 60 Millionen Mark, zufrieden sein mußte. Deutsche Institute, vor allem die Max-Planck-Istitute, gelten als mit finanziellen Mitteln gesegnet. Gut gepolstert sind aber auch das EMBL und amerikanische Privatuniversitäten wie Rockefeller.
Fig. 4 ist ein Beispiel dafür, wie man's nicht machen sollte. Sie sagt nichts über die Forschungsleistung der Institute im allgemeinen und speziellen (Molekularbiologie) aus. Ich habe die Figur trotzdem aufgenommen um zu zeigen, daß (bessere) Vergleiche ohne größeren Aufwand möglich wären. Da verschiedene Institute oft verschieden organisiert sind, weisen Vergleiche auf die Effizienz der Institutsführung hin. Das würde die moralische Stellung mancher Magnaten untergraben - hofft der Verfasser.

Hemd), die Schreibtische (statt Holzfurnier Plastikbeschichtung), die Elektrophoresegeräte (nagelneu), der Progress report (vorhanden) und die Namen der Komitees (englisch). Außerdem sitzen auf den Gruppenleiterstellen nicht mehr die Günstlinge des alten Institutsdirektors, sondern die Freunde des neuen. Bewährte Grundlagen der akademischen Forschung, wie z.B. die Arbeits- und Gewinnverteilung zwischen Professor und gewöhnlichem Forscher, bleiben dagegen erhalten.

In Heidelberg zum Beispiel wurden neue Forschungslabors angesiedelt, die mit Spitzenforschung den Anschluß an das internationale Niveau herstellen sollten. Das Wort „Spitzenforschung" hat bei deutschen Wissenschaftspolitikern die Bedeutung des Begriffes „Seligkeit" in der Theologie: Die, die sie dauernd im Munde führen, haben sie nicht. So kennen auch ausländische Forscher von Heidelberg nur das Schloß und das EMBL (European Molecular Biology Laboratory). Es scheint das einzige Heidelberger Labor mit internationalem Renommee zu sein und sticht darin sämtliche Universitätslabors, Max-Planck-Institute und auch Großforschungseinrichtungen wie das Deutsche Krebsforschungszentrum (DKFZ) aus. Das sind meine persönlichen Erfahrungen, aber auch der Bericht der intrnationalen Beraterkommission für das DKFZ (Jahresetat 1982: 90 Millionen DM) stellte 1982 fest, daß sich dessen Forschungsarbeit in keiner Weise auszeichnet (siehe Erklärungen DKFZ*).

Das EMBL ist keine deutsche Einrichtung, sondern eine der europäischen Staatengemeinschaft. Im EMBL gibt es auch für die Laborleiter keine festen Stellen. Den Einfallsreichtum und die Produktivität scheint das zu fördern.

2.6 Schluß

Vorn liegen die Deutschen mit den Ausgaben für die akademische Forschung. Die BRD gab 1982 pro Kopf mehr Geld für die Forschung aus als England oder die USA (Tabelle 2). In den Biowissenschaften nahm sie eine gute zweite Stelle ein. Leider ist das Geld, das die Deutschen dafür ausgeben, das einzige, mit dem sie sich in der Grundlagenforschung hervortun. Nach allen anderen denkbaren und mir zugänglichen Maßstäben ist die deutsche Wissenschaft zweitklassig. Es gibt auch in der BRD hervorragende Wissenschaftler, doch der durchschnittliche deutsche Forscher veröffentlicht zu wenig und das Wenige ist mittelmäßig und teuer.

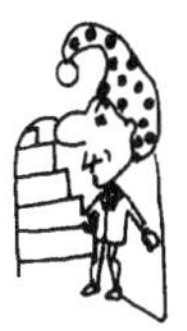

3. Wozu Grundlagenforschung?

Entwicklungshilfe ist notwendig für den wirtschaftlichen Fortschritt der dritten Welt. Die Industrieländer beuten die dritte Welt aus. Ohne Gastarbeiter hätte es kein Wirtschaftswunder gegeben. Die wirtschaftliche Zukunft einer Volkswirtschaft wird durch Grundlagenforschung gesichert.

Diese Aussagen haben folgendes gemeinsam: Sie sind einleuchtend, unbewiesen und besitzen eine Lebenskraft, die so zäh ist wie die Inflation. Es handelt sich um Glaubenssätze, die, obwohl im Kern so weich wie faule Eier, doch eine rationale Schale besitzen, die durch ständige Wiederholung zu ansehnlichem Glanz aufpoliert wurde. Wiederholt werden sie, weil sie wahr sein sollen, weil damit ein Interesse verbunden ist. Die schwache Verbindung zur Wirklichkeit wird mit Moral verfestigt. Nicht Richtig oder Unrichtig ist wichtig, sondern Gut oder Böse, Für uns oder Gegen uns. Fakten werden unwichtig, das Gefühl entscheidet und der Verstand koppelt ab. Das hohle Stroh der Einleitungen und Schlußbemerkungen von Forschungsanträgen, der Festreden und Fernsehansprachen von Politikern und Wissenschaftspolitikern enthält ganze Gelege von Glaubenseiern.

Fast immer dabei ist der erwähnte Zusammenhang zwischen Grundlagenforschung und wirtschaftlicher Zukunft. Auch dieses Ei ist faul.

Wirtschaftlich oder medizinisch wichtige Forschung wird von der Industrie geleistet, und die hält ihre Forschungsergebnisse geheim. Dagegen werden Fortschritte und Methoden der akademischen Forschung so schnell wie möglich veröffentlicht. Damit kann jeder die seltenen kommerziell verwertbaren Erkenntnisse aus den Papern nachkochen. Es ist billiger und bequemer, andere forschen zu lassen und sich darauf zu beschränken, deren Ergebnisse geschäftlich auszunutzen. Die Japaner überließen die akademische Grundlagenforschung jahrzehntelang anderen, ohne deswegen wirtschaftlich ins Hintertreffen zu geraten, und die glanzvolle Rolle der Engländer in der akademischen Forschung verhinderte nicht den Verfall ihrer Wirtschaft. In der Tat zeigt Figur 5, daß kein Zusammenhang besteht zwischen den Investitionen in die Grundlagenforschung und der späteren Änderung des Bruttosozialprodukts.

Offensichtlich entspringen weder das wirtschaftliche noch das medizinische Heil der Welt der akademischen Grundlagenforschung. Trotzdem zieht diese ihre Berechtigung nicht nur aus der Ausbildung von Forschern für die Industrie.

a) Der Grund, der Geschäftsleute und höhere Verwaltungsangestellte dazu treibt, moderne Bilder oder seltsame Betongußstrukturen zu kaufen, ist neben der Ehefrau die Tatsache, daß damit ihr gesellschaftliches Ansehen steigt. So ist auch die Forschung für den Staat das, was die langen Fingernägel für die Chinesen waren. Er gewinnt durch die Förderung der kommerziell nicht verwertbaren Grundlagenforschung an Prestige, denn nichts ehrt mehr, als sich eine teure Nutzlosigkeit leisten zu können. Aus ähnlichen Gründen zahlt er für den Leistungssport. Das ist nicht ironisch gemeint: Schließlich kann sich der Steuerzahler genauso etwas darauf einbilden, den genetischen Code entdeckt zu haben, wie auf einen Weltmeistertitel im Fußball.

b) Es gibt ein Interesse des gemeinen Publikums an zweckfreien naturwissenschaftlichen Fragestellungen, z.B., wie die Vielfalt der Antikörper entsteht oder die Nervenzelle Nachrichten verarbeitet. Ob es wesentlich größer ist als das für keltisches Münzwesen oder für die Technik mittelalterlichen Burgenbaus, sei dahingestellt, doch es ist da. Populäre naturwissenschaftliche Zeitschriften werden nicht nur von Forschern gekauft.

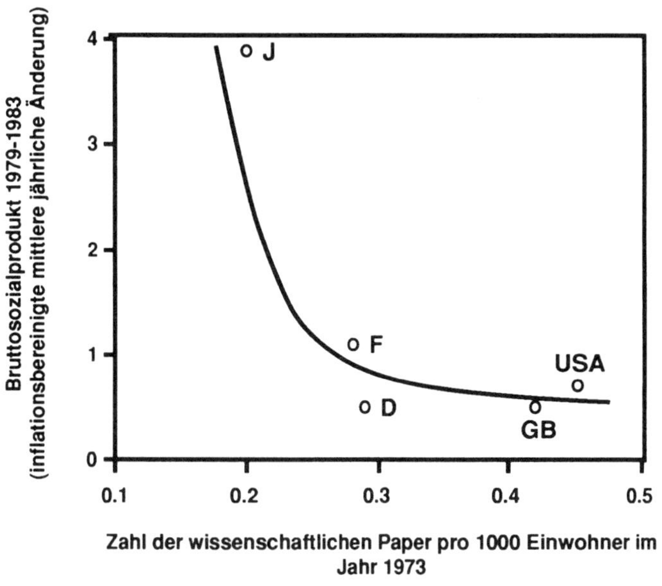

Figur 5: Der Zusammenhang zwischen Grundlagenforschung und der wirtschaftlichen Entwicklung. New Scientist vom 10. Nov. 1990.

c) Grundlagenforschung wirft hin und wieder Entwicklungen an, wie die moderne Molekularbiologie, für die die zweckgerichtete Industrie- oder medizinische Forschung blind ist.
d) Grundlagenforschung warnt vor Gefahren, die die Industrieforschung nicht sieht oder nicht sehen darf. Beispiele sind Treibhauseffekt und Ozonloch.
e) Die experimentelle Grundlagenforschung schützt vor geistiger Höhenkrankheit. Esoteriker sind in der naturwissenschaftlichen Forschung selten. Es heilt zu erfahren, wie schwierig es ist, das Verhalten selbst einfachster Systeme nachprüfbar vorauszusagen, wie leicht sich einleuchtende Überlegungen an den harten Kanten des Experimentes stoßen und wie schnell bedeutungsschwere Worte jeglichen Sinn verlieren, sobald man versucht, ihren Inhalt in Zahlen zu messen. Theoretische Überlegungen sind nicht nur grau, sondern meistens auch noch falsch.
f) Forschen ist eine interessante Art, die Zeit totzuschlagen. Es beschäftigt Leute, die sonst die Ärzte- oder Anwaltschwemme vergrößern, an der Börse spekulieren oder sich in die Politik einmischen würden.

Wäre der Wohlstand der Bundesrepublik in Gefahr, wenn die Professoren und ihre Assistenten zur Straßenreinigung befohlen würden? Niemand weiß es, aber vermutlich hat die Sauberkeit der Straßen nur geringen Einfluß auf die wirtschaftliche Entwicklung. Die akademische Grundlagenforschung hat trotzdem Sinn und Nutzen, wenn auch nicht den, der in den Anträgen auf Forschungsgelder steht. Warum dafür nicht einen Bruchteil des Bruttosozialproduktes verwenden? Forschen kommt den Steuerzahler schließlich billiger als das Anlegen von Milchseen und Butterbergen.

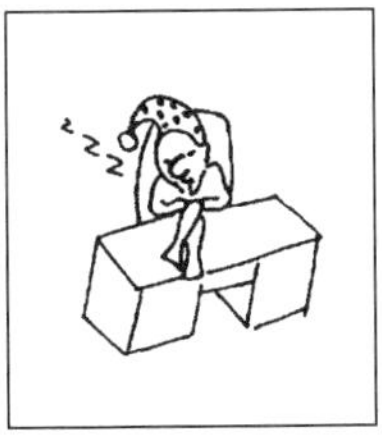

4. Ein ungebetener Vorschlag

4.1 Was mißfällt

Abschnitt 2 zeigt, daß der deutsche Steuerzahler mit der Forschung, die er bezahlt, blamiert ist. Dafür kann es zwei Gründe geben:

1. Die Deutschen sind dümmer als die Engländer oder Amerikaner.
2. Die Deutschen organisieren ihre Forschung schlecht.

Es spricht einiges für Punkt 2:

Die Mehrzahl der deutschen Professoren wurden nicht wegen ihrer wissenschaftlichen Produktion oder ihren Führungsqualitäten berufen, sondern wegen ihres Glücks, zur rechten Zeit dem rechten Mann zu dienen, der Fähigkeit angenehm zu sein, Beziehungsnetze zu knüpfen, schöne Worte zu machen oder weil sie zufällig an einem Thema arbeiteten, das ein Patron für wichtig hielt.

Der deutsche Professor verwaltet, repräsentiert, hält Reden, sitzt bei oder, im fortgeschrittenen Stadium, vor. Statt zu forschen jongliert er mit Anträgen, jettet von einem Ausschuß zum anderen oder sucht in Gremien und Komitees überflüssige Einwände, die andere mit unnötigen Gründen bekämpfen. Manche lassen sich im Labor nur noch blicken, um die neuesten Dias abzuholen oder um die Goldadern zu betrachten, die ihre Wünschelrutengänger während ihrer Abwesenheit gefunden haben. Kurz: die Hauptbeschäftigung des Professors ist die Selbstdarstellung. Er verdient gut, ist sozial abgesichert, unterliegt keiner Weisungsbefugnis und keinem Leistungsdruck; er ist der Playboy unter den Beamten.

Einigen gefällt das, manche würden es gern ändern, alle aber hängen an Kommissionen, Ausschüssen und Komitees wie Jesus am Kreuz, festgenagelt mit Anträgen, Stellungnahmen, Sitzungen, Projektbeschreibungen, Zwischen- und Endberichten. Besonders prächtige Blüten treibt die Gschaftlhuberei in der milden, aber real existierenden Planwirtschaft von DFG und BMFT, in Sonderforschungsbereichen und Schwerpunktprogrammen. Auf frisch gedüngten Äckern drehen endlos die Gebetsmühlen.

Den Postdoks nimmt der fehlende Zusammenhang zwischen wissenschaftlicher Leistung und sozialem Erfolg den Ehrgeiz. Die Bevormundung und geistige Enteignung durch den Professor und die geringe Chance selbständig zu werden, treibt sie in die innere Kündigung oder in die Industrie. Auch die undurchsichtigen Habilitierungs- und Berufungsverfahren, die eher den sozialen Rang und geschicktes Auftreten belohnen als den wissenschaftlichen Erfolg, führen zu Verbitterung, Leistungsverweigerung oder Strebertum.

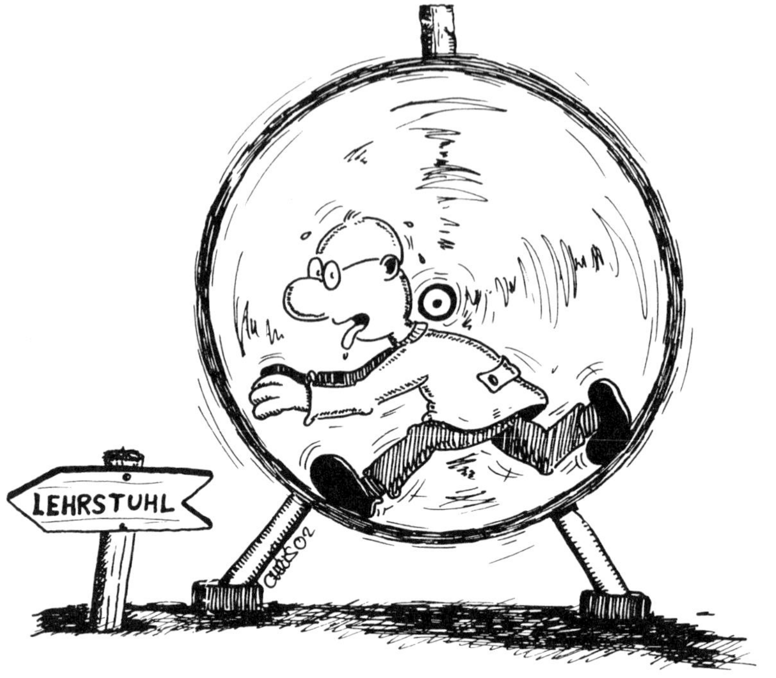

Jede Gruppe von hohem sozialem Rang und Privilegien neigt dazu, sich aus sich selbst oder aus den gleichen Kreisen zu ergänzen. So war eine Professur auf einer deutschen Universität des 18. Jhdts. für Neulinge nur über die Fortpflanzungsbiologie (mit der Professorentochter) erreichbar. Auch heute fällt es den Professoren leicht ihren Stand gegen Mißliebige abzuschotten. Dafür sorgen die vielen Bewerber um die Lehrstühle, der Ausschluß der Öffentlichkeit bei der Auswahl der Bewerber, die Unbestimmtheit der Auswahlkriterien, und die Selbstergänzung: die Professoren allein bestimmen, wer in ihren Kreis aufgenommen wird.

Der Zugang zur naturwissenschaftlichen Grundlagenforschung geht über Promotion, Habilitation und Lehrstuhl: Einrichtungen aus dem Zopfzeitalter. Wozu braucht die Forschung Titel, wenn inzwischen sogar die Verwaltung ohne Geheimräte auskommt?

Die Einheit von Forschung und Lehre hemmt Forschung und Lehre. Dieser Meinung scheinen auch die Professoren zu sein: Um die Lehre drückt sich jeder, der etwas auf sich hält. Wenig lehren zu müssen ist ein Statussymbol und wichtiger Bestandteil von Berufungsverhandlungen. Auf wissenschaftspolitischen Veranstaltungen fühlen sich zwar die Festredner hin und wieder verpflichtet, die Einheit von Forschung und Lehre zu verteidigen. Das aber hängt mit der Geruhsamkeit des professoralen Daseins zusammen. Die Lehre ist nämlich eine uneinnehmbare und bequem eingerichtete Festung, in die sich Professoren, die in der Forschung versagt haben, zurückziehen können. Lehren können sie meistens auch nicht, sie haben es ja nie gelernt, aber das stört seit der Abschaffung der Hörergelder keinen mehr. Höchstens Studenten, die unfähig sind, sich den Stoff aus Büchern anzueignen.

Gute Forschung braucht Wettbewerb mit Leistungsanreizen. Forschungsleiter, die keine guten Paper veröffentlichen, müssen entlassen werden, anstatt sie, wie heute, bis zur Pensionierung auf ihren Stellen sitzen zu lassen. Die unkündbare Beamtenstellung kommt einem Professor, der sich hauptsächlich mit Forschung befaßt, nicht zu. Mit seiner Forschung dient er nicht dem Staat, sondern der Wissenschaft oder letztlich seiner Neugier und Eitelkeit.

4.2 Nichts ist so schlecht, daß es nicht noch schlechter werden könnte

Nach Meinung des Verfassers gilt es folgendes zu vermeiden:

a) Mehr Geld in die Forschung zu pumpen,

b) Die amerikanische Forschung nachzuäffen,

c) Ein Komitee aus Professoren, Sozialwissenschaftlern und politischen Beamten mit der Ausarbeitung einer neuen Forschungsorganisation zu beauftragen.

Mehr Geld in die Forschung pumpen:

Abschnitt 2 zeigt, daß das Problem der deutschen Forschung nicht das Geld ist. So hatte der milliardenschwere Ausbau der Universitäten in den Jahren 1960-1973 auf den Paperausstoß, z.B. der Biowissenschaften, keinen Einfluß. Die neuen Universitäten zeichnen sich bis heute weder durch Menge noch Güte ihrer Forschung aus.

Die deutsche Forschung über die Gründung neuer Institute mit neuer Verfassung zu reformieren ist ebenfalls illusionär. Wenn Klosterschüler in eine Mafiosibande eingeschleust werden, dann verwandeln sich die Klosterschüler in Mafiosi und nicht umgekehrt.

Ein Institut mit neuer Verfassung wurd z.B. Mitte der 80er Jahre in einer südwestdeutschen Universitätsstadt gegründet. Nennen wir es Center of Molecular Excellence, abgekürzt COME. Das COME sollte, so die offizielle Zielsetzung, die deutsche Forschung auf das internationale Niveau in der Molekularbiologie heben und den Austausch von Wissen zwischen der Industrie, in diesem Fall einer großen deutschen Pharmafirma, und der Grundlagenforschung fördern. Allerdings ging es nicht nur um die Entwicklung neuer Techniken in der Molekularbiologie. Ein (mir) unbekannter Held wollte die Schlafkrankheit, die deutsche Institute über kurz oder lang befällt, mit neuen Organisationsformen bekämpfen. Einmalig in der deutschen Wissenschaftsgeschichte gab es im COME auch für die

Der Weg zum Erfolg

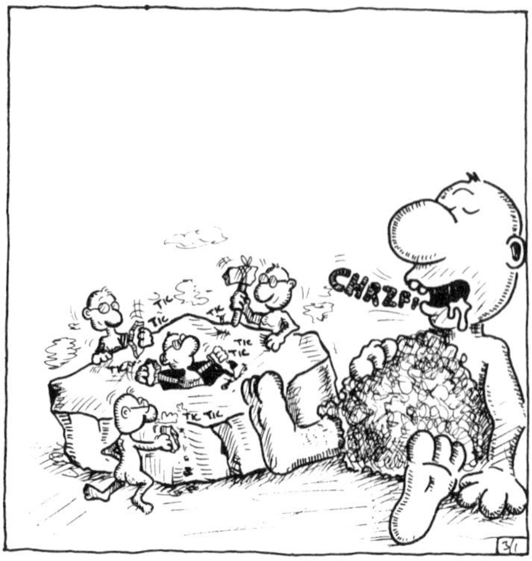

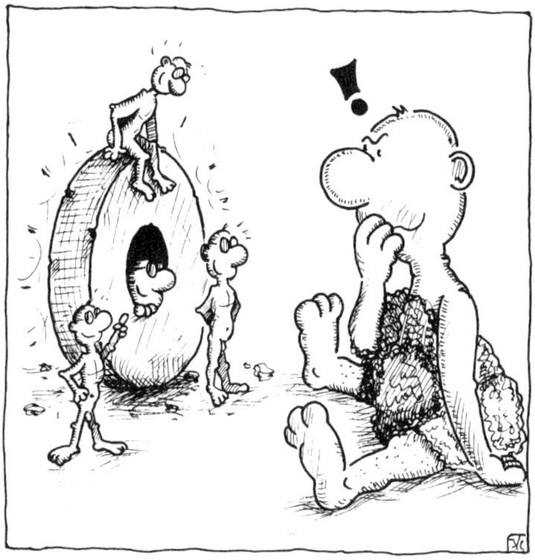

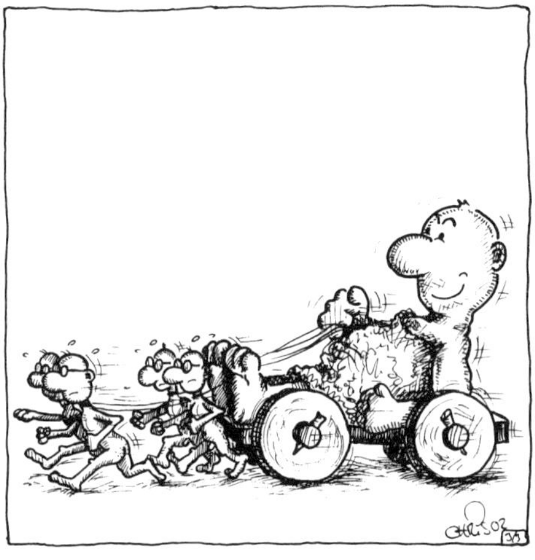

ordentlichen (C4*) Professoren keine festen Stellen, sondern nur einen 7-Jahresvertrag. Ein unabhängiger Beirat sollte die wissenschaftlichen Leistungen kontrollieren.

Leider blieb der Beirat ohne klare Vorgaben, was denn nun genau unter Leistung zu verstehen sei. Zudem ist er nicht im eigentlichen Sinne unabhängig, denn die Professoren des Instituts sind wiederum in Beiräten oder Ausschüssen, in denen es um Interessen von Mitgliedern ihres Beirats geht. So beschränkt der Beirat seine Tätigkeit auf einen gelegentlichen Plausch mit Vorträgen und belegten Brötchen. Ernsthafte Auseinandersetzungen zwischen Beirat und Institutsleitung kommen nicht vor. Im Grunde ist der Beirat eine bürokratische Einrichtung, die die Forscher von ihren eigentlichen Aufgaben abhält.

Bei der zeitlichen Begrenzung der Stellen gab es von Anfang an Schlupflöcher und Ausnahmen (z.B. für den Institutsgründer). Nach einer Schamfrist hatten alle C4*-Professoren des Instituts Dauerstellen. Wenn es darauf ankommt, ist der deutsche Ordinarius nämlich so zäh und ausdauernd wie ein Kaugummi - und genauso fest klebt er am Stuhl. Das COME ist inzwischen ein gewöhnliches Institut. Seine Professoren befassen sich mit Molekularbiologie und den akademischen Wehs, den Grundfragen, um die sich alle höhere Wissenschaftspolitik dreht: Wer bekommt wo welchen Lehrstuhl mit wieviel Ausstattung? Dabei werden auch anrüchige Methoden verwendet wie Hausberufungen (Besetzung von Lehrstühlen der Universität durch eigene Mitglieder), und Verwandtschaftsverhältnisse spielten zumindest bei der Besetzung einer Gruppenleiterstelle eine Rolle.

Wahrscheinlich hatte die zeitliche Begrenzung der C4*-Stellen die Rolle des Brautkranzes, der nach der Hochzeit abgelegt wird. Der eigentliche Sinn des COME mit seinem Hightechappeal und der dynamischen Industrieverbindung lag wohl, neben der Schaffung neuer Pfründe für 3 bis 4 Professoren, im Beweis der Fortschrittlichkeit des Ministerpräsidenten, der die Eröffnungsrede hielt, und dessen Partei.

Die amerikanische Forschung nachäffen:

In einer Mischung von Bewunderung und Mimikry neigt der deutsche Professor dazu, sich zu amerikanisieren, soweit das ohne Einschränkung seiner Vorrechte und Gemütlichkeit möglich ist. Es gehört zum guten Ton, für Fachausdrücke und in Seminaren, die englische Sprache zu verwenden, mit amerikanischen Wissenschaftlern befreundet zu sein und amerikanische Kongresse zu besuchen. Auch sucht öfters in Stellenanzeigen deutscher Universitäten ein Searchcommittee einen group leader, der besonders motivated sein soll.

Die Karriereleiter der amerikanischen Forschung hat (vereinfacht) 3 Stufen: assistant professor, associate professor und full professor. Der assistant professor ist nicht festangestellt, leitet aber selbständig eine Gruppe von Doktoranden und Postdoks, hat ein eigenes Forschungsvorhaben und ein eigenes Labor. Nach 5 Jahren wird geprüft, was sein Labor geleistet hat, d.h. wie viele Paper wo publiziert wurden, und wieviel grant money (Forschungsgeld) die Gruppe erhielt. Danach bekommt der assistant professor tenure, d.h., er wird als associate professor festangestellt, oder er wird gefeuert.

Alle 3 Grade, auch die beiden oberen mit tenure, unterliegen noch dem harten Wettbewerb um grants (Forschungsgelder) (siehe DFG-Antrag). Dabei geht es teilweise um die Existenz, denn an manchen Universitäten muß von den Grants das eigene Einkommen bezahlt werden (get grants or get out).

Zu dem Wettbewerb um Grants kommt noch der Wettbewerb der Universitäten, besonders der privaten, um Studenten und um Forscher mit Grants. Das hängt damit zusammen, daß die amerikanischen Universitäten sich im Prestige unterscheiden. Es ist gleichgültig, ob einer in Bielefeld oder in Tübingen studiert, aber nicht, ob er aus Yale oder aus der Kansas State University kommt. Ein assistant professor der UCSF in Berkeley ist angesehener als ein assistant professor einer unbekannten Universität im mittleren Westen. Der dreifache Wettbewerbsdruck auf den amerikanischen Forscher, bei den assistant professoren, den Grants und den Universitäten, dürfte der Grund für den Erfolg der amerikanischen Forschung sein.

Die Tücken der amerikanischen Forschung sind die Zeitvergeudung beim grantproposal (Antrag auf Forschungsgelder) schreiben und der Peerreview. Der PI (principal investigator gleich Laborleiter) ist oft 3-4 Monate im Jahr nur mit dem Schreiben von Grantproposals beschäftigt. Diese werden, wie Paper, einem Peerreview unterworfen. Wegen des strengen Wettbewerbs haben fast nur Anträge Erfolg, die auf der Linie der allgemeinen Zustimmung liegen, die offensichtliche, sichere, einleuchtende Experimente beschreiben - Experimente, die das Voraussagbare verfolgen. Je ungewöhnlicher ein experimenteller Ansatz, desto größer ist die Wahrscheinlichkeit, daß er unterdrückt wird. Zudem versicherten dem Verfasser mehrere Postdoks und Professoren, daß es auch in den USA Kungelei gäbe. Bei Stellenvergaben und der Begutachtung von Papern spiele nicht nur die wissenschaftliche Qualität eine Rolle.

Der deutsche Akademiker sollte sich statt amerikanischer Hamburger sein eigenes Würstchen braten.

Reformieren mit Komittee:

Zu diesem Problem hatte ich in der vorigen Auflage folgendes geschrieben:

Das Reformkomitee riecht nach Planwirtschaft (politische Beamte), Kungelei (Professoren) und Inkompetenz (Sozialwissenschaftler). Keiner der Beteiligten hat ein handfestes Interesse an einer Änderung der Zustände. Eher würde ein Komitee aus Bauern und Brüsseler EG-Bürokraten die Agrarsubventionen abschaffen, als daß Beamte und Professoren ein Leistungssystem in die Forschung trügen, von dem sie selbst betroffen wären. Im besten Fall veröffentlicht das Komitee einen Bericht mit langen Worten in komplizierten Sätzen, der hinterher im Archiv entsorgt wird. Im schlimmsten Fall kommt eine Reform. Die ändert ein paar Namen (Beitrag der Sozialwissenschaftler), verstärkt die Kontrolle der Ministerien über die Forschung (Beitrag der politischen Beamten) und erhält dafür den Beamtenstatus der Professoren und vergrößert deren Macht über ihre Mitarbeiter (Beitrag der Professoren). Nur Wissenschaftler, die sich von einem echten Wettbewerb soziale Vorteile versprechen, wären bereit, diesen auf sich zu nehmen. Das sind die Leute, die forschen, nicht jene, die forschen lassen.

Inzwischen ist der schlimmste Fall eingetreten. Es hat ein Reformkomitee gegeben und es kam eine Reform. Die Bundesministerin für Bildung und Forschung Edelgard Bulmahn hatte im August 1999 eine Expertenkomission zur Reform der Hochschulen einberufen und deren Vorschläge dann auch weitgehend durchgesetzt.

Habe ich recht behalten mit den Folgen?

Nicht ganz. Der Bericht der Expertenkomission ist, entgegen meinen Befürchtungen, nicht nur lesbar, es steht sogar Vernünftiges drin. Andererseits blieb der Beamtenstatus erhalten, die Postdoks hatten nichts zu melden und an der Macht der Professoren über die Mitarbeiter (Stichwort Seniorautorschaften) änderte sich nichts... Dennoch: Im großen und ganzen war das Ergebnis nicht so schlecht wie ich mir das in meinen Alpträumen ausschwitzte. Aber urteilen Sie selber, die Arbeit der Komission wird in Kapitel 5 geschildert.

4.3 Vom Ende feudaler Verhältnisse

In jedes richtige akademische Buch gehören Zitate aus Goethes Faust, um einerseits die Würde des Geschriebenen zu erhöhen, andererseits die klassische Bildung des Autors zu beweisen. Dieses Buch hat Goethe-Zitate besonders nötig. Die Einstellung des Wissenschaftsfunktionärs zu Reformen in der Grundlagenforschung ist eine poetische:

Da liegt der Fels, man muß ihn liegen lassen,
Zuschanden haben wir uns schon gedacht.

(Goethe, Faust II)

Seine Einstellung zu Verbesserern, und nicht nur zu selbsternannten, ist eine philosophische:

Laßt ihn die Narrenteidung treiben,
ihm wird kein Raum für seine Possen bleiben.

(Goethe, Faust II)

Die Einstellung des Verbesserers aber ist eine tragische:

Mich deucht es längst ich wär ein Tor,
komm mir recht schal und albern vor

(Goethe, Faust II).

Verbesserungsvorschläge unterbreiten unterstellt nämlich, daß es etwas zu verbessern gibt, und, daß der Verbesserer die Sache versteht, die er verbessern möchte. In den Ohren des Wissenschaftsfunktionärs klingt das erste reichlich frech, das zweite schlicht unverschämt. Mit anderen Worten, ein selbsternannter Reformer wie ich, der ungebetene Vorschläge wie die folgenden unterbreitet, ist entweder ein arroganter Klugscheißer oder ein überheblicher Wichtigtuer oder beides.

Der Wissenschaftsfunktionär hat recht. Von Wissenschaftsorganisation versteht keiner etwas. Für begründete Verbesserungsvorschläge fehlen Produktionsanalysen der deutschen akademischen Forschung. Niemand hat untersucht, welches der vielen Pflänzchen des akademischen Gemüsegartens (z.B. Heisenbergler mit 2-3 Mitarbeitern, Arbeitsgruppenleiter, Professoren, Max-Planck-Arbeitsgruppen) die meiste und beste Frucht abwirft. Es gibt nicht einmal eine Übereinkunft darüber, was Frucht und was gut sein soll. Ob die Verwirklichung der folgenden Vorschläge die deutsche Wissenschaft auf Vordermann bringen würde? Beweisbar ist es nicht, ich glaube es nur.

Auch wird dieses Büchlein auf die Wissenschaftspolitiker soviel Eindruck machen wie das Schwanzwedeln des Ochsen auf die Fliegen, die um sein Hinterteil schwirren. Der Ochse weiß das und wedelt trotzdem, denn es bringt ihm Erleichterung und das Gefühl, etwas getan zu haben. Außerdem, wer keine Verbesserungsvorschläge macht, gilt als Nörgler, der es auch nicht besser weiß. Soviel zum Stellenwert der folgenden Vorschläge.

1. Die Dauerstellen in der akademischen Forschung, auch die Dauerstellen der Ordinarien, Institutsleiter und Max-Planck-Direktoren, werden abgeschafft. Die technische Organisation eines Institutes liegt in der Hand eines kaufmännischen Direktors, der zu wichtigen Entscheidungen die Gruppenleiter des Instituts zu befragen hat.
2. Es gibt nur 3 Hierarchiestufen: Doktorand, Postdok und Gruppenleiter.
3. Der Gruppenleiter ist selbständig mit einem auf 5 Jahre begrenzten Arbeitsvertrag. Einen Lehrauftrag hat er nicht.
4. Die Habilitation wird abgeschafft.
5. Nach 5 Jahren Forschung werden die Paper der Gruppe (die Paper, deren Seniorautor der Gruppenleiter ist) mit den Papern aller anderen deutschen Gruppen gleicher Arbeitsrichtung verglichen. Die Biologie z.B. könnte in die Arbeitsrichtungen Zellbiologie, Neurobiologie, Genetik, Immunologie und Mikrobiologie aufgeteilt werden. Natürlich wird der Paperausstoß in Beziehung gesenkt zu der Größe der Gruppe, die ihn erarbeitet hat, und zu den Mitteln, die dafür aufgewendet wurden.
6. Liegt der Paperausstoß der Gruppe nach Menge und Güte in der oberen Hälfte, wird dem Gruppenleiter, dem Seniorautor der Paper, eine zweite 5-Jahresperiode zugestanden und sein Gehalt erhöht. Trifft das nicht zu, wird die Gruppe aufgelöst und ihr Leiter zum Postdok zurückgestuft. Damit wird, nach jeweils 5 Jahren, die Hälfte der Gruppenleiterstellen frei. Um diese Stellen können sich Postdoks und Doktoranden bewerben. Die ehemaligen Gruppenleiter können in die Industrie ausweichen oder als Postdoks weiterforschen, um sich nach 5 Jahren wieder um Gruppenleiterstellen zu bewerben.

7. Die Bewerber um freigewordene Gruppenleiterstellen (Doktoranden und Postdoks) werden ausschließlich nach ihrer Produktion, d.h. nach ihren Papern beurteilt. Sie reichen dazu die Paper ein, in deren Autorenliste sie an erster oder zweiter Stelle liegen. Erstautorschaften gelten mehr als Zweitautorschaften und Übersichtsartikel, Lehrbücher oder Kongreßabstracts gelten nicht als Paper. Für die Ernennung zum Gruppenleiter spielen Alter oder Titel keine Rolle. Ein 25jähriger Doktorand kann sich ebenso um eine Gruppenleiterstelle bewerben wie ein 50jähriger Postdok.
8. Die Auslese der Gruppenleiter ist öffentlich, denn die Forschung wird aus öffentlichen Geldern bezahlt. Die Regeln des Verfahrens und die errechnete Rangliste werden im *Laborjournal* publiziert.
9. Der Doktortitel ist eine akademische Zierde, die so nützlich, beliebt und wahrscheinlich auch so unvermeidlich ist wie das Geweih beim Hirsch. Wie sonst bringt man einen erwachsenen, halbwegs intelligenten Menschen dazu, für ein Butterbrot und seinen Professor 3 Jahre lang 10-12 Stunden am Tag zu schuften? Unnötig aber sind die schriftliche Promotionsarbeit und die Promotionsprüfung. Es genügt, die Paper, die der Doktorand in angesehenen und begutachteten wissenschaftlichen Zeitschriften veröffentlicht hat, bei der zuständigen Titelschmiede vorzulegen.
10. Die Umgestaltung der Forschung sollte mit einer Umgestaltung der Universität verbunden werden. Es wird nicht nur zu lange studiert, der Übergang von der Universität in die Forschung hat die Stetigkeit eines geplatzten Wasserrohrs.
    Naturwissenschaftliches Forschen ist eine handwerkliche Angelegenheit. Der Forscher arbeitet während seiner fruchtbarsten Jahre, der Doktoranden- und Postdokzeit, zu 90% experimentell an der Bench. Den Rest widmet er dem Lesen von Papern. Das Tagwerk des Studenten dagegen besteht zum größten Teil aus dem Auswendiglernen von Lehrbüchern und Vorlesungsskripten. Diese haben mit der Wirklichkeit und den Erfordernissen der Forschung so wenig zu tun wie die Praktika oder Kurse, in denen er buchstabengetreu das Nachkochen von nostalgischen Experimenten aus der fernen Jugendzeit des leitenden Professors übt. Gelangweilte Assistenten führen die Aufsicht. Deren Interesse an der Ausbildung des Studenten ist vergleichbar mit der Begeisterung eines Punks für deutsche Volksmusik. Nach eine 5jährigen Studium hat der Student daher vom Forschen soviel Ahnung wie ein Blutegel vom Bau des Hämoglobins.
    Die Dauer des Studiums sollte, wie in England oder USA, auf 3 Jahre beschränkt werden. Der Student arbeitet, ganztägig und unentgeltlich, als Lehrling in einer Forschungsgruppe, die er sich aussuchen kann. Nach jeweils einem halben Jahr wechselt er Arbeitsgruppe und Arbeitsrichtung. Im Labor lernt er nicht nur sein Handwerk, sondern auch, wie eine Frage experimentell bearbeitet wird und wie man ein Problem anpackt. Im Gruppenseminar muß er Paper lesen, vortragen und kritisieren. Er knüpft wertvolle Kontakte, lernt das wirkliche Forscherleben kennen und ist eine billige Arbeitsquelle für die Labors. Die teuren, veralteten Praktika wer-

den abgeschafft. Der theoretische Unterricht beschränkt sich, wie in der Berufsschule, auf 2 Stunden täglich. Forschen und lernen statt Forschung und Lehre.
Den theoretischen Unterricht geben Lehrer, die nicht forschen. Ihr Gehalt und ihre Stellung richtet sich nach den Ergebnissen, die ihre Schüler bei zentralen Prüfungen erreichen. Die Prüfungen arbeitet eine Komission aus, die sich hälftig aus den Endverbrauchern, den Gruppenleitern der Forschung und Industrievertretern, zusammensetzt.
So gewinnt der Student zwei Lebensjahre, die er heute in Vorlesungen, Praktika und Seminaren vertrödelt. Er kommt früh mit der Wirklichkeit in Berührung, kann sich überlegen, ob Forschen die richtige Beschäftigung für ihn ist, und verbringt seine Zeit mit interessanter Arbeit, statt jahrelang Müllschlucker für staubiges Lehrbuchwissen zu spielen.
Des weiteren setzen die Anzahl und Besetzung der Forschungslabors der Studentenzahl und der Ausbildung von Forschern Schranken. Neben schlichter Ratlosigkeit treibt die Abiturienten der Irrglaube, durch ein Studium sozial aufzusteigen auf die Universität. Doch für die meisten ist ein naturwissenschaftliches Studium eine kostspielige Fahrkarte in die ärmeren Wohngegenden. Der Lebensverdienst des Frschers ist geringer als der des Schalterbeamten auf der Post, von dem er sich die Briefmarken für seine Bewerbungsschreiben kauft.

4.4 Bewerten

Um die Gruppen und Bewerber beurteilen zu können, müssen ihre Paper zahlenmäßig bewertet werden. Eine vorurteilsfreie Methode, Paper zu bewerten, gibt es so wenig wie einen vorurteilsfreien Gutachter. Es gibt aber leicht und schwer beeinflußbare, teure und billige, langsame und schnelle Verfahren. Die folgenden zwei Vorschläge zeichnen sich dadurch aus, daß sie durch Interessengruppen schwer beeinflußbar und dazu billig und schnell sind.

Vorschlag A. Da Paper vor der Veröffentlichung sowieso von den Gutachtern der Zeitschrift beurteilt werden, könnten diese die Paper zusätzlich mit einer Zahl, ähnlich wie einen Schulaufsatz, benoten. Ein Paper wird in der Regel von zwei Gutachtern beurteilt, die nichts voneinander wissen. Es erhält also zwei unabhängige Noten. Damit ist eine innere Kontrolle möglich: weichen die Noten zu sehr voneinander ab, bemüht der Editor einen dritten Gutachter. Die Noten werden mit dem Paper veröffentlicht.

Vorschlag B. Ein Maß für die Qualität eines Papers ist die Zeitschrift, die das Paper veröffentlicht. Also setzt der Geldgeber Punkte für bestimmte Zeitschriften fest, z.B. zählt ein Paper in *Nature* 15, eines in *FEBS lett.* nur 2 Punkte. Die Punktevergabe orientiert sich am Wirkungsfaktor der Zeitschriften oder wird durch die Wissenschaftler selbst vorgenommen, z.B. in einer amtlichen Umfrage, die alle drei Jahre durchgeführt wird.

Für A und B kommen nur Zeitschriften in Frage, die folgende Forderungen erfüllen:

a) Weder Editor noch die Mehrheit der Mitglieder des Editorial board sind Deutsche.
b) Die Seitenzahl der Zeitschrift ist beschränkt.
c) Die Zeitschrift hat eine internationale Leserschaft und einen gewissen Bekanntheitsgrad. Sie liegt z.B. in 50% aller wissenschaftlichen Bibliothken aus.
d) Alle Artikel der Zeitschrift werden anonym von zwei Referees begutachtet, die der Editor bestimmt.

Wie auch immer der wissenschaftliche Wert der Paper zahlenmäßig erfaßt wird, nach Ablauf der 5 Jahre stellt eine Behörde (es handelt sich ja um deutsche Forschung) zusammen, was veröffentlicht bzw. in press ist, rechnet die Punkte aus und bezieht sie auf die Kopfzahl und/oder den Geldverbrauch des Labors. Die höhere Zahl gewinnt.

Die in den Kapiteln 4.3 und 4.4 beschriebene regelmäßige Auslese nach einem zählbaren Maß nenne ich das Modell Scheherazade. Sie erinnern sich an die Geschichten aus 1001 Nacht? Scheherazade muß dem Sultan immer neue Geschichten erzählen, denn wird es dem langweilig, wird sie geköpft. So muß auch der Forscher immer neue, immer interessantere Paper vorweisen. Tut er's nicht, muß er gehen. Und so forschen sie am Tage und in 1001 Nächten und die Ergebnisse werden märchenhafte sein.

4.5 Der Gruppenleiter

Im Modell Scheherazade bilden die Gruppenleiter die Spitze der Forschungshierarchie. Unbehindert von thematischen Vorgaben, Gremien oder Geldsorgen könnten sie 5 Jahre lang tun und lassen, was sie wollen. Etwa von einem Tag auf den anderen von Neurotransmitterrezeptoren* auf Wachstumsfaktoren* umsteigen oder ein halbes Jahr Urlaub auf Hawaii machen. Der Gruppenleiter müßte weder die DFG um Unterstützung anbetteln wie ein bevormundetes Kind, noch bräuchte er Anträge oder Projektbeschreibungen zu schreiben. Seine Mitarbeiter dürfte er nach Leistung bezahlen und nicht stur nach BAT-Liste. Der Gruppenleiter erkauft diese Narrenfreiheit mit dem Risiko, nach 5 Jahren auf der Straße zu stehen oder als Postdok einem anderen Gruppenleiter dienen zu müssen.

Zur Sparsamkeit erzieht ein fester Geldbetrag, mit dem der Gruppenleiter 5 Jahre lang auskommen muß. Der Betrag richtet sich nach seiner Arbeitsmethode und der vorhandenen Ausrüstung. Zwischen Personal und Sachmitteln gibt es keine Trennung. Der Gruppenleiter kann Geräte kaufen, ohne vorher drei Kostenvoranschläge beibringen zu müssen. Zur Abrechnung reicht er nur die Quittungen beim Geldgeber ein - ohne die einzelnen Posten zu begründen. Da der Gruppenleiter danach beurteilt wird, welche Paper er mit welchen Mitteln erarbeitete, wird es in seinem eigenen Interesse liegen, seine Ausgaben niedrig zu halten.

Der Geldgeber erstellt aus den Quittungen eine Liste der vorhandenen Geräte und gibt die Liste, falls die Gruppe nach 5 Jahren aufgelöst wird, den neuen Gruppenleitern. Die können sich daraus ausstatten. Die Buchhaltung wäre also denkbar einfach und käme ohne die umständliche Universitätsbürokratie aus. Eine einzige Sekretärin könnte die Geschäftsführung mehrerer Gruppen übernehmen.

Es wird keine edle Sorte Mensch sein, eher verbissene Arbeitstiere, die das Modell Scheherazade aus den Postdoks zu Gruppenleitern selektioniert - doch Magnaten, Funktionäre und Papis würden, spätestens nach der ersten Runde, in die lieblicheren Gefilde der Politik oder des Schulwesens abwandern.

4.6 Vorteile

- Das Modell Scheherazade wählt nach Leistung aus und schafft klare Spielregeln. Er ist schnell, billig und blind gegen soziale Herkunft, Redekunst, Krawattenmuster, Beziehungen, Alter, Titel und Rang.
- Die Rechtfertigungsbürokratie mitsamt dem Komitee- und Ausschußwesen wird schlagartig so überflüssig wie ein Loch im Zahn. Vorstellungsgespräche, Vorträge, Anträge, Projektbeschreibungen, Zwischen- und Endberichte erübrigen sich. Die chemischen Kenntnisse der Professoren, bisher auf die Heißwasserextraktion von Kaffeebohnen verschwendet, und ihr Bienenfleiß, der nur den Umsatz der Papierindustrie steigerte, werden sinnvoll eingesetzt. Sie, die meinen, besser forschen zu können, dürfen das endlich beweisen. Es gibt keine jahrelangen Verhandlungen mehr um Lehrstühle und ihre Ausstattung. Die einflußreichen Lu-C4-re, die unermüdlichen Knüpfer von Beziehungsnetzen, weichen vielen kleinen Gruppenleitern. Die haben für Politik keine Zeit mehr. Der Intrigensumpf wird trockengelegt, das Berufungskarussell verschrottet.
- Das entscheidende Wort haben - nach Vorschlag A in Kap 4.4 - die Gutachter der Zeitschriften. Sie begutachten umsonst, arbeiten unparteiischer und genauer. Unparteiischer, weil sie nicht direkt über eine Stellenbesetzung entscheiden, und genauer, weil ihnen nur eine Arbeit vorliegt. Heute werden ei einer Stellenvergabe in die höheren Ränge 3 bis 4 Gutachter aus dem Magnatenfilz befragt. Keiner kennt genau die Arbeiten der Kandidaten, die er beurteilen soll, und ihr Gutachten dient oft nur als Alibi oder Argumentationshilfe. Wer wirklich entscheidet und warum, das bleibt den Außenstehenden und Bewerbern so unklar wie das Zustandekommen von Börsenkursen.
  In den Berufungskomissionen und search-comittees sitzen immer die gleichen Patrone. Diese schätzen sich oft nicht, aber sie kennen sich gut und treffen sich dauernd. Zwangsläufig entstehen Beziehungsgeflechte und Gefälligkeitskonten. Vielleicht ein Dutzend Magnate beherrscht ein Forschungsgebiet wie die Neurobiologie, in dem sie ihre personellen und thematischen Vorstellungen durchsetzen. Originelle Forschungsprojekte haben nur dann eine Chance, wenn auch ein Magnat diese originell findet und das ist bei den zumeist älteren Herren nicht unbedingt gesagt. Hat es ein Postdok mit einem von ihnen ver-

dorben, z.B. wegen der Haarlänge oder weil er nicht freundlich grüßt, ist seine akademische Karriere ruiniert.
Beim Modell Scheherazade dagegen und einem Bewerber mit 10 Originalveröffentlichungen hätten mindestens 20 verschiedene, unabhängige internationale Gutachter die Arbeiten unabhängig voneinander, anonym und ohne Gelegenheit zur Absprache beurteilt. Da die Gutachter den Autor des Papers meist persönlich nicht kennen und umgekehrt, können sie weder unter Druck gesetzt werden, noch verfängt Charme und Redekunst des Autors. Die Qualität der Arbeit tritt in den Vordergrund.

- Das Verfahren ist steuerbar. Der Geldgeber bestimmt den Stellenumsatz, d.h. wieviel Leiterstellen je Fünfjahresperiode frei werden, indem er die Anforderungen herauf- oder heruntersetzt. Will der Geldgeber z.B. den Stellenumsatz vergrößern, legt er den Stab höher. Um weiter Gruppenleiter zu bleiben, muß des Leiters Gruppe nach fünf Jahren nicht mehr nur in der besseren Hälfte, sondern sogar im oberen Drittel liegen. Außerdem kann, je nach Zustand der Finanzen, auch die Zahl der Stellen vergrößert oder verkleinert werden. Diese Steuerung greift, ohne den Inhalt der Forschung zu beeinflussen.
- Der Tendenz zur Laborvergrößerung um des Ansehens willen ist ein Riegel vorgeschoben. Bewertet wird die Leistung: der Paperausstoß pro Kopf und Mittel und die ist bei kleinen Gruppen am größten. Das Modell Scheherazade erschwert damit den Bau von Fürstentümern – es sei denn der Leiter ist ein begabter Organisator. Das Ergebnis wären größere Effizienz und mehr unabhängige Stellen.
- Die soziale Stellung der Doktoranden und Postdoks verbessert sich. Ihre Aussichten, selbständig zu werden, steigen und werden sogar (in Grenzen) berechenbar. Die Spielregeln sind klar. Jeder weiß, worauf er sich einläßt. Auch müssen die Postdoks nicht alle 2 bis 3 Jahre das Labor wechseln, denn der Laborleiter hätte ein Interesse daran, gute Leute zu halten. Er wird aus Eigeninteresse eine leistungsgerechte Bezahlung bieten.
- Laborleiter und Postdoks ziehen am gleichen Strang. Für beide wäre es eine Existenzfrage, daß das Labor gut läuft; und beide würden gleichermaßen profitieren, der eine als Erst-, der andere als Seniorautor. Wie in Napoleons Armee hätte auch in der Forschung ein einfacher Soldat einen Marschallstab im Tornister. Heute dagegen wird der Postdok leistungsunabhängig und schlecht bezahlt und hat geringe Aussicht, seinen eigenen Kram machen zu können.
- Schließlich gäbe die in gewissen Zeitabständen veröffentlichte Rangliste der deutschen Forscher der Wissenschaft eine sportliche Note. Wie Bundesligatabellen oder Rennsportergebnisse könnte es die Rangliste erreichen, daß der gemeine Mann anfängt, sich für die Forschung, die er bezahlt, zu interessieren. Gute Forscher würden (fast) so bekannt wie Fußballspieler oder Tennisstars – und mit mehr Grund. Eine Sehnsucht ginge in Erfüllung, die versteckt, aber stark im Herzen des Forschers brütet. Eine Sehnsucht, die für die meisten der eigentliche Arbeitsantrieb ist: die Befriedigung der Eitelkeit. Von Mitfahrern in der Straßenbahn erkannt zu werden, von Schülern um Autogramme angegan-

Das Modell Scheherazade

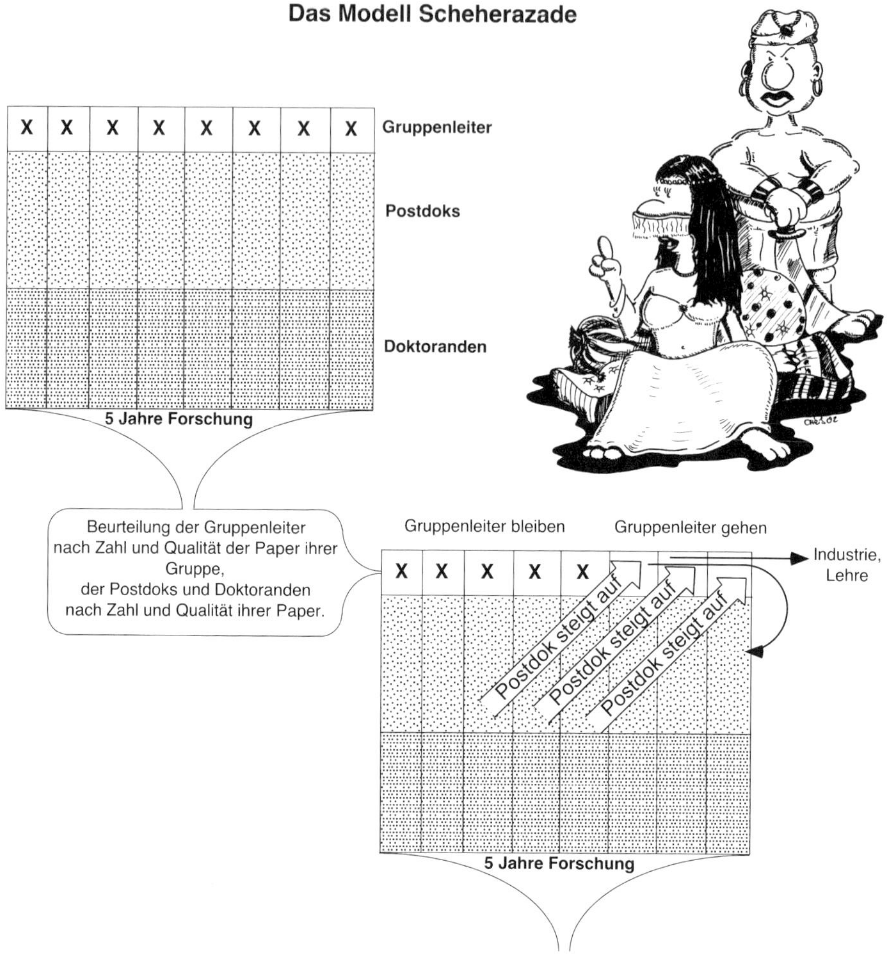

gen zu werden und für die bewundernden Blicke der Assistentin würde nicht nur der deutsche Forscher seine Großmutter verkaufen.

Manche Arbeitsgruppenleiterstellen und die Heisenberg-Stipendien werden heute schon nur auf 5 Jahre vergeben, allerdings weder nach Verdienst noch nach klaren Regeln. Entscheidend für die Vergabe sind vielmehr die Beziehungsnetze der Patrone und ihre thematischen und personellen Vorurteile. Zudem ist die

Vergabe immer noch verbunden mit Anträgen, Projektbeschreibungen, Gutachterkomitees, Vorträgen (Vorsingen genannt) und abendlichem Bankett. Das Neue an meinem Vorschlag ist, daß die Bedingungen für alle gelten und die Stellen nach Verdienst vergeben werden. Dies in einem für Interessenten schwer beeinflußbaren, schnellen, billigen und für die Beteiligten durchsichtigen Verfahren. Dazu werden die bürokratischen Hürden und ein paar alte Zöpfe abgeschafft.

Einen Hinweis auf die Tüchtigkeit von Scheherazade gab das Basler Institut für Immunologie. Dort durfte jedes Institutsmitglied mit einem Doktortitel frei und auf eigene Rechnung forschen. Es gab keine Bevormundung durch Patrone. Die Größe einer durchschnittlichen „Gruppe" betrug 1-2 Personen und die Gruppenleiter arbeiteten mit Zweijahresverträgen (!). Hans-Reiner Rodewald, der sieben Jahre am Institut arbeitete, meinte in *Laborjournal* (7/2000): „Alle Leute haben dort besser funktioniert als anderswo. Eine solche Eigendynamik und ein solches Wir-Gefühl habe ich nirgendwo sonst erlebt." Das Institut wurde von Hofmann la Roche (Holaro) finanziert, war aber wissenschaftlich unabhängig.

Die ungewöhnliche Organisation beruhte nicht auf reformatorischen Absichten der Firma Holaro, sondern ist letztlich akademischem Hochmut zu danken. Zur Gründungszeit, 1968 (!), galt es nämlich in akademischen Kreisen als unfein, sich an die Industrie zu „verkaufen": Holaro fand kaum einen Professor, der bereit war, in dem neuen Institut eine Stelle zu übernehmen. Also machte man aus der Not eine Tugend und bot die Stellen Postdoks an.

Das vergleichsweise kleine Basler Institut wurde eines der erfolgreichsten Institute weltweit und hat weit über dreitausend Paper, viele davon in den besten Journalen, und drei Nobelpreisträger hervorgebracht (*Science* 256, 464 (1992)).

Schule machte das Basler Beispiel seltsamerweise nicht, weder in der Schweiz noch in Deutschland. Keine Universität nahm das Basler Beispiel zum Anlaß, ähnliches in eigenen Gefilden zu versuchen, und es ist mir auch nicht bekannt, daß die Max-Planck-Gesellschaft auf diesen nahe liegenden Gedanken gekommen wäre. Dabei war die Existenz des Instituts durchaus bekannt. Kein geringerer als Ernst Ludwig Winnacker, der Präsident der DFG, benützte das Institut für Immunologie immer wieder als Argumentationshilfe für eine größere Unabhängigkeit des Nachwuchses. Eine offensichtlich bessere, langjährig erprobte Institutsform wurde vollkommen ignoriert. Welche Schlüsse muß man daraus ziehen? Ich überlasse das dem Leser.

Selbstverständlich nahm es mit dem Institut ein böses Ende. Obwohl es so frisch und produktiv war wie eh und je, beschloß die Firmenleitung im Jahre 2000, das Institut bis 2002 aufzulösen und in ein „Roche Center for Medical Genomics" umzuwandeln. Die Wissenschaftler dort sollen direkt an den Leiter der Roche-Forschung berichten. Wer diese Entscheidung verbrochen hat, ist mir unbekannt. Es sind aber in jenen Jahren in den höheren Regionen des Roche-Managements noch andere Fehlentscheidungen getroffen worden und im Endergebnis ist Holaro ins Hintertreffen gegenüber dem Konkurrenten Novartis geraten. Geschieht der Firma grade recht!

4.7 Nachteile

- Das Modell Scheherazade legt Gewicht auf viele Paper in möglichst angesehenen Zeitschriften bzw. auf die Meinung deren Gutachter. Die wissenschaftliche Qualität einer Forschungsarbeit wird also nur indirekt erfaßt. Auch st es oft Glückssache ein Paper in einem angesehenen Journal unterzubringen.
  Da es keine Größe gibt, die exakt die wissenschaftliche Qualität einer Veröffentlichung mißt, kann es auch kein Verfahren geben, das sich direkt an der Qualität orientiert. Trotzdem würde das Modell Scheherazade die Leistung einer Gruppe besser und billiger einschätzen als die heutigen Methoden.

- Auch das Modell Scheherazade ist anfällig gegen Mißbrauch und Unterschleif, denn das Gutachtersystem wird nicht umgangen, nur verbessert. Über die Annahme der Paper entscheiden auch Gutachter. Über die Auswahl der Gutachter entscheiden die Herausgeber der Zeitschriften. Wer also den Herausgeber einer Zeitschrift gut kennt, hat Einfluß auf die Auswahl der Gutachter und damit auf die Chancen seines Papers bzw. dessen Noten. Bringt jedoch der Herausgeber seinen Spezi zu oft mit zu miesen Arbeiten auf die Seiten seines Journals, muß er mit dem eifersüchtigen Protest seiner Leser rechnen. Außerdem verwässert er den Ruf seines Blättchens und damit seinen eigenen.
  Schließlich ist es denkbar, daß ein Wissenschaftler sehr gute Ergebnisse hat, diese aber nicht in den top journals unterbringt oder schlechte Noten bekommt, entweder, weil die Gutachter die Bedeutung seiner Arbeit nicht erkennen oder - als Konkurrenten - nicht erkennen wollen, oder weil der Forscher seine Ergebnisse nicht verkaufen, d.h. entsprechend darstellen kann. Dieses Problem aber haben die heutigen Methoden auch.

- Gruppenleiter scheitern, wenn sie ihre Gruppe auf Projekte setzen, die erst nach 5 Jahren ein Ergebnis abwerfen. Projekte, die voraussichtlich lange dauern, würden die Gruppenleiter daher meiden. Sie neigen zu „Schnellschüssen“, zu Projekten, die schnell viele Ergebnisse abwerfen.
  Ein an der Zeit gescheiterter Gruppenleiter könnte jedoch seine Erfahrung einem anderen Gruppenleiter gegen eine Postdokstelle anbieten. Beide würden dann zusammen die Ernte einfahren. Zudem ist die Neigung zu Schnellschüssen auch heute weitverbreitet, schließlich muß ein Postdok innerhalb seiner Vertragszeit von 2-3 Jahren etwas vorweisen. Professoren, die Langzeitthemen durchführen, tun dies letztlich auf dem Rücken von Doktoranden und Postdoks. Die leisten die Vorarbeit für andere und bleiben selbst ohne Ergebnis. Einen Lösungsversuch dieses Problems beschreibt Kapitel 4.8.

- Im Modell Scheherazade wäre ein Gruppenleiter schlechter gestellt als heute. Mit 50% Wahrscheinlichkeit winken ihm nach 5 Jahren Arbeitslosigkeit, Berufswechsel oder sozialer Abstieg. Er darf sich nicht mehr auf seinen Lorbeeren ausruhen, sondern muß immer neue Leistung bringen. Auch kann es vorkommen, daß ältere Postdoks unter einem jüngeren Gruppenleiter arbeiten müssen. Würden gute Forscher auf die Arbeitsbedingungen im Modell Scheherazade eingehen?

Tatsächlich wird es schwer sein, Max-Planck-Direktoren oder Ordinarien zu einem Verfahren zu bekehren, bei dem sie nur verlieren können. Den Ordinarius aber braucht die Forschung so notwendig wie eine Rudergaleere die Gallionsfigur. Postdoks und auch schon bekannte Forscher mit Ehrgeiz würden sich um die Gruppenleiterstellen reißen. Die ersteren, weil sich ihre Stellung verbessern würde, die zweiten, weil diese Stellen Ansehen einbringen, das auf echten Grundlagen beruht: besser zu sein als der Rest. Dazu kommen paradiesische Forschungsbedingungen. Der Gruppenleiter hat keine unnötigen Schreibereien mehr, er kann sich völlig auf die Arbeit konzentrieren. Wissenschaftler, die die 50%-Hürde 2 oder 3mal übersprangen, müssen natürlich entsprechend bezahlt werden. Spitzensportler verdienen Unsummen, warum nicht auch Spitzenwissenschaftler?
Die entthronten Gruppenleiter dagegen können sich damit trösten, daß sie nach 5 Jahren Postdok wieder ein Chance haben, gleichgültig wie alt sie sind. Heute dagegen ist es für Postdoks in den Vierzigern fast unmöglich noch ein eigenes Labor zu bekommen.
Daß ehemalige Gruppenleiter als Postdoks unter einem jüngeren Gruppenleiter arbeiten, hält der Verfasser für zumutbar. Er selbst arbeitete unter einem assistant professor, der jünger war als er, und es fiel ihm kein Zacken aus der Krone.

4.8 Verbesserungen

Die Leser der 1. Auflage lehnten das Modell Scheherazade ab:

Es biete älteren Postdoks so wenig soziale Perspektiven wie das heutige Patronatssystem. Es sei gnadenlos und brutal. Verunglückte Gruppenleiter würden in der Gosse enden, denn die Industrie würde sich für die Nullen bedanken. Die Auswahl nach der Zahl der Zitate führe dazu, daß der Forscher von den Modeströmungen der angelsächsischen Welt abhängig wäre, denn diese hat die größte Menge an Zitierenden. Die soziale Unsicherheit würde viele Studenten davon abhalten in die Forschung zu gehen.

Der größte Mangel am Modell Scheherazade schien Professoren wie gewöhnlichen Forschern das Fehlen einer sicheren Stellung, der Zwang sich bis zur Rente beweisen zu müssen. Sie haben recht, das ist ein Mangel. Aber ist das heutige Patronatssystem besser? Im Patronatssystem wird der sichere Hafen für wenige mit dem Schiffbruch vieler erkauft. Doch solange ihr Schiffchen noch schwimmt und sie die Riffe und Untiefen auf ihrem Kurs nicht sehen, hoffen die Postdoks die Hafeneinfahrt zu finden. Von den vielen, die untergingen, hören und sehen sie nämlich nichts. Die Illusion, einmal Professor werden zu können, versöhnt die Postdoks mit ihrer Lage und stabilisiert das akademische Sozialgefüge.

Manche meinten, ich hätte mich auf eine Zustandsbeschreibung der deutschen Forschung beschränken sollen. Gegen diese erhob sich übrigens keine Stimme – auch unter den Professoren nicht. Doch trieb mich beim Entwurf des Modells Scheherazade eben noch anderes als die Meinung, daß nur der nörgeln darf, der auch einen Ausweg anzubieten hat. Herrlich kühlt es das Mütchen, die Sesselforscher, Ideendiebe und Netzeknüpfer einer nützlichen Arbeit zuzuführen - und sei es nur auf dem Papier. Zu verlockend ist es für ein kleines Leberwürstchen, so im Großen mit Stellen herumzuschieben, die Professuren abzuschaffen und die Habilitation ins Nirwana zu schicken. Ein Gefühl wie kurz vor dem Größenwahn und doch vermutlich nur ein schwacher Abglanz des Kitzels, den der hat, der tatsächlich und von Amts wegen über das Schicksal seiner Kollegen entscheidet. Herzerhebend stelle ich mir das vor: Ins wirkliche Leben eingreifen, unsympathischen Fritzen zu zeigen wo's lang geht oder altverdienten Mitarbeitern Gnade zu erweisen. Ach, ich geb' es zu! Gerne wär ich auch ein Patron, würde mitkungeln, unter freundlichem Geplauder aus der Kaffeetasse Stellen zaubern und salbungsvolle Reden halten: Ein Forschungsverbundprojekt, das die Kooperation mit industriellen Marktführern im Sinne eines Solidarpaktes... Doch dahin, dahin - verscherzt hab ich sie mir, die Patronswürde. Wofür dieses Buch Zeugnis ablegt. So sei mir wenigstens das Modell Scheherazade vergönnt: es zerrisse mir das Herz darauf zu verzichten.

Zudem läßt sich der Haupteinwand gegen das Modell Scheherazade leicht beseitigen. Wer die Hürde zum drittenmal schafft, bleibt Gruppenleiter bis zur Rente. Die festangestellten Gruppenleiter könnten Langzeitprojekte durchführen oder sich um Themen kümmern, die der großen Menge abwegig scheinen. Da die Festangestellten höchstens als Zeitschriftenreferee Einfluß auf die Auswahl der Gruppenleiter haben, entsteht kein Patronatssystem.

Sollte es sich herausstellen, daß die Festangestellten sich zu Frührentnern entwickeln, zwackt man ihnen am Gehalt ab, oder schränkt ihre Forschungsgelder ein. Der Verfasser glaubt aber, daß einer, der 15 Jahre lang unter den ersten war, gar nicht mehr anders kann als arbeiten.

Für eine Forschungsreform gäbe es noch einiges zu forschen. Vieles was in diesem Buch vorgebracht wurde beruht auf Vermutungen oder nicht repräsentativen Umfragen des Verfassers. Schreiben kleine Gruppen wirklich mehr und bessere Paper als große? Welcher Maßstab erfaßt die wissenschaftliche Produktivität am zuverlässigsten? Ändert sich die Effizienz von Instituten mit der Führungsstruktur und wenn ja wie? Ist das Modell Scheherazade mit Festanstellung finanziell stabil und tragbar? Wären de Herausgeber der Zeitschriften bereit, eventuell gegen Vergütung, das Gutachter-Notensystem einzuführen? Wie entwickeln sich im Modell Scheherazade die Gruppengrößen? Wie wirkt es sich auf die Paper und deren Informationsgehalt aus? Ließe sich das Modell Scheherazade an einem Institut probeweise einführen?

Auch ist es möglich, daß andere Fächer eine andere Organisation bräuchten. Das Modell Scheherazade hält der Verfasser angebracht für die Biowissenschaften und die Medizin. In der Geologie oder Teilchenphysik mag anderes zweckmäßiger sein.

4.9 Bauernkrieg?

Grundlagenforschung ist ein Luxus, den sich der Staat zur Mehrung seines Ansehens leistet, so wie ein Millionär sich gern als Kunstmäzen gibt. Ihre wirtschaftliche Bedeutung ist gering. Ein Umsturz im Management der Grundlagenforschung hätte daher keine wirtschaftlichen Folgen, so wie eine Aufräumaktion im Kinderzimmer zwar zu Geschrei führt, aber keine Konsequenzen auf das Einkommen des Vaters hat.

Nun ist die Anzahl der Professoren klein, sie sind ohne Lobby, ohne Gewerkschaft, ohne Druckmittel. Es gibt keinen echten volkswirtschaftlichen Bedarf für sie. Aus der Sicht des gemeinen Wählers sind sie zudem eine bevorzugte Schicht, für die er weder Interesse noch Sympathie hat. Ein Streik würde scheitern, denn er hätte keine Auswirkungen. Studenten unterrichten können auch die Assistenten.

Das ist die Theorie. Die Praxis aber ist, daß der Professor Beamter ist - und das ist er gern. Vom Anbeginn seines Seins im 14. Jhdt. bis heute war er Fürstendiener und Staatsangestellter. Sein Schild und Schutz ist der gut organisierte Rest der Beamten, der sich dem Ende des beamteten Professors widersetzen wird. Aus Angst, es könnte der Anfang vom Ende des Beamten selbst sein.

Zudem sind die Professoren einflußreich. Sie haben Zeit, leichten Zugang zu den Medien und Übung im Schreiben und Reden. Wer versucht, ihnen die Beamtenstellen wegzunehmen, wird schnell erfahren, daß Spitzenforschung und verstärkter Wettbewerb feste Grenzen da haben, wo die finanziellen Interessen der Professoren anfangen.

Dazu kommt, daß die Postdoks und Doktoranden in absehbarer Zeit keine schlagkräftige Interessenvertretung bilden werden. Zu sehr halten sie ihre Lage für vorübergehend, zu sehr sind sie geblendet von den Annehmlichkeiten der vielleicht doch erreichbaren Professur, zu sehr nimmt sie das experimentelle Forschen in Beschlag. Käme es doch zu einer Organisation, würde sie vermutlich von den in der Universität tonangebenden linken Ideologen beherrscht. Die würden die Festanstellung für Postdoks fordern und sich damit zufriedengeben - wenigstens mit der eigenen. Dem Verfasser aber scheint eine Festanstellung von Postdoks wenig sinnvoll. Damit verkämen die Universitäten vollständig zur Sozialstation. So sind in Frankreich, z.B. im CNRS, und in Japan die Postdoks festangestellt. Doch der Glanz der französischen bzw. japanischen Wissenschaft ist noch matter als der deutsche.

Der Professor kann nicht wie die Dinosaurier schnell und gründlich in einer Katastrophe vernichtet werden. Aber man könnte seine Fortpflanzung verhindern und ihn langsam und unauffällig aussterben lassen.

Wird man es tun?

In der im folgenden geschilderten neuen Hochschulreform sind keine Ansätze dazu erkennbar. Es gibt nicht weniger Professoren, sondern einen mehr.

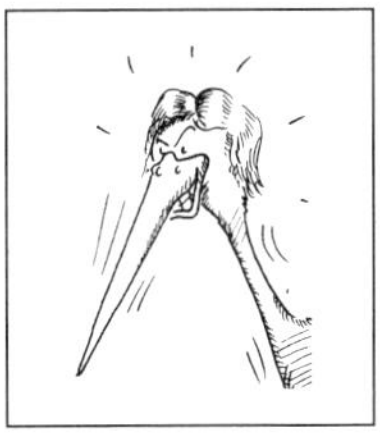

5. Die große Reform

Rechtzeitig zum zehnjährigen Jubiläum der 1. Auflage dieses Buches hat der Bundespräsident die Gesetze zur Reform der Universität unterschrieben. Aus Gründen des Selbstwertgefühls bin ich geneigt anzunehmen, daß dies kein Zufall ist. Aber nicht nur deshalb soll hier die Geschichte dieser Reform gefeiert werden. Es ist vielmehr so, daß in umstürzlerischen Zeiten, die ja immer mit einem Kleiderwechsel einhergehen, die alma mater ihre Röcke lüpft und ihr Intimstes preisgibt. Darum geht es hier: Um's Intime, um's Wesentliche, um das Wesen der Universität. Ich will aber nicht auf die Sache losgehen wie ein Degenfechter auf die Waffenhand des Gegners. Zuviele Gemüter wurden erhitzt, zu viele zarte Seelen verletzt. Daher zur Einleitung ein beruhigendes Bild.

Was könnte beruhigender sein als ein kleiner Teich? Ein Tümpel. Umwachsen von Schilf und Binsen, bevölkert von fleißig quakenden Fröschen, denen die von Wasserlinsen bedeckte, etwas undurchsichtige Brühe Heimat und Lebenselixier ist. Paßt dieses Bild nicht ausgezeichnet auf die Universität? Schwanken nicht ihre Lehren im Winde der Zeiten wie das Schilf in der Brise? Ist das Schilfrohr nicht hohl? Werden nicht aus Binsen zahlreiche Weisheiten geflochten? Und was verbildlicht besser einen Professor als der auf seinem Wasserrosenblatt sitzende Frosch? Scheinbar faulenzend, in Wirklichkeit aber versunken in tiefe Betrachtungen, erhascht er, aus diesen heraus, in plötzlichem Sprunge eine Erkenntnis, die sich oft als nahrhafte Eintagsfliege entpuppt. Wenn wir also die Universität im Bilde eines Froschtümpels einfangen, so ist es leider so, daß diese geruhsame und ökologisch gesunde, durch und durch grüne Welt, so alle 30 Jahre bis auf den Grund aufgerührt wird. Durch die sogenannten Reformer.

Die Reformen deutscher Universitäten gehen in die hunderte. Sie staunen? Dann muß ich ausholen. Im Vergleich zu französischen und italienischen Universitäten sind die deutschen spät gegründet worden. Wurde in Paris schon um 1200 der Geist in die Backform einer Zunft gepresst, so ließen sich die Deutschen damit Zeit bis 1348. In jenem Jahre erstand die Universität Prag, 1386 die Universität Heidelberg. Erst im 15. Jhdt. schlug eine Welle von Gründungen über die deutsche Geisteslandschaft. Im 16. Jhdt. schwappte eine zweite Welle heran, im 18. die dritte. Der Gründe für die Gründungen gibt es einige, eine nicht unwichtige scheint gewesen zu sein, daß die Universitäten rasch in eine eigentümliche geistige Starre verfielen. Sie daraus zu lösen, erwies sich als so schwer, daß man es vorzog, neue zu gründen. In der Tat waren die Universitäten von Anfang an reformbedürftig, schon Luther hat sich an einer Reform der Universität Wittenberg versucht. Es ist das Faktum zu vermelden, daß vom Mittelalter bis heute, jede Universität so alle 30 Jahre reformiert worden ist. Dies nie aus der Universität heraus, sondern immer von oben herab, und mehr als eine vorübergehende Hebung des Niveaus wurde nicht erreicht. Nur Göttingen und Halle machten Ausnahmen von dieser Regel.

Es gab denn auch zu allen Zeiten bewegte und bewegende Klagen über die Universitäten und diese sind sich - sowohl die Klagen wie die Universitäten - über die Zeiten erstaunlich gleich geblieben. Lesen Sie Gutachten des 18. Jhdts zur Universitätsreform und abgesehen von der altertümlichen Schreibweise und einigen zeitgenössischen Eigenheiten könnten sie heute geschrieben worden sein.

30 Jahre ist gerade der Generationsunterschied. Es scheint also jede Generation die Verhältnisse an ihren Universitäten als unerträglich empfunden zu haben. Nun, um gerecht zu sein, nicht die ganze Generation. Der geistig bedeutendste Teil, die Professoren, betrachteten die Wühlarbeit der Reformer immer mit Mißtrauen und taten ihr Bestes, deren schädliche Auswirkungen, ja deren Auswirkungen überhaupt, zu hintertreiben. In der Regel mit Erfolg. So lang die Stangen auch waren, mit denen die Reformer im Froschteiche rührten, es gelang ihnen selten mehr als ein üppiges Quakkonzert auszulösen und etwas frische Luft in die trüben Wässer zu treiben. Immer aber wurde reichlich Schlamm aufgewirbelt. Dies nicht nur von den Reformern, auch die in Panik geratenen Frösche wirbelten mit. Teils um sich so den Blicken und dem Zugriff zu entziehen, teils um sich gegenseitig mit Schlamm zu bewerfen.

Bestand hatte dies nicht; irgendwann wurden die Reformer des Rührens überdrüssig. Der Schlamm setzte sich wieder, die frische Luft ward aufgezehrt und bald bot die Universität das gleiche friedliche Bild wie vor der Reform.

Beispiele?

Der Reform 2001/2002 ging die Reform 1972-76 voraus. Niemand behauptet, daß von der ein Segen ausgegangen wäre. Vor der Reform 72/76 gab es die Reform der Jahre 1946-49, von der ebenfalls nichts rühmliches zu berichten ist. Die Nationalsozialisten reformierten auch einiges, und kein Loblied wurde darüber gesungen, und selbst der mächtige Kultuspolitiker der Weimarer Republik, Carl Heinrich Becker, scheint von 1919 bis 1928 erfolglos im Teiche gerührt zu haben - und so geht es weiter, die Jahrhunderte hinunter bis zu Kurfürsten und Bischöfen.

Wenn für die Universität das Bild vom Froschteich paßt, so paßt auf ihre Reformer das Bild des Sisyphos. Dies nicht nur weil Sisyphos dazu verurteilt ist, einen Stein den Hügel hinaufzurollen - „in Schweiß gebadet und mit einer Staubwolke über seinem Haupte“ - und ihm jedesmal, kurz vor dem Gipfel, der Fels entgleitet und nach unten donnert. Nein, das Gleichnis geht tiefer. Sisyphos war der Sohn des Aiolos, des Gottes der Winde, der frischen. Sisyphos ist auch der Vater des Odysseus, des listigen aber rastlos Umherziehenden, also eines Menschen, der zwar hervorragende Ideen hat, aber nie eine feste Stelle findet. Und: Sisyphos galt als Schurke. Wenn ich nicht wüßte, daß die alten Griechen keine Universitäten gehabt oder nötig gehabt haben, würde ich glauben, Sisyphos habe sich in Athen oder Sparta als Universitätsreformer betätigt.

Eine Frau findet den Stein des Sisyphos

Ihr Name ist Edelgard Bulmahn.

Eignet sich Frau Bulmahn zur Universitätsreformerin?

Die Eignung eines Menschen für eine Aufgabe lässt sich oft aus seinem Lebenslauf beurteilen.

Frau Bulmahn wurde 1951 in Minden geboren, wuchs in Döhren auf und machte am Aufbaugymnasium in Petershagen Abitur. Danach ging sie für ein Jahr ins Kibbuz nach Israel. 1969 trat sie der SPD bei. In Hannover studierte Frau Bulmahn sieben (!) Jahre lang Anglistik und politische Wissenschaften und das Ergebnis dieser Mühen war ein Staatsexamen. Sie tat daraufhin, was Anglisten und Politologen für gewöhnlich tun, sie wurde Lehrerin, genauer, Studienrätin. Wie ihr und ihren Schülern die Lehre an verschiedenen Gymnasien bekommen ist, darüber gibt es keine Berichte. Ausgefüllt scheint diese Tätigkeit Frau Bulmahn nicht zu haben. Sie hatte sich schon während des Studiums in der Hannoveraner Kommunalpolitik betätigt, als Studienrätin setzte sie das Politisieren fort. Dies mit Erfolg, jedenfalls was ihre Person betraf. Sie war von 1981-86 Mitglied des Stadtrats Hannover Linden, zog 1987 in den Bundestag ein, 1991 in den Fraktionsvorstand und 1993 in den SPD-Bundesvorstand. Seit 1990 ist sie Vorsitzende des Forschungsausschusses im Bonner Parlament und seit dem 27. Oktober 1998 Bundesministerin für Bildung und Forschung. Frau Bulmahn ist verheiratet. Sie galt und gilt als Parteilinke.

Das sind dürre Daten. Und die Eigenschaftswörter, die man ihr beilegt - detailverliebt, ernsthaft, gründlich, zielstrebig und hartnäckig - bringen auch nicht viel Farbe in das Bild. Nur eine einzige Episode konnte ich finden, die Licht auf ihr Innenleben wirft.

1986 vor der Bundestagswahl am 25.1.1987 war Frau Bulmahn Neukandidatin im Wahlkreis 37 (Hannover). Nur wenige kannten sie und das ist schlecht bei Wahlen. Da fiel ihr auf, daß die U-Bahn bei der Station Schlägerstraße ihre Sammelkarten mit „Ss" abstempelt. Ss für Schlägerstraße ist zwar nicht das gleiche wie SS für Schutzstaffel, aber, so stellte sich heraus, in der Schlägerstraße hatte sich auch die Leitstelle der Gestapo befunden. Das war zuviel. Frau Bulmahn roch nationalsozialistisches Gedankengut, zumindest aber eine Nachlässigkeit und beeilte sich, dies publik zu machen. In der Lokalzeitung kam es daraufhin zu einer Leserbriefschlacht in der u.a. vorgeschlagen wurde, in den USA wegen der Endung „SA" vorstellig zu werden. Kurzum: Der Name Bulmahn wurde bekannt im Wahlkreis 37. Die Wahl kam und Frau Bulmahn gewann. Prompt entschlief der Ss-Skandal und die Hannoveraner Verkehrsbetriebe entwerten heute noch an der Schlägerstraße mit „Ss" (Nachzulesen in der Hannoverschen Allgemeinen Zeitung vom 12.11.-10.12.1986).

Wir lernen daraus. Der Edelgard ist so schnell nichts zu peinlich für's Vorwärtskommen, und gelegentlich scheint es ihr weniger um die Sache als um deren Wirkung zu gehen. Oder, um es im Zusammenhang zu sagen: „Unsere Windfahne flattert uns voran..."

Man sollte sich aber davor hüten, aus solchen Schwächen auf dic Fähigkeit zu schließen, wirksam zu reformieren. So hat Friedrich Althoff, Kaiser Wilhelms Universitätsdiktator, bei Lehrstuhlkandidaten hin und wieder politisches Wohlverhalten fachlichem Können vorgezogen und dennoch die deutschen Naturwissenschaften an die Weltspitze geführt. Wenn Sie einwenden, Frau Bulmahn seien die Naturwissenschaften fremd, so haben Sie recht was das Faktum betrifft. Der Schluß aber, sie könne deswegen die deutschen Naturwissenschaften nicht auf Trab bringen, ist nicht zwingend. Althoff hatte ebenfalls keine naturwissenschaftlichen Kenntnisse, er war Jurist. Das gleiche gilt für Gerlach v. Münchhausen, der im 18. Jahrhundert die Göttinger Universität zur führenden Europas gemacht hat.

Das wirkliche Leben ist wie das Gehirn: nicht schwarz oder weiß, sondern grau und manchmal gräulich.

Edelgard packt zu!

Wie immer es auch im Innenleben der Edelgard Bulmahn aussieht, eines muß man ihr lassen: Sie sah die Chance, ihren Namen mit einem bedeutenden Werk zu verbinden, und nutzte sie.

Schon 1998, gleich nach der Bundestagswahl, wurde zwischen der SPD und den Grünen eine Expertenkomission für die Reform des Hochschuldienstrechts vereinbart. Die Komission wurde von Frau Bulmahns BMBF zusammengestellt und mit einem Auftrag versehen. In milde drängenden Worten wird darin vorgeschlagen, die Einführung einer Assistenzprofessur und die Abschaffung der Habilitation zu untersuchen. Auch die leistungsorientierte Professorenbesoldung gibt der Auftrag schon in so großen Einzelheiten vor, daß der Leser den Eindruck bekommt, es gälte nur noch die Zahlen einzutragen. Apropo Zahlen. Es stand geschrieben: „Grundlage für alle Überlegungen ist die Kostenneutralität des neuen Systems".

Welcher Kopf steckte hinter dem Auftrag?

Es war nicht der Kopf von Frau Bulmahn. Sie hatte sich selbst zu ihren Studentenzeiten wenig mit Hochschulpolitik befaßt. Auch besteht der Alltag eines Politikers nicht im Nachdenken über Sachprobleme oder gar im Lösungen finden, sondern im Institute eröffnen, Reden halten, Gremien beisitzen, Grußworte und Verlautbarungen von sich geben. Politiker sind keine Denker. Sie greifen Gedachtes auf, von dem sie glauben, daß es ihnen Glanz verschafft: Sie setzen durch und stellen dar.

Glücklicherweise brauchte es für den Auftrag gar keinen Kopf, jedenfalls keinen genialen.

Mit der einzigen Ausnahme der Kostenneutralität enthielt der Auftrag keine neuen Einfälle. Die Kostenneutralität stammt von den Finanzministern der Länder und sie ist nicht originell; es scheint auch weniger ein Einfall als ein Befehl gewesen zu sein.

Die anderen Punkte des Auftrags, leistungsorientierte Professorenbesoldung, Assistenzprofessur und Abschaffung der Habilitation, waren schon vorgedacht. Sie stammen aus einer Untersuchung, die eine 10-köpfige internationale Komission 1996 begonnen und am 16.6.1999 offiziell beendet hatte. Die Untersuchung nannte sich „Systemvaluation der DFG und MPG".

Abschaffung der Habilitation und Assistenzprofessur, das erinnert den Geschichtskundigen an 1968. Die damalige Assistenten-Organisation mit dem schönen Namen Bundesassistentenkonferenz hatte dies vertreten, ähnliches auch der Wissenschaftsrat vorgedacht. Von 1974 bis 1976 war der Assistenzprofessor in einigen Bundesländern eingeführt worden, er hatte sich aber nicht durchsetzen können.

Warum ist der Assistenzprofessor gescheitert?

Dieser Frage nachzugehen, hilft dem Verständnis universitärer Verhältnisse.

Gescheitert war der Assistenzprofessor an mitfühlenden Seelen in der Professorenschaft. Die hatten vorgerechnet, daß es nach einiger Zeit viel mehr Assistenzprofessoren gäbe wie Professoren und daher, wiederum nach einiger Zeit, viele arbeitslose Assistenzprofessoren. Die hätten sich um ein Leben jenseits des öffentlichen Dienstes bemühen müssen, was als bodenlose Zumutung empfunden wurde (siehe Ödipus-Komplex). Das, bzw. die Angst vor neuen Akademikerunruhen, schreckte auch die Kultusministerien vom Assistenzprofessor ab. Der Bedarf an Unruhen war in jenen Jahren bekanntlich ausgiebig gesättigt worden. Die Ordinarien, wirksam organisiert in Hochschulverband und Bund Freiheit der Wissenschaft, hatten den ministeriellen Bedenken nachgeholfen und den Assistenzprofessor in Ausschüssen und Parteigremien madig gemacht. Zudem hatten sie dem Assistenzprofessor das Leben versauert. Er mußte um Platz und Geräte kämpfen, hatte acht Wochenstunden zu lehren, und wenn er das getan und auch noch publiziert hatte, wurde ihm dennoch ein Habilitierter vorgezogen. Der Assistenzprofessor hatte einen Kreuzweg durchlitten auf den die Professoren Dornen streuten und am Wegesrand standen gelbgesichtige Privatdozenten und höhnten. Ein ehemaliger Assistenzprofessor klagte mir:

„Den meisten Ärger hab ich mit den frisch Habilitierten und den C3-Professoren bekommen. Die waren sofort auf Abwehrhaltung. Der hat doch gar nichts geleistet, hat es geheißen, und will jetzt unabhängig publizieren!"

Der Assistenzprofessor war 1976 durch den „Hochschulassistenten" ersetzt worden. Diese Figur durfte sechs Jahre lang selbstständig forschen und eingeschränkt selbstständig lehren. Zudem hatte sie wissenschaftliche Dienstleistungen zu erfüllen. Der Hochschulassistent war einem Professor zugeordnet, zählte aber nicht zum Stand der Professoren. Es war ihm ebenfalls keine Zukunft beschieden, denn bald sprach sich herum, daß die Professoren die Hochschulassistenten bei Berufungen ignorierten. Und so wollte keiner mehr Hochschulassistent werden. 1985 wurde er abgeschafft.

1968 Assistenzprofessor, 1998 Assistenzprofessor; 1968 Abschaffung der Habilitation, 1998 Abschaffung der Habilitation. Ist die neue Reform nur ein Aufguß der alten?

Der Wal ähnelt einem Fisch und ist dennoch keiner. So verhält es sich auch mit den Assistenzprofessoren der Reform von 2001/2002 und der von 1972/76. Die

Mitglieder der internationalen Komission sind alt68er-Ideen unverdächtig. Dies schon deswegen, weil die meisten aus dem Ausland stammen. Es handelte sich um Richard Brook vom Sciences Research Council in England, Jan Borgman aus Den Haag, den Präsidenten der Stanford University Gerhard Casper, das Mitglied des Aufsichtsrates ZF Friedrichshafen AG Hubertus Christ, den Präsidenten der LZB Reimut Jochimsen, Jean-Marie Lehn von der Universität Louis Pasteur, Helga Nowotny von der ETH Zürich, Israel Pecht vom Weizmann Institut, Eda Sagarra aus dem Trinity College, Dublin und den Staatssekretär a.D. Heinrich Ursprung aus der Schweiz.

Im Kielwasser der Systemevaluation liefen die Hochschulrektorenkonferenz (HRK) und die Kultusministerkonferenz (KMK).

Die HRK unter ihrem neuen Präsidenten Klaus Landfried sprach sich am 2.11.1998 für eine leistungsorientierte Besoldung der Professoren aus. Des weiteren empfahl sie, die Habilitation durch eine auf sechs Jahre befristete C2-Professur zu ersetzen. Der Inhaber dieser Professur solle selbstständig forschen und lehren.

Die KMK veröffentlichte am 28.5.1999 ein Diskussionspapier. Danach sollten die Dienstaltersstufen abgeschafft und durch leistungsorientierte Vergütung ersetzt werden. Auch die Möglichkeit eines Assistenzprofessors hatte die KMK in Betracht gezogen, doch sagte sie dazu weder ja noch nein.

Diese Gremien kamen also zu ähnlichen Schlüssen wie die internationale Komission. Das kann man so auslegen, daß die Säure des gesunden Menschenverstandes aus verschiedenen Hirnen die gleichen Erkenntnisse ausfällt, vielleicht liegt es aber auch daran, daß Gremien gerne in den Schienen anderer Gremien fahren. Man kann es jedenfalls der Ministerin nicht verübeln, daß sie den Bericht der internationalen Komission als Ansatzpunkt nahm. Der Auftrag an die Expertenkomission wurde dann von einem Herrn aus dem BMBF namens Reinhart Botterbusch zusammengeschrieben.

Die Expertenkomission trat am 31.8.1999 zum ersten Mal zusammen.

Die Expertenkomission und ihr Kopf

Der deutsche Ankerpunkt und eine Art Geschäftsführer der internationalen Komission war ein gewisser Wilhelm Krull gewesen und es geht das Gerücht, daß Krull auch der Kopf hinter der Reform sei. Dazu paßt ein zweites Gerücht: Krull soll in der Expertenkomission die Fäden gezogen haben. Krull sei ein Stiller, ein Wirksamer, der die Arbeit mache.

Sie haben nie von Herrn Krull gehört?

Kein Wunder: Herr Krull ist die Unscheinbarkeit selbst, unscheinbares Gesicht, bescheidenes Auftreten, unscheinbare Brille und ein Studium der Germanistik. Geboren 1952, verheiratet, drei Kinder. Wie Frau Bulmahn so war auch Dr. phil. Krull kurze Zeit als Lehrer tätig. Der Schuldienst scheint ihm aber mißfallen zu haben (was nicht gegen ihn spricht). Krull ging 1980 als DAAD-Lektor nach Oxford. 1985 wurde er wissenschaftlicher Mitarbeiter beim Wissenschaftsrat, 1987

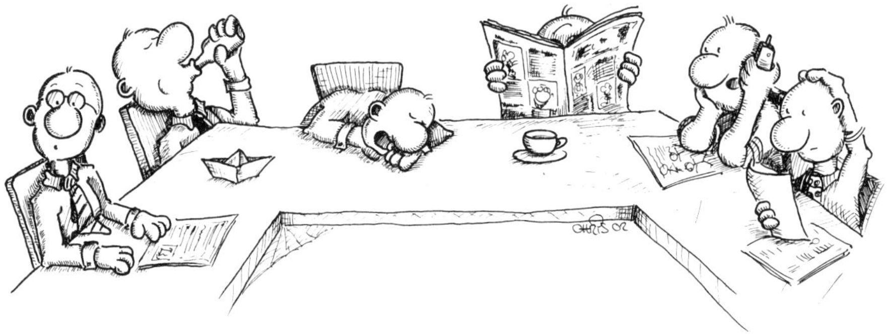

Gar gewaltig rollte die Flut der Einfälle

Leiter des Bereiches Forschung, 1988 Mitglied der OECD Gruppe für wissenschaftliche und Universitätsforschung. In der OECD-Gruppe leitete er eine von der Europäischen Komission geförderte Studie „zur Erarbeitung von Richtlinien für die Evaluation von Forschungs- und Entwicklungsprogrammen der Komission". Im März 1993 wurde Wilhelm Krull in die Generalverwaltung der MPG berufen; seit Januar 1996 ist er Generalsekretär der Volkswagen-Stiftung. Er gilt als graue Eminenz der Hochschulpolitik.

Zur Klarheit: Wir hatten es bisher mit drei Komissionen zu tun, Internationale Komission, EU-Komission und die Bulmahnsche Expertenkomission.

In die Expertenkomission wurden 18 Mitglieder berufen, die ich im folgenden Komissare nenne. Vier von den 18 trugen keinen Professorentitel. Postdoks waren die vier dennoch nicht, sondern von der Spezies „Wissenschaftsmanager". Es handelte sich um einen Universitätskanzler, zwei Generalsekretäre - einer davon der erwähnte Herr Krull - und einen Vizepräsidenten. Daß kein Postdok berufen wurde, lag, ich vermute das, nicht an einer Abneigung des BMBF oder gar der Ministerin gegen Postdoks, sondern daran, daß diese keinen Verband haben. Damit fehlte auch ein Postdok-Präsident, den man hätte einladen können. Sie fragen, warum nicht ein beliebiger Postdok herausgegriffen wurde oder auch zwei? Ich frage dagegen: Wie soll ein BMBF-Beamter an einen Postdok kommen? Schon das Wissen um die Existenz von Postdoks darf man bei ihm nicht voraussetzen. Auch wird selbst ein geübtes Beamtenauge Mühe haben, so ein unscheinbares Wesen wahrzunehmen. Und dann die Verfahrensfragen! Darf man die direkt ansprechen oder muß man erst den vorgesetzten Professor um Erlaubnis bitten? Und wozu? Postdoks haben keinen Verband, werden also auch nicht schreien, egal was man mit ihnen anfängt, und überhaupt, es ist $17^{\underline{00}}$ Uhr und Feierabend.

Es war also kein böser Wille, daß das BMBF in die Komission nur Professoren und Funktionäre lud. Der Komission selbst fiel das Fehlen eines Nachwuchswissenschaftlers auch nicht auf. „Das war kein Thema", sagte mir einer der Komissare. „Wir haben ja eine Reform zu Gunsten der Postdoks machen wollen, von daher haben wir keine Notwendigkeit gesehen, Postdoks einzuladen", sagte ein anderer.

Ein guter Politiker hält darauf, daß eine Komission, auf die er sich später berufen will, die rechten Eigenschaften aufweist. Sie muß „kompetent" oder „innovativ" sein, am besten innovationskompetent. Allein, ob eine Komission „kompetent" ist, wer weiß das schon? Oft erweist sich eine Komission aus lauter Kompetenten als inkompetent. Und innovativ kann heute schon Klopapier sein. Leichter meßbar, daher überzeugender und fast so gut klingend wie „kompetent" oder „innovativ" ist „international". Vermutlich deswegen nahm man in die Komission drei Ausländer auf: Ein Komissar war Schweizer und zwei US-Staatsbürger (die allerdings seit Jahren in Deutschland leben).

Die meisten Komissare (10) kamen aus den Geisteswissenschaften: Soziologie, Jura, Politologie, Geschichte. Zwei Komissare waren Biologen und einer Mediziner. Es gab keine Chemiker, keine Mathematiker. In der Wahl der Komissare wurde weniger auf Fachrichtung und Fachkenntnis Wert gelegt als auf die Vetretung einer anerkannten Organisation. Die Liebe des Auswählenden - wer immer das war - galt einem Hybrid, dem Funktionärsprofessor. Und so saßen der Präsident der DFG, drei Hochschulpräsidenten, der Präsident der HRK, der Generalsekretär der VW-Stiftung, ein ehemaliger Vorsitzender des Wissenschaftsrats und der Jurist Ulrich Battis, Vetreter des Hochschulverbands an der Humboldt Universität Berlin. Ob letzterer wegen seiner Funktionärseigenschaft aufgenommen wurde, entzieht sich allerdings meiner Kenntnis. Nur fünf vertraten - soweit ich weiß - keine Organisation. Es sind dies Guido Adler (Mediziner), Lorraine Daston (eine Art Historikerin), Michael Daxner (Bildung), Jean Gregory (Maschinenbau) und Peter Hanau (Sozialrecht). Herr Adler hat seine Berufung vielleicht einem Artikel in der *Frankfurter Allgemeinen Zeitung* zu verdanken, in dem er die Abschaffung der Habilitation gefordert hatte. Die Damen Daston und Gregory wurden von dem Gespann Geschlecht und Nationalität in die Komission gezogen.

Zum Vorsitzenden wurde Hans Meyer, Staatsrechtler und Präsident der Humboldt Universität Berlin, gewählt. Die Mitgliedschaft war ehrenamtlich.

Der Komission standen 14 Berater zur Seite. Dabei handelte es sich meist um Funktionäre aus Ministerien und Gewerkschaften. Für eine Weile beriet auch Hartmut Schiedermair, seit über zwei Jahrzehnten Präsident des Hochschulverbandes. Dieser Verband und noch mehr Herr Schiedermair werden das Urgestein jenes Berges bilden, der sich gegen die Reform stemmt - gegen diese und gegen jede andere die die Vorrechte und Ruhe des Professorenstandes zu berühren wagt. Es scheint mir angebracht, diesen standhaften und tapferen Präsidenten mit einigen Zeilen zu charakterisieren.

Bei Herrn Schiedermair handelt es sich um einen richtigen deutschen Professor. Standesbewußt und lächelnd, sanft und leise, sich nichts vergebend, aber zähe

Der Weg nach oben

(nach Buhlman)

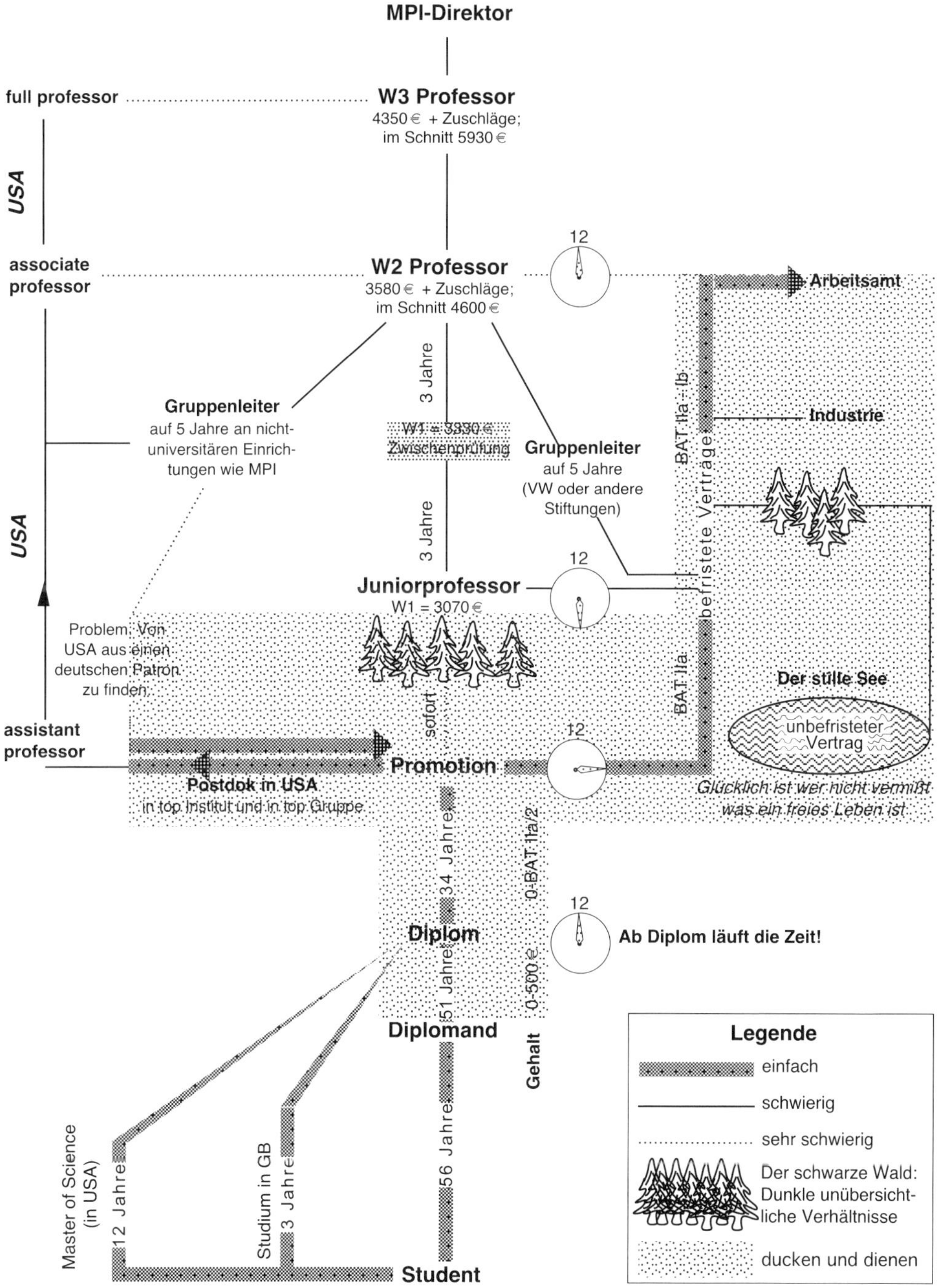

und konsequent setzt er sich für seinesgleichen ein. Er ist Völkerrechtler, er hätte aber auch Parfümfabrikant werden können, in seinen Porträts setzt er jedenfalls das gleiche verbissene Lächeln auf wie der Duftwasserverkäufer Joop und wie dieser achtet er auf korrekte Kleidung. Schiedermair wurde 1936 in Bonn geboren, promovierte 1968 und habilitierte 1974. Zwei Jahre später, in einer Zeit, in der man dem Professorwerden nur durch den Sprung vor einen fahrenden Lastwagen entkommen konnte, wurde er Professor im Saarland. Bis dahin hatte er zwei Bücher veröffentlicht. 1980, im Jahre seiner Wahl zum Präsidenten des Hochschulverbandes, erschien ein Drittes. Es trägt den Titel: „Geheimnis des Bösen“ und handelt von Teufelsaustreibungen.

Wegen dieser theoretischen Kenntnisse und 20 Jahre praktischer Erfahrung im Umgang mit Reformern schien Herr Schiedermair eine zentrale Stellung bei der anstehenden Reform zuzukommen. Dieser Meinung war jedenfalls Herr Schiedermair selber und sie machte ihn unzufrieden mit einer nur beratenden Tätigkeit. Er fordert eine Stelle als Komissar. Die wurde ihm verweigert, woraufhin er öffentlich aber vergebens seinen Unwillen kundtat.

Die Gremienmechanik ging ihren Gang.

Die Ministerin eröffnete die konstituierende Sitzung und griff dann nicht mehr weiter ein. Betreut wurde die Komission von dem schon erwähnten Reinhart Botterbusch aus dem BMBF. Dieser Herr im Range eines Ministerialdirigenten diente auch als Schriftführer.

Für den Fall, daß Sie mit der Ministerialhierarchie nicht vertraut sind: Die Rangfolge lautet Ministerin, Staatssekretär, Ministerialdirektor, Ministerialdirigent. Es war also ein viertrangiger Herr am Werke.

Botterbusch hatte - nach Konsultation von Eckgrößen wie Krull und Ernst Ludwig Winnacker - die Mitglieder der Komission ausgesucht und berufen. Wer bei dieser Auswahl den größten Einfluß hatte, ist schwierig zu sagen, einzelne Mitglieder hatten jedenfalls den Eindruck, daß sie ihre Berufung Herrn Krull zu verdanken hätten.

Man kann nicht behaupten, daß es schwer gewesen wäre, Komissare und Berater zu finden. Vielmehr drängten die Verbandsvertreter mit Macht in Komission und zur Beratung. „Es ist viel gekungelt worden“, erzählte einer, der dabei gewesen war.

Die Komission tagte an verschiedenen Orten, in Berlin, Bonn, Frankfurt und Zeuthen, immer aber in gewöhnlichen Sitzungsräumen. Es ging unfeierlich zu, es gab keine sozialen Veranstaltungen und hinterher lief man auseinander wie eine Handvoll Ölkäfer aus einer geöffneten Streichholzschachtel. Die Diskussionen seien „lebhaft, offen, angenehm“ gewesen. Gestritten wurde auch. So habe Ulrich Battis eine kleine Gruppe von Geisteswissenschaftlern angeführt, die für ihre Fächer unbedingt die Habilitation habe erhalten wollen. „Die haben uns erpreßt und gesagt, wenn sie die Habilitation nicht als Möglichkeit offen lassen, dann machen wir ein Sondervotum, und dann können Sie ihre Komissionsempfehlung vergessen“, klagte mir ein Komissar. Deswegen habe die Komission in ihrem Bericht zur Abschaffung der Habilitation so eine windelweiche Formulierung gewählt. In der Tat es heißt dort: „Mit der Einführung der Juniorprofessur kann das Habilitationsverfahren entfallen", und nicht „Mit der Einführung der Juniorprofessur entfällt das Habilitationsverfahren".

Verschiedene Vorstellungen gab es auch bei der Professorenbesoldung. Manche wollten die Professoren nur nach einem Tarif bezahlen, also die C3/C4 Unterschiede abschaffen. Wer mehr leiste werde ja über die Zulagen besser bezahlt. Wegen den Fachhochschulen - ein Universitätsprofessor sei doch was Besseres und das müsse auch im Status zum Ausdruck kommen - habe man dann aber die Unterschiede wieder eingeführt (als W2/W3). Überhaupt sei es bei den Grundgehältern hartnäckig zur Sache gegangen... Weniger Widerstand habe es dagegen bei der Streichung des Höchstgehaltes gegeben: „Sonst können uns nicht nur die Zürcher, sondern sogar die Wiener Leute abwerben!".

Bisher konnte ein Professor höchstens die Gehaltsstufe B10 einstreichen, was 17900 DM pro Monat entsprach. Anscheinend hatte einmal die Wiener Universität einem Kandidaten mehr geboten, was dem Selbstverständnis der deutschen Professorenschaft, die ihre Qualität - nicht zu Unrecht wie ich oben dargelegt habe - an der Bezahlung mißt, einen argen Stoß versetzt haben muß.

Man hatte also die Experten nicht in ein Zimmer gesperrt und befohlen, jetzt denkt euch mal was aus. Wohl zu recht hatte man vermutet, daß dies zu uferlosen Weiterungen führen würde, womöglich gar zu Vorschlägen, die außerhalb der Karrengeleise beamtlicher Vorstellungen lägen. Es wurde von vornherein nur das Auftragspapier diskutiert und gedacht wurde unter ministerieller Aufsicht - vor allem des Finanzministeriums. Es soll zugegangen sein wie beim Fliegenklatschen. Kaum hatte ein Komissar einen Vorschlag gesummt, hob einer der ministeriellen Berater die Klatsche - „Das geht nicht" - und schlug die Expertenmeinung mit beamtenrechtlichen, meistens aber finanziellen Argumenten tot. „Die Diskussion stand von der ersten Minute an unter dem Diktat der Kostenneutralität", klagte mir ein Teilnehmer.

Die Komission teilte sich in drei Gruppen auf: I, II und III. Gruppe I kümmerte sich um die „Reform der Personalstruktur und Qualifikation des wissenschaftlichen Nachwuchses" und damit um Assistenzprofessor und Habilitation. Ihr dürfte der spätere Juniorprofessor zu danken sein. Damit Sie wissen, wem Sie danken müssen: Zu Gruppe I gehörten Stephan Bieri (Vizepräsident der ETH), Lorraine Daston, Jean Gregory, Horst Kern, Gerhard Neuweiler und Ernst Ludwig Winnakker.

Vielleicht sollte ich ein Mitglied der Gruppe I Komissare schildern. Gerne hätte ich das von Herrn Winnacker getan. Der ist mir nämlich sympathisch weil er sich standhaft für die Unabhängigkeit des Nachwuchses einsetzt und mehr noch weil er meinem Vater ähnelt: Beide heißen Ludwig, beide setzen den Scheitel etwa 1 cm unterhalb der Haargrenze ihrer Halbglatzen und verdecken diese, indem sie die Haare quer darüber kämmen. Auch tragen sie gerne Schals, die sie elegant um den Hals zu schlingen verstehen. Endlich war mein Vater Landbriefträger und auch Herr Winnacker geht mit Botschaften hausieren. Leider aber sah man Herrn Winnacker nur selten auf den Komissionssitzungen und wenn dann saß er still am Tische. Fleißig mitgearbeitet haben dagegen der Göttinger Universitätspräsident Kern und Frau Daston. Die aber sind keine Biologen. Ich habe mich daher für Gerhard Neuweiler entschieden.

Was ist das für ein Mensch?

Auch Gerhard Neuweiler, das sei vorausgeschickt, ist immer mit Eifer und Klarheit für die Unabhängigkeit des Nachwuchses eingetreten. Er wurde schon 1935 als Sohn eines Calwer Volksschullehrers geboren, macht aber den Eindruck eines Zwanzigjährigen. Das liegt weniger an den halblangen dünnen weißen Lokken, die sich dekorativ um die Denkerstirn kräuseln, als an seinem jungenhaften Auftreten. Er wirkt unverbraucht. Ein neugieriger Junge, der in den Gängen des Zoologischen Instituts in Riberlishosen und ausgebeultem Pullover so vor sich hin wandelt. Vielleicht liegt es daran, daß er gerne Tee trinkt. Das soll konservieren.

Wes Geistes Kind ist Gerhard Neuweiler?

Sage mir, was du liest und ich sage dir, was du denkst. Gerhard Neuweiler liest Jean Paul, Martin Walser und Philipp Roth. Als ich ihn fragte, welche Werke, nannte er jene, in denen Akademiker die Helden spielen. Der bekannteste dieser Helden ist Dr. Katzenberger, Anatomieprofessor an der Universität Pira im Fürstentume Zäckingen. Dieser wehrhafte Mann beschäftigt sich mit großem Eifer mit Mißgeburten. Inwieweit Herr Neuweiler sich und sein Interesse für Universitätspolitik in Katzenberger versinnbildlicht fühlt, muß offen bleiben. Habilitiert hat Gerhard Neuweiler mit 35 Jahren, mit 37 war er Ordinarius in Frankfurt, von Januar 93 bis Januar 94 Vorsitzender des Wissenschaftsrats. Heute ist Herr Neuweiler Ordinarius an der LMU in München, Prodekan der Fakultät für Biologie, Mitglied des Kuratoriums der Volkswagenstiftung und Mitglied des Senats der Leibnizgemeinschaft. Fertig? Nein! Herr Neuweiler ist zudem Präsident der Deutschen Zoologischen Gesellschaft, sitzt im Hochschulrat der Universität Hohenheim und ist Mitglied einiger Akademien. Auch saß er sechs Jahre in Senat und Hauptausschuß der DFG. Diese beeindruckende Sammlung von Ehren und Ämtern läßt zwei Schlüsse zu: erstens, Gerhard Neuweiler ist nicht frei von Eitelkeit, zweitens, er fühlt sich in Gremien wohl. Letzteres hängt vielleicht mit seiner Liebe für Fledermäuse zusammen, die ja auch eine neben der anderen an lichtarmen Orten zusammenhängen. Dennoch geht Gerhard Neuweiler jede professorale Attitüde ab und nie würde man in ihm einen Gremiengaga vermuten und vielleicht ist er auch keiner. Gerhard Neuweiler ist mir ein psychologisches und biologisches Rätsel.

Vergleicht man die Expertenkomission mit einer Kutsche, so sitzt Krull auf dem Bock und lenkt, Neuweiler, Kern und Daston ziehen, Herr Botterbusch schmiert die Achsen und Schiedermair bremst.

Die Arbeit der Komission begann am 31.8.1999 und endete am 7.4.2000 - dauerte also sieben Monate. Es kam zu acht Sitzungen und einem Bericht.

Wer den Auftrag des BMBF mit dem Bericht der Komission vergleicht, wird feststellen, daß die Komission den Vorgaben des Auftrags vollständig folgte.

Erstaunlich ist das nicht, die Übereinstimmung zeigt vielmehr, daß Komissionsbildung und -arbeit von einem guten Politiker gesteuert wurden. Wer immer der

Kopf hinter der Reform war, er wußte im voraus, was er wollte. Mit der Komission ging es ihm nicht um das „Was mache ich?“, sondern um das „Wie setze ich es durch?“. Am leichtesten setzt man sich bei Leuten durch, die der eigenen Meinung sind.

Es kam also darauf an, die Expertenkomission klug zusammen zu setzen.

Die Mehrheit der Komissare mußte aus Leuten bestehen, die sich im Sinne der geplanten Reform geäußert hatten, also z.B. gegen die Habilitation. Das durften keine Buttermänner sein, sondern Kämpfer, die bei ihrer Meinung blieben und dafür eintraten. Dann konnte man auch einzelne Gegner der Reform als Berater oder in die Kommission laden, wie die Herren Schiedermair und Battis. Dies, also Katze und Hund unter einen Hut zu setzen, war angezeigt, um sich einen Anstrich von Unvoreingenommenheit und Konsens zu geben.

Die Strategie schlug durch. Herr Schiedermair saß gewissermaßen in einer Gummizelle, deren Wände die zähen Widerreden der Reformbefürworter bildeten und die mit mildem Psychiaterlächeln auf ihn herabsahen. Schiedermair lächelte zwar tapfer zurück, doch austreiben konnte er die Teufel nicht. Selbst sein Mitstreiter Ulrich Battis rückte im Laufe der Diskussionen von Standpunkten des Hochschulverbands ab - wenn auch nicht von allen.

Es reichte aber nicht, die Reformgegner auszuschalten, die Komissare und Berater mußten zudem wichtige Verbände repräsentieren. Wichtigste Aufgabe der Komission war ja nicht, Ideen zu geben, sondern Unterstützung zu mobilisieren. Man nahm also keine Beduinen, sondern Scheichs. Der wichtigste Scheich war wohl EL Winnacker: Gegner der Habilitation, Befürworter des Assistenzprofessors und Präsident der DFG. Die Unterstützung der Gewerkschaften und einzelner Länder - „Sie sind doch dabei gewesen!“ - sicherten Beraterposten. Vorsichtshalber gesellte man den Experten zudem drei Regierungsberater bei (von Innenministerium, Finanzministerium und Bundeskanzleramt), denn man weiß ja nie was für Einfälle diese weltfremden Forscher haben, wenn der Tag lang ist.

Sie werden es bemerkt haben: eine Komission zusammensetzen ist eine Kunst, eine unbeachtete aber eine wichtige. Kunst soll zwar - hört man Kunstsachverständige - nicht von Können kommen und ich glaube das gern, aber in diesem Fall muß gelten: Wer immer in der Komission die Hebel der Gremienmechanik bediente, er war ein Könner. Ein Könner um so mehr, als er es mit im Gremienwesen erfahrenen Leuten zu tun hatte. Fast alle Komissare und Berater verbringen die meiste Zeit ihres wachen Daseins an glanzfurnierten Tischen vor Drittelliterfläschchen mit Mineralwasser und O-Saft, üben ihre Mundmuskulatur und vertiefen ihre Menschenkenntnis.

Nur Herr Schiedermair entzog sich den gremienmechanischen Kunstgriffen. Irgendwann muß er bemerkt haben, daß er seine Reden genausogut an die Waschschüssel hätte halten können, und nur als lebende Entschuldigung geladen war („es waren alle beteiligt, auch der Hochschulverband“). Was sollte er tun? Er tat das naheliegendste, er trat aus (Mitte Januar 2000). Dies nicht ohne möglichst viel Staub aufzuwirbeln. Allein, der Staub legte sich, und die Komission ging ihren Gang. „Dem hat keiner eine Träne nachgeweint“, hieß es.

Der Bericht der Komissare

Eine ordentliche Komission liefert am Ende und als Beweis ihrer Tätigkeit einen Bericht ab. Auch die Expertenkomission tat das; sie ging ihren Gang und am Ende des Ganges stand ein ansehliches Werk mit zwei Tabellen und drei Anhängen. Eine Zusammenfassung:

- Der Beamtenstatus für Professoren sei vorläufig beizubehalten. Die Begründung: Das Beamtenrecht sei biegsamer als das Angestelltenrecht, wörtlich: „Nach der Handlungsform ist das Beamtenrecht rascher Änderungen zugänglich als das tarifvertraglich geregelte Angestelltenrecht..." Gemeint ist, daß im Angestelltenrecht z.B. Lohnerhöhungen erst umständlich zwischen den Tarifpartnern ausgehandelt werden müssen, während sie für Beamte angeordnet werden können. Den Entscheid für den Beamtenstatus fällte die Komission mit blutendem Herzen. Sie empfahl, für die Zukunft ein eigenes Personalstatut für den Wissenschaftsbereich zu entwickeln. Das selber zu tun, fehlte ihr die Zeit.
- Eine Juniorprofessur solle eingeführt werden. Den Namen „Assistenzprofessor" lehnte die Komission ab, weil das zu sehr nach Assistent klinge und zudem an die unglückliche Reform der 70er Jahre erinnere. Der Juniorprofessor sei nicht einem Professor zuzuordnen, sondern dem Fachbereich oder einem Institut. Die Juniorprofessur solle zwei mal drei Jahre dauern und ihr Inhaber selbstständig lehren und forschen dürfen. Auch solle er Promotionsrecht haben, ein eigenes Budget und eine Grundausstattung, damit er Drittmittel einwerben könne. Die Lehre müsse zwischen zwei bis sechs Semesterwochenstunden liegen. Die Kür des Juniorprofessors übernähmen am besten die Fachbereiche „unter Einbeziehung externer Gutachten". Nach den ersten drei Jahren solle der Juniorprofessor vom Fachbereich „zwischenevaluiert" werden. Bestehe er diese Zwischenprüfung, könne der Juniorprofessor seine zweite Dreijahresperiode antreten, anderenfalls habe er nach einem Jahr das Feld zu räumen.

  Der Juniorprofessor könne sich jederzeit auf eine unbefristete Professur bewerben, auch auf eine Professur seiner eigenen Hochschule. Letzteres allerdings nur, wenn er nach der Promotion mehrere Jahre an einer anderen Hochschule tätig war.

  Von einem „tenure track", d.h. einer Berufung des Juniorprofessors auf eine unbefristete Professur seiner Universität ohne öffentliche Ausschreibung, ist im Bericht der Expertenkomission nicht explizit die Rede.
- Promotion und Postdok sollten zusammen nicht länger als sechs Jahre dauern.
- Mit der Einführung des Juniorprofessors könne die Habilitation entfallen.
- Das Einkommen der Professoren solle von ihrer Leistung abhängen und nicht wie bisher vom Alter. Es solle ein Grundgehalt geben, zu dem Zuschläge kämen. Diese könne man sich erringen durch gute Forschung, gute Lehre, die Förderung des wissenschaftlichen Nachwuchses, oder über Berufungs- oder Bleibeverhandlungen. Die Übernahme von Funktionen und Gemeinschaftsaufgaben solle ebenfalls mit Zuschlägen belohnt werden. Mit Funktionen sind Ämter gemeint wie Rektor oder Dekan, mit Gemeinschaftsaufgaben z.B. die

Einrichtung von neuen Studiengängen.
Forschung und Lehre sollen durch auswärtige Fachgutachten und die Noten der Studenten bewertet werden. Die Meßmethoden sollten die Fachbereiche festlegen. Die Fachbereichsleitung bewerte dann die einzelnen Professoren und reiche einen Vorschlag ein. Wer die endgültige Entscheidung treffe, sei den Hochschulen zu überlassen.
Die Bewertung der Forschungs- und Lehrleistungen solle alle fünf bis sieben Jahre erfolgen.

Die Komission veröffentlichte ihren Bericht am 7.4.2000.

Buhrufe und Beifall

Am schnellsten, am 5.6.2000, reagierte der Hochschulverband auf den Bericht der Expertenkomission. Ihm war das Grundgehalt zu niedrig; dies liege auf dem Niveau von Studiendirektoren und stelle keine amtsangemessene Besoldung dar. In der Erkenntnis, daß Geldforderungen und der Kampf für das Bestehende die Neigung Unbeteiligter nur selten erringen, schlug der Verband auch Neuerungen vor. So seien wettbewerbsfeindliche Einschränkungen - wie die Standardisierung von Berufungsgewinnen und die Altersgrenzen für Berufungen - aufzuheben. Professoren sollten auch noch jenseits des 50. Lebensjahres an eine andere Universität berufen werden können. Als Anreiz für gute Lehre sollten die Hörergelder wieder eingeführt werden. Besondere Forschungsleistungen will der Verband mit Forschungsfreisemestern, geringen Lehrdeputaten und Ehre belohnen. In diesem Zusammenhang äußert der Verband die - nicht von der Hand zu weisende - Vermutung, daß sich Professoren eher durch Ehre als durch Geld anspornen ließen und die Ehre zudem billiger käme. Die Ehre solle in der Vergabe von einem „Deutschen Nobelpreis“ und „Eckprofessuren“ bestehen. Die reine Ehre schien dem Verband allerdings doch zu dünn: Jeder Eckprofessor solle einen Festbetrag von monatlich 12500 € erhalten, zusätzlich zum Gehalt.

Nur selten hat einer in allem unrecht, so auch hier. Die Hörergelder haben sich in jenen Zeiten bewährt, in denen die Vorlesungen der Ordinarien der Konkurrenz durch Privatdozenten ausgesetzt waren. Deren Rolle könnten heute die Juniorprofessoren spielen. Daß allerdings gerade der Hochschulverband die Hörergelder wieder einführen will, verwundert, denn er war es, der 1961 ihre Abschaffung forderte.

Beim „Deutschen Nobelpreis“ gebe ich zu bedenken, daß damit schon Goebbels gescheitert ist. Als Antwort auf die Vergabe des Friedensnobelpreises an Carl v. Ossietzky hatte Hitler den deutschen Wissenschaftlern verboten, einen Nobelpreis anzunehmen. Zum Ausgleich war ein Deutscher Nationalpreis für Kunst und Wissenschaft geschaffen worden, der jährlich an drei verdiente Deutsche vergeben werden sollte. Das Preisgeld hatte je 100 000 RM betragen, was an Kaufkraft etwa 500 000 € entsprach. 1937 hatte Goebbels den Preis zum ersten Mal verliehen und zwar an die Mediziner Ferdinand Sauerbruch und August Bier, den Regisseur Veit Harlan und den Architekten Troost. Es war gleichzeitig das letzte Mal. Schon ein Jahr später hat man von dem Preis nichts mehr gehört, er scheint sang- und klanglos eingegangen zu sein.

Zum Eckprofessor. Einem Verband, der über 18 000 Akademiker zu seinen Mitgliedern zählt, kann es nicht entgangen sein, daß heutzutage nicht mehr die Professoren forschen, sondern deren Doktoranden und Postdoks. Wenn der Verband dennoch Preise und Eckprofessor-Zuschlag nur an Professoren vergeben will, wird er sich was dabei gedacht haben. Zum Beispiel dies: Welcher Postdok platzt nicht vor Stolz auf seinen Professor, wenn der das Doppelte seines BAT-Gehaltes als Draufgabe bekommt? Zudem hat der Postdok handfeste Vorteile von dem Geldsegen. So wird der Professor öfters mal einen Kuchen für die Kaffeerunde ausgeben. Und für das Arbeitsklima ist die einseitige Verteilung ebenfalls besser. Nur wenige Professoren würden es vertragen, wenn ihr Postdok mehr verdient als sie selber.

Überhaupt scheint der Hochschulverband über Denkweise und Zukunft des Nachwuchses eindringlich nachgedacht zu haben. Zumindest hat er sich dafür viel Zeit genommen. Die diesbezüglichen Vorschläge kamen erst am 18.9.2000 heraus, also 31/2 Monate später als die Einfälle des Verbandes zur Besserung der Professorenschaft. Seine Vorschläge zum Nachwuchs schimmern leider in Unklarheit - was ebenfalls auf die Gedankentiefe der Verbandsdenker hinweist. In tiefem Wasser ist ja z.B. ein alter Stiefel auch nur undeutlich zu erkennen, vor allem dann wenn das Wasser trübe ist.

Soweit ich die Absichten des Verbandes zu erkennen vermochte, wünscht er den Nachwuchs folgendermaßen zu fördern: Die Habilitation solle bleiben und mit dem Juniorprofessor konkurrieren, das Habilitationsverfahren solle aber zügiger durchgeführt werden. Des weiteren fordert der Verband eine Altersgrenze für C1 Stellen, die ausschließlich mit Hochschullehrernachwuchs besetzt werden sollen. Auf das Lockmittel der Ehre dagegen verzichtet der Verband hier. Ein fataler Fehler. Ein wissenschaftlicher Verdienstorden am schwarzrotgoldenen Bändchen am Laborkittel zu tragen, würde der nicht jeden Postdok zum strahlen bringen? Auf jeden Fall würde er nichts kosten.

Auch bei den anderen Vorschlägen kamen mir Zweifel.

Habilitation und Juniorprofessor gleichzeitig, das verträgt sich wie Habilitation und Hochschulassistent. Ist es böswillig, zu vermuten, daß die Ordinarien den Juniorprofessor schweigend aber tief im gleichen Sarg begraben wollen wie die Hochschulassistenten und die „habilitationsäquivalenten Leistungen"? Und ist die Altersgrenze für C1 Stellen nicht wettbewerbsfeindlich?

Zerbrechen Sie sich darüber nicht den Kopf, lieber Leser, denn auf die Vorschläge des Verbandes ist „niemand angesprungen". Das teilte mir seine Pressestelle mit. Lassen wir daher die Denker des Hochschulverbandes weiterdenken und wenden wir uns Anderen zu.

Am 18.9.2000 verkündete die „Arbeitsgemeinschaft der Vorsitzenden der Fakultätentage", daß sie von der Unternehmensberatungsfirma Kienbaum ein Gutachten habe erstellen lassen. Dieses Gutachten bescheinige der von der Expertenkommission vorgeschlagenen Reform demotivierende Effekte und extreme Wettbewerbsfeindlichkeit. Leider ließ sich über das Gutachten wenig in Erfahrung bringen. Den originalen Text konnte ich nirgends finden und meine Frage an die Arbeitsgemeinschaft, „Wie lange und mit wieviel Mitarbeitern hat Kienbaum an dem Gutachten gearbeitet?“, wurde nicht beantwortet. Auf die Frage „Wieviel hat das Gutachten gekostet?“ hieß es, es habe sich um einen marktüblichen Preis gehandelt. Nun ist Kienbaum nicht für billige Preise bekannt, dennoch darf ein Gutachten, von dem verschwiegen wird, wie es zustande kam, beruhigt unter „vergessen“ abgehakt werden - was fast alle, die es anging, auch gemacht haben. Dazu mag auch Eindruck beigetragen haben, den die Presseerklärung der Arbeitsgemeinschaft machte. Sie wirkte, als ob sie von einem Mann geschrieben worden sei, der sich in seiner Wut verhaspelt: Von der Kienbaum-Vergütungsberatung ist die Rede und daß die Vorschläge der Expertenkommission demotivativierende Folgen hätten. Sicher wird „Vergütungsberatung“ kein Freudscher Versprecher sein und eine geballte Ladung Ordinarien wird wohl die Rechtschreibung beherrschen, aber hätte man nicht besser darauf hingewiesen, daß hier ein Sprachschöpfer am Werke ist?

Auch Strategen zählt die Arbeitsgemeinschaft zu den Ihren. So scheinen sich Gemeinschaft und Hochschulverband im Sinne des preußischen Generalstabschefs Helmut v. Moltke - getrennt marschieren, vereint schlagen! - abgesprochen zu haben. Dafür spricht die zeitliche Übereinstimmung der Presseerklärung der Gemeinschaft mit der Presseerklärung des Hochschulverbandes (beide am 18.9. abgefeuert); auch wurde das Gutachten der Arbeitsgemeinschaft wohlwollend in „Lehre und Forschung“, der Zeitschrift des Hochschulverbandes, besprochen.

Das waren die Buhrufe, jetzt kommen wir zum Beifall.

Etwa acht Wochen nach dem Bericht der Expertenkomission, am 19.6.2000, stellte die DFG ihre Vorstellungen zur Nachwuchsförderung vor. Sie empfahl „Qualifikationsprofessuren“ deren Inhaber selbstständig forschen und lehren dürfen und nach einer Begutachtung der Universität ohne Ausschreibung auf Dauerstellen übernommen werden können („tenure track“). Es solle auch eine Zwischenbegutachtung geben. Die Qualifikationsprofessuren sollten mit auswärtigen Kandidaten nach auswärtiger Begutachtung besetzt werden. Die Habilitation solle zumindest in einigen Fächern abgeschafft werden. Des weiteren kündigte die DFG an, die Altersgrenzen in ihren Programmen zu lockern.

Auch der Wissenschaftsrat fühlte sich berufen, die Reformen mit eigenem Senf schmackhaft zu machen. In seinen Empfehlungen zur Förderung des wissenschaftlichen Nachwuchses vom 19.1.2001 empfahl er, die Habilitation abzuschaffen und stattdessen eine auf fünf Jahre befristete „Professur zur Förderung des wissenschaftlichen Nachwuchses“ einzuführen. Diese Nachwuchsprofessoren sollten selbstständig forschen und lehren. Letzteres im Schnitt vier Semesterwochenstunden.

Es ist nicht zu übersehen: Unter den Reformerbefürwortern - internationale Komission, Expertenkomission, DFG, Wissenschaftsrat, HRK - herrschte große Übereinstimmung (oder Phantasielosigkeit). Sie fordern die Abschaffung der Habilitation zugunsten einer befristeten Professur für den Nachwuchs, die möglichst schnell auf die Promotion folgen solle. Wenn der Wissenschaftsrat fünf Jahre für den Assistenzprofessor fordert anstatt sechs wie die anderen - er gibt keine Begründung dafür - so dürfte das weniger an sachlichen Gründen liegen als an der Not, dem eigenen Gesicht Kanten zu geben. Damit soll aber nicht gesagt werden, daß in den Komissionen keine schöpferischen Kräfte gesprudelt hätten. Sie scheinen sich aber auf den Namen des neuen Professors beschränkt zu haben: Assistenz-, Qualifikations-, Nachwuchs-, Juniorprofessor wurden vorgeschlagen.

Die Argumente ähnelten sich ebenfalls, was nicht wunder nimmt, fällt doch das Offensichtliche vielen auf. Die Habilitation sei unnötig, das sehe man u.a. daran, daß die Angelsachsen ohne sie auskämen. Auch vermochte es nicht einzuleuchten, warum eine formalisierte Prozedur, die ja immer zur Länge neigt und das Formale dem Inhaltlichen vorzieht, besser sein solle als einfach das zu betrachten, was der Kandidat geleistet hat. Beim Wissenschaftsrat konnte man sogar zwischen den Zeilen lesen, daß die Habilitation ein Mittel sei, den Nachwuchs in Abhängigkeit zu halten. An der Erkenntnis, daß der Reiz einer Hochschulkarriere für den Nachwuchs darin liegt, unabhängig forschen zu können, kommen inzwischen selbst Funktionärsprofessoren nicht mehr vorbei: Das große Geld hat man an der Universität noch nie verdient, sichere Laufbahnen bietet sie auch nicht, was also bleibt außer dem Reiz, frei von wirtschaftlichen Zwängen forschen zu können was man will?

Ein Konzept wird erstellt

Knapp ein halbes Jahr nach dem Bericht der Expertenkomission, am 21.9.00, legte das BMBF ein „Konzept für die Dienstrechtsreform an den Hochschulen“ vor:

- Der Juniorprofessur solle eingeführt werden. Dies nach den Vorstellungen der Expertenkomission aber mit einer Lehrverpflichtung von 4-8 Semesterwochenstunden.
- Die Habilitation solle abgeschafft werden.
- Statt wie bisher nach System C werden die Hochschullehrer nach System W bezahlt: Nach W1 die Juniorprofessoren, nach W2 bzw. W3 die auf Dauer berufenen Professoren. W1 gibt in den ersten drei Jahren 6000 DM, nach bestandener Zwischenprüfung 6500 DM monatlich. W2 gibt mindestens 7000 DM und dazu Zuschläge. W3 mindestens 8500 DM und ebenfalls Zuschläge. Die bisherige Obergrenze B10 (rd. 17900 DM) für Professorengehälter wird abgeschafft. Zudem können sowohl Professoren wie auch Mitarbeiter ihr Gehalt aus Drittmitteln aufbessern.
- Zuschläge werden vergeben bei Berufungsverhandlungen, für die Übernahme von Ämtern und Aufgaben und für gute Lehre und Forschung.
- Die Juniorprofessoren sollen vom Fachbereich berufen werden. Dies in einem „wissenschaftsadäquaten“ Verfahren mit auswärtigen Gutachtern, die der Fachbereich wählt. Der Fachbereich soll auch die Maßstäbe bestimmen, nach denen die Leistungen der Professoren und damit ihre Gehaltszulagen gemessen werden. Zudem schlägt der Fachbereich die Gehaltszulagen vor. Die Ent-

scheidung darüber liegt bei der Hochschulleitung. Die Einzelheiten seien Ländersache.

Das Konzept löste nicht nur Freude aus. Reinhold Grimm, der Sprecher des Allgemeinen Fakultätentags, sprach im Dezember 2000 in der „*Zeit*" von einer Ausgrenzung der Professoren und drohte, daß die Professoren die Reform und insbesondere den Juniorprofessor unterlaufen würden. „Zumindest werden ihre Chancen schlechter sein als die eines Habilitierten". Man hat Anlaß diese Drohung ernst zu nehmen. Wie aber Grimm von einer Ausgrenzung der Professoren sprechen kann, wo die Expertenkomission, von deren Bericht das Bulmahn-Konzept abgeleitet wurde, zu 78% aus Professoren bestand, bleibt sein Geheimnis.

Für den Fall, daß Sie nie etwas vom Allgemeinen Fakultätentag gehört haben: Er entstand am 13.12.00 in Jena vermutlich aus der schon erwähnten Arbeitsgemeinschaft der Vorsitzenden der Fakultätentage. Wie 30 Jahre früher der „Bund Freiheit der Wissenschaft" scheint der Allgemeine Fakultätentag eigens zum Kampf gegen ordinarienfeindliche Reformen gegründet worden zu sein. Seine Zielscheibe ist neben der Bulmahn-Reform auch die HRK. Allerdings scheint der Allgemeine Fakultätentag gleich nach seiner Gründung wieder auseinandergelaufen zu sein: Man hat seither nichts mehr von ihm gehört. Vermutlich war es ihm zu anstrengend, so böse zu sein, wie er erscheinen wollte.

Um gerecht zu sein: Mangelnde Umtriebigkeit und Phantasie kann man dem reformfeindlichen Teil der Professorenschaft nicht vorwerfen, nicht vor dem Konzept und noch weniger danach. Es fehlte ihm jedoch das richtige Ziel und die nötige Zähigkeit. Ein Einfall blitzte und fuhr in den Arm und gewaltig holte der aus für den Schlag in den akademischen Froschteich und es platschte und spritzte auch auf's schönste, doch naß wurde nur der Schläger. Als tropfender Tropf stand er da und vergaß Nachsetzen und Nachschlagen – bis zum nächsten Einfall...

Zähigkeit besaßen dagegen einige Mitglieder der Expertenkomission. Die störte im Konzept des BMBF der fehlende „tenure track" für den Juniorprofessor. Ohne den glaubten sie keinen guten Postdok aus den USA nach Deutschland locken zu können. Still aber ausdauernd setzten sie sich dafür ein, das Konzept in diesem Sinne zu ändern. Sie wurden unterstützt von Wissenschaftsrat, DFG, Alexander v Humboldt-Stiftung und der MPG.

Die Ministerin begab sich unterdes auf Reisen. Im Januar 2001 traf sie in den USA ein. Sie wollte die dortigen deutschen Forscher zur Rückkehr bewegen, denn es war noch die Zeit des Biotech-Booms und Biologen wurden händeringend gesucht. Auch wird sie bei den Wissenschaftsemigranten um Unterstützung geworben haben. Soweit sich das übersehen läßt, bereiteten die ihr und ihrem Reformentwurf einen begeisterten Empfang.

In Palo Alto kam es zu einer Podiumsdiskussion mit Frau Bulmahn, Herbert Kroemer, Nobelpreisträger für Physik des Jahres 2000, Johann Deisenhofer und anderen deutschen Wissenschaftlern, die es in USA zu Stellung und Ehren gebracht hatten.

Die Emigranten hatten ungute Erinnerungen an die deutsche Wissenschaft. Kroemer bezeichnete die Habilitation als „groben Unfug". Johann Deisenhofer erzählte über seine Zeit als Assistent am Max-Planck-Institut für Biochemie: „Mit der Zeit aber wurde mir klar, daß ich lieber eine eigene Gruppe hätte und selbstständige Arbeiten ausführen wollte. Und so fing ich an mich umzusehen. Dies fiel zusammen mit gewissen wissenschaftlichen Erfolgen, die meine Kollegen und mich bekannt gemacht haben. Ich habe dann auch konkret mit einer deutschen Hochschule verhandelt, mit einer anderen Organisation in Deutschland, sowie mit amerikanischen Universitäten. Dabei stellte es sich heraus, daß sich die Art und Weise, wie Leute angeworben werden, in Deutschland und in den USA sehr krass unterscheidet. Einfach ausgedrückt: In Deutschland ist der Bewerber derjenige, der etwas will; in den USA ist es die Universität, die einen gerne hätte. Und das macht einen himmelweiten Unterschied, vor allem was die Atmosphäre beim Bewerbungsgespräch anbelangt, zumal auch die materiellen Angebote sehr unterschiedlich waren. Zu meiner eigenen Überraschung habe ich so eines Tages das Telefon genommen, in Dallas angerufen und gesagt „ich komme"."

Acht Monate nach diesem Telefongespräch hatte Deisenhofer den Nobelpreis erhalten. Man darf daraus schließen, daß auch nobelpreiswürdige Leistungen in Deutschland nicht unbedingt zu einer Professur führen - was sich die, die einer solchen noch ermangeln, zum Trost übers Bett heften können.

Bedauerliche Einzelschicksale, würde Herr Schiedermair sagen.

464 deutsche Einzelschicksale, die im Ausland (meistens USA) arbeiteten, unterzeichneten am 27. Januar 2001 einen Aufruf, der den BMBF-Entwurf unterstützte. Es handelte sich hauptsächlich um Biologen, Mediziner und Physiker. Auch Johann Deisenhofer hatte unterschrieben. Wortführer aber waren Wolfram Brune und Stefan Schlatt, beide damals Mitte 30 und Nachwuchswissenschaftler an der US-Universität Princeton.

Der Aufruf stieß im Blätterwald auf zustimmendes Rauschen. In Ordinarienkreisen dagegen fiel die Begeisterung verhaltener aus, und ich fürchte, daß die Herren Brune und Schlatt ihr wissenschaftliches Leben in USA verbringen werden - auch wenn sie das nicht unbedingt wollen.

Und der in Deutschland verbliebene wissenschaftliche Nachwuchs? Der entdeckte Fliegen in dem vom BMBF angerührten Brei. Im Dezember 2000 hatten ein Dutzend Habilitanden und Privatdozenten, die meisten aus der Philosophie, eine Initiative Wissenschaftlichernachwuchs.de gegründet, „um an der Entstehung des neuen HRG mitzuwirken". Die Initiative existierte - wie sich das für Philosophen gehört - nicht „an sich" sondern nur gewissermaßen, d.h. die Mitglieder verhandeln über das Netz und kennen sich nicht persönlich. Die Initiative scheint auch nicht über einen Kern von einem dutzend Mitarbeitern hinausgekommen zu sein. Wissenschaftlichernachwuchs.de begrüßte Juniorprofessor und die Abschaffung der Habilitation, bemängelte aber, daß der wissenschaftliche Nachwuchs beim Entwurf des Gesetzes nicht befragt worden sei. Auch gäbe es keine Übergangsregelung für die jetzigen Habilitanden und Habilitierten. Diese würden vielmehr systematisch aus der Universität herausgedrängt, z.B. indem man ihre C2 Stellen (zusammen mit den C1 Stellen) für die Finanzierung der Juniorprofessoren benütze. Auch Professorenstellen würden zugunsten der Juniorprofessoren gestrichen und die DFG friere ihre Stipendien für Habilitierte ein. Wovon sollen dann die jetzt Habilitierenden leben? Etwas weinerlich bezeichneten sie sich als „Lost generation" und drohten mit Abwanderung ins Ausland.

Sind die Klagen berechtigt? Von wem stammt die Idee mit den C1 und C2 Stellen?

Schon die Expertenkomission hatte vorgeschlagen, die Juniorprofessuren aus den C1 und C2 Stellen zu finanzieren. Dem Prinzip der Kostenneutralität folgend hatte das BMBF diese Forderung übernommen - oder vielleicht auch zuerst der Komission untergeschoben, genau konnte ich das nicht feststellen.

Die Stellenlage an den Universitäten sah im Jahre 2001 (nach Informationen des BMBF) so aus: Es gab zusammen 19 000 C3 und C4 Stellen. Dazu kamen 2000 C2 Stellen für Professoren. Für Oberassistenten und Privatdozenten standen 4000 C2 Stellen und 15 000 C1 Stellen zur Verfügung. Daneben gab es noch 50 000 Stellen für wissenschaftliche Mitarbeiter.

In den nächsten sechs Jahren sollen 6000 Juniorprofessuren eingerichtet werden. Dem stehen also 19 000 C1 und C2 Stellen für Habilitierende und Habilitierte gegenüber. Offensichtlich werden einige C1 Stellen übrig bleiben. Zudem wird die Bewerberzahl sinken, da viele Habilitierende, statt eine C1 Stelle zu besetzen, zum Juniorprofessor aufsteigen werden. Des weiteren soll die Habilitation ja abgeschafft werden, es besteht also kein Anlaß, für Habilitierende besondere Stellen zu erhalten. Es wird - hoffen die Reformer - nur noch Postdoks geben und für die gibt es neben dem Rest der C Stellen noch die Stellen für wissenschaftliche Mitarbeiter.

Kein Anlaß zu Panik also, wohl aber für einige Fragen.

Kann es sein, daß sich hinter dem Jammern der Nachwuchsphilosophen die Logik „Titel gibt Rang gibt Rechte" versteckt? Oder gar das alte Akademikerideal, das Menschenrecht auf eine feste Stelle für Akademiker? Mit Sicherheit weht eine gewisse Weltfremdheit durch ihre Zeilen: Abwandern? Von Philosophen? Welch eine Schreckensvision! Die Drohung der Abwanderung hat zwar Tradition, schon im 13. Jhdt hat die Pariser Universität zu diesem Druckmittel gegriffen, doch damals war es noch eines. Wenn heute Philosophen, Germanisten und Anglisten mit Abwanderung drohen, so wird das BMBF höchstens versucht sein, Bahnsteigkarten zu kaufen und gute Reise zu wünschen.

Dennoch stieß eine entsprechende Resolution von „Lost generation" unter den nachwachsenden Germanisten, Romanisten und Mittelalterforschern auf Zustimmung: tausende von Habilitanden, Privatdozenten und Postdoks unterschrieben. Einer Antwort wurden sie nicht gewürdigt. Ein festangestellter Mitarbeiter des BMBF wird das Schreiben achselzuckend in der zuständigen Ablagenverwaltung entsorgt haben.

Der Hochschulverband, erfahren in Verbandspolitik und gesegnet mit einem kampfesfreudigen Präsidenten, wird diese Hilfstruppen mit nachsichtigem Lächeln beobachtet haben. „Dilettanten" wird es geheißen haben, „das können wir besser". Und in der Tat, der Verband griff zu machtvolleren Mitteln: Er schlug die

Rotationstrommeln. In einer fünfseitigen Anzeige in der *Frankfurter Allgemeinen Zeitung* protestierte er am 28.3.2001 gegen die, seiner Meinung nach, geplante Senkung der Professorengehälter. „Schützt die Universitäten vor einer Abwanderung ihrer Spitzenkräfte" stand da zu lesen, denn warum sollte den Professoren mehr einfallen als den Privatdozenten. Unterschrieben hatten den halbseitigen Erguß 3759 Professoren, in der Mehrzahl Geisteswissenschaftler. Unter denen ist die Vorstellung, sie seien im Ausland begehrt, seltsamerweise besonders verbreitet. Die Namen der 3759 Spitzenkräfte verbrauchten die restlichen viereinhalb Seiten der Anzeige.

Aber wie das Leben so spielt, auch diese, finanziell beträchtliche, Anstrengung des Hochschulverbandes erwies sich als ein Schlag ins Wasser. Die Presse, vom *Laborjournal* bis hinunter zu *Zeit* und *Spiegel*, bellte zurück: „Wo sind denn die Spitzenkräfte?", „Interessieren sich US-Universitäten wirklich für deutsche Mittelalterforscher?", „Welcher deutsche Professor ist so unklug, für ein paar Dollar mehr sein beschauliches Dasein gegen einen aufreibenden Job zu vertauschen?" Das Endergebnis: von der eine Viertelmillion DM teuren Anzeige konnte nur der Bilanzbuchhalter der *Frankfurter Allgemeinen Zeitung* Gewinn verbuchen.

Einwände anderer Art hatten manche Länder, die HRK und der Wissenschaftsrat. Sie wollten keine Kostenneutralität. Den Ländern solle die Möglichkeit offen bleiben, zusätzliche Finanzmittel zur Verfügung zu stellen. Die Dienstrechtsreform könne nicht kostenneutral sein, sagte Bayerns Kultusminister Zehetmaier. Diese Reformreformer hatten mehr Erfolg, den Ländern wurde die Möglichkeit zugestanden, das Personalbudget um zwei Prozent zu erhöhen.

Es geht voran!

Am 30.5.2001 verabschiedete das Bundeskabinett den Bulmahnschen Entwurf zur Reform des Hochschuldienstrechts. Dieser Gesetzesentwurf entspricht dem erwähnten Konzept des BMBF und enthält z.B. die von der Expertenkomission übernommene Forderung, daß Bewerber um eine Juniorprofessur für Promotion und (inländische) Postdokzeit zusammen höchstens sechs Jahre aufgewendet haben dürfen.

Erstmals aber tauchte hier die später umstrittene Zwölfjahres-Regelung auf: Einschließlich Promotion sollen Forscher in Zukunft nur noch 12 Jahre problemlos befristet beschäftigt werden können (Qualifizierungsphase). Danach gilt für sie - wie für jeden anderen Arbeitnehmer - das Teilzeit- und Befristungsgesetz (TzBfG). Mit dieser Fristenregel präzisierte das BMBF eine Vorgabe der Expertenkomission, die auch schon Fristen gefordert aber keine Zeiten angegeben hatte.

Vorsicht: Die 12 Jahre laufen nicht von Beginn der Promotion an, sondern ab Diplom (§47, 4. Satz). Es ist also nicht möglich, sich nach dem Diplom als wissenschaftlicher Mitarbeiter anstellen zu lassen, einige Jahre zu forschen bis ein promotionswürdiges Ergebnis sichtbar ist, sich dann erst als Doktorand anzumelden und so zu einer kurzen Promotionszeit zu kommen. Offensichtlich war beim Entwurf der Fristenregelung ein Kenner des akademischen Schlaumeierwesens am Werke gewesen.

Die Fristenregel gründet auf Gutachten der Arbeitsrechtler Dieterich, einem ehemaligen Präsidenten des Bundesarbeitsgerichts, und Ulrich Preis von der Universität Köln.

Begründet wird die Zwölfjahresregel folgendermaßen: „Einerseits soll den Mitarbeitern und Mitarbeiterinnen ein hinreichender Zeitraum zur Qualifizierung und den Hochschulen zur Nachwuchsförderung offen stehen; andererseits zwingt die Regelung Hochschulen und Nachwuchswissenschaftler dazu, die Qualifizierungsphase zügig voranzutreiben, wenn das Privileg der befristeten Beschäftigung genutzt werden soll. Ferner verhindert die Regelung, dass Mitarbeiter und Mitarbeiterinnen über unvertretbare Zeiträume in befristeten Beschäftigungsverhältnissen gehalten werden" (aus Gesetzesbegründung Deutscher Bundestag).

Nach dem Prinzip Zuckerbrot und Peitsche lobte das BMBF für die ersten 3000 Juniorprofessoren 180 Mio € aus den Erlösen der Mobilfunk-Lizenzen aus. Dazu konnten die Universitäten schon im Jahre 2001 Anträge stellen, indem sie ein fachbereichsübergreifendes ausgewogenes Konzept für mindestens 10 Stellen vorlegten. Für jede Stelle gab es 75 000 €, wobei es den Universitäten freisteht, einem Biologen mehr und einem Mathematiker weniger zu geben. Das Geld ist für Sachmittel vorgesehen. Nach Inkrafttreten des Gesetzes erhalten Juniorprofessoren nur noch einen Pauschalbetrag von 60 000 € vom BMBF.

Immer noch war kein „tenure track" Verfahren vorgesehen, d.h. spätestens nach Ablauf seiner sechs Jahre mußte sich der Juniorprofessor um eine ausgeschriebene Stelle bewerben. Letzteres fanden, ich habe es schon erwähnt, einige Mitglieder der Expertenkomission unlogisch. „Warum soll der Fachbereich einen guten Mann wegschicken?", fragten sie und machten der Ministerin Vorstellungen.

Auch die Reformgegner waren nicht faul.

Der Hochschulverband zwar durchlitt eine Schwächephase. Keiner der Entscheidungsträger hatte sich um seine Meinung gekümmert, traurig stand er im Regen und die Lumpen des Eigensuchtverdachts hingen naß und stinkend an ihm herunter. Aber er blieb nicht allein. Es kam ihm eine Fachgesellschaft zu Hilfe, die Gesellschaft deutscher Chemiker (GDCh). Wie alle Fachgesellschaften hatte sie sich in der Vergangenheit durch großen Reformeifer und scharfen Blick für die Schwächen der deutschen Universität ausgezeichnet, dies allerdings so dezent, daß keiner etwas davon gemerkt hatte. Jetzt gab die GDCh ihre Zurückhaltung auf und brachte - wie es sich für Naturwissenschaftler gehört - Zahlen vor.

Von April bis Mitte Juni 2001 hatte die GDCh eine Umfrage durchgeführt. Sie hatte an die Habilitanden und Habilitierten der Chemie der letzten drei Jahre Fragebögen verschickt. Die Rücksendequote lag bei 66% (Habilitierte) bzw. 42% (Habilitanden). 22 Fragen waren gestellt worden. Aus den Antworten entnahm die GDCh, daß das Habilitationsalter in der Chemie bei 36,7 Jahren liege und eine chemische Habilitation im Schnitt nach 5,2 Jahren abgeschlossen werde. Die mittlere Promotionsdauer liege bei 3,5, die mittlere Postdokzeit bei 1,7 Jahren. Ein Durchschnittschemiker brauche danach 10,4 Jahre bis zu seiner „Berufbarkeit". Dies paßt zu den 12 Jahren, die Frau Bulmahn als Obergrenze einer befristeten Beschäftigung vorsieht.

Zudem will die GDCh ihrer Umfrage entnommen haben, daß die Habilitanden unabhängig seien. Zum Beweis führt sie an, daß die meisten Habilitanden zum Ende ihrer Habilitationszeit eine „eigene" Arbeitsgruppe leiten würden. Leider gibt die GDCh nicht an, wie lange dieses „Ende" ist und sie verschweigt auch, was sie mit „eigener Arbeitsgruppe" meint bzw. was die Befragten darunter verstanden haben.

Ist Unabhängigkeit und „eigene Arbeitsgruppe" das Gleiche?

Viele Postdoks leiten eine „eigene" Arbeitsgruppe ohne deswegen unabhängig zu sein. Ihnen sind ein zwei Doktoranden zugeordnet, oft auch eine TA. Sie schlagen den Doktoranden Experimente vor, begutachten deren Ergebnisse (wenn sie darum gebeten werden), weisen die TA an, und trösten über mißglückte Experimente hinweg. Die Postdoks dürfen sich zwar auf die Paper „ihrer" Arbeitsgruppe setzen, allerdings meistens nicht als Senior- sondern nur als Coautor. Zudem forschen sie und „ihre" Arbeitsgruppe ausschließlich auf vom Professor genehmigten Themen. Der Postdok ist also Ansprechpartner, Tröster, manchmal Ideengeber nur eines ist er nicht: Unabhängig. Unabhängig ist, wer unabhängig publiziert, d.h. ohne den Professor als Seniorautor aufzuführen, und selber über Arbeitsthemen und Richtung entscheidet.

Vermutlich gab es in der Auffassung von Unabhängigkeit Unterschiede, die den Fragebogenparteien, dem Ausfüller und dem Auswerter, nicht klar geworden sind. Dies würde erklären, warum - obwohl angeblich die meisten Habilitanden eine „eigene" Arbeitsgruppe leiten - trotzdem nur 32% der Befragten der Meinung waren, die Habilitation habe sich bewährt. Ein Ergebnis, über das die Auswerter der GDCh lesbar staunten. Liebe GDCh-Funktionäre: Vielleicht solltet Ihr auch mal darüber nachdenken, warum nur 42% der Habilitanden aber 66% der Habilitierten geantwortet haben.

Zum Juniorprofessor hatte die GDCh ebenfalls einige Fragen gestellt. Ihn wollen die Befragten nur mit einem Lehrdeputat von vier Wochenstunden belasten. Des weiteren fürchten sich manche davor, der Betreuung bzw. der Förderung durch ihre Ordinarien verlustig zu gehen. „Daß man mit 30 bis 36 noch nicht selbstständig sein kann, sondern unter die Fittiche einer Glucke flüchten muß, ist eine Vorstellung, die nur Glucken haben können.", sagte der Vorsitzende der Expertenkomission Meyer in einem Interview. Offensichtlich hat er nicht recht. Hennen, die lange Zeit Küken spielen müssen, entwickeln ebenfalls solche Vorstellungen. Erst Schule, dann Universität, dann bis Mitte dreißig Professorenknecht, das kann für das Gemüt nicht gesund sein...

Das vergleichsweise niedrige Habilitationsalter der Chemiker - vorausgesetzt man kann der Umfrage trauen - mag mit dem Rückgang des Interesses an diesem Fach zusammenhängen. Der spärliche Nachwuchs ist umworben und kann Bedingungen stellen.

Damit haken wir die GDCh ab und kommen zu einem Problem, das ich die Zwölfenderfrage nennen will.

Zwölfender wurden unter Kaiser Wilhelm und in der Weimarer Republik jene Soldaten genannt, die sich auf 12 Jahre verpflichtet hatten. Nach Ablauf dieser

Zeit schieden sie als Unteroffiziere aus, um dann mit subalternen aber sicheren Posten bei Post oder Polizei versorgt zu werden. Dieser Zwölfenderdienst erinnert mich an die 12 Jahre „Qualifikationszeit", nach der - wie wir sehen werden - die subalternen Forscher ausscheiden müssen, ohne allerdings auf sichere Posten rechnen zu können.

Die Zwölfenderfrage ging als erstem einem Naturwissenschaftler auf. In einem Rundbrief an 23 Kollegen schrieb der Würzburger Virologe ter Meulen: „Da es für die Dienstrechtsreform keine Übergangsregelungen geben wird, können für ältere Mitarbeiter, die noch befristete Arbeitsverträge haben, große Probleme auftreten. Nach dem neuen Gesetz können wissenschaftliche Mitarbeiter insgesamt nur 12 Jahre beschäftigt werden, wobei alle Zeiten der wissenschaftlichen Tätigkeiten in Deutschland, unabhängig in welcher Institution, gezählt werden. Leider wird hierbei schon die Promotionszeit mit berücksichtigt."

Meine Anfrage an ter Meulen, ob es dies auch ans BMBF weitergeleitet hätte, beantwortete ter Meulen auf BMBF-Art: mit Schweigen. Wenn er dem BMBF seine Erkenntnisse mitgeteilt hat, so erzielte er keine Wirkung. Damit ging es ihm nicht besser wie einen Monat später Olaf Henkel, dem Präsidenten der Wissenschaftsgemeinschaft Gottfried Wilhelm Leibniz. Er war von seinen Institutsdirektoren auf die Zwölfenderfrage aufmerksam gemacht worden. In einem Brief an die „liebe Frau Bulmahn" vom 9.10.01 klagte er, daß die Zwölfjahresregelung zu mehr unbefristeten Beschäftigungsverhältnissen führen würde, es aber keine Planstellen für unbefristet Beschäftigte gäbe. Des weiteren schrieb er: „Schließlich liegt ein erhebliches Risiko in der durch den Entwurf noch völlig ungeklärten Übergangsregelung vom neuen zum alten Recht." Was ter Meulen anmahnte erscheint hier präsidential verklausuliert.

Frau Bulmahn teilte Herrn Henkel schon Mitte November mit, daß sie diese Befürchtungen nicht teile und verwies auf das TzBfG. Herr Henkel und seine Institutsdirektoren sollten damit die ersten einer langen Reihe sein, die stundenlang Bücher zum Arbeitsrecht wälzten, ohne dadurch schlauer zu werden.

Während sie wälzten, ging die Reform ihren Gang, d.h. sie ging in den Bundestag. Die 1. Lesung fand am 27/28. September statt. Am 10./17. Oktober 2001 wurde beraten und am 8. November 2001 die 2. und 3. Lesung durchgezogen.

Die Reform war in zwei Gesetze aufgespalten worden, in das Gesetz zur Reform der Professorenbesoldung und in das 5. Gesetz zur Änderung des Hochschulrahmengesetzes (HRG). Ersteres regelt die leistungsabhängige Bezahlung von Professoren, letzteres führt den Juniorprofessor ein und schafft die Habilitation ab.

Zu jeder Gesetzesvorlage gehört eine schriftliche Begründung. Die Begründungen unserer zwei Gesetze, weisen einige interessante Passagen auf. Zur Bevorzugung des Juniorprofessors vor der Habilitation steht da (Drucksache 14/6853, S24): „Ohne diese Regelanforderung stünde es den Hochschulen frei, ob sie die besten Postdoktoranden im Rahmen einer Juniorprofessur oder als weisungsabhängige wissenschaftliche Mitarbeiterinnen und Mitarbeiter beschäftigen. Es müsste damit gerechnet werden, dass kaum Juniorprofessorinnen und Juniorprofessoren berufen werden. Damit würde sich wiederholen, was bereits 1976 nach der Schaffung der Personalkategorie der selbstständigen Hochschulassistenten geschehen ist: Die neue Personalkategorie würde gemieden und das Reformziel wiederum verfehlt." Und zuvor auf S19: „Die Sprecher des Philosophischen, des Mathematisch-Naturwissenschaftlichen, des Juristischen und des Wirtschafts- und Sozialwissenschaftlichen Fakultätentages haben bereits erklärt, dass sie auch nach Einführung der Juniorprofessur an der Habilitation als aus ihrer Sicht fachlich zwingender Einstellungsvoraussetzung bei der Berufung auf eine Professur festhalten wollen." Die Herren der Fakultätentage hätten vor ihren Boykottdrohungen besser Kapitel 6 (altes Kapitel 5) von „Forschen auf Deutsch" durchgelesen. Dort wird davor gewarnt, dem Feinde zu drohen, das mache ihn nur vorsichtiger. Aber auf mich hört ja keiner.

Eine satirische Leistung stellt folgender Satz dar (Drucksache 14/6853, S 19): „Die Habilitation betont einseitig die Forschungsleistungen; sie trägt vielfach nur wenig zum Forschungsfortschritt bei." Ein Widerspruch, der keiner ist.

An anderer Stelle steht sinngemäß, daß die internationale Wettbewerbsfähigkeit des deutschen Wissenschaftssystems wiederhergestellt werden müsse. Woraus folgt, daß diese verlorengegangen ist. Eine bemerkenswerte Erkenntnis, nachdem jahrzehntelang immer von Spitzenforschung die Rede war (siehe Kapitel 2.1).

Ich habe eingangs dieses Kapitels schon den Verdacht geäußert, daß an der Abfassung dieses Gesetzentwurfs und seiner Begründung ein Kenner des akademischen Milieus am Werke gewesen sein muß. Wer steckt da dahinter? Krull? Botterbusch? Botterbusch schließe ich aus. Ein BMBF-Beamter kann keinen so guten Text verfassen, könnte er es doch, bräche für mich eine Welt zusammen.

Trotz der teilweise genialen Formulierungen, wurde das Gesetz nachgebessert. War zuvor schon die erwähnte 2% Klausel eingeführt worden, so kam in der 2./3. Lesung der „tenure track" dazu: Wenn der Fachbereich beschließt, den Juniorprofessor zu übernehmen und seine Stelle in eine Dauerstelle umzuwandeln, muß diese nicht öffentlich ausgeschrieben werden. Der „tenure track" wird im §45 HRG als „kann" als Möglichkeit angeboten, d.h. den Ländern steht es frei, ihn einzuführen oder nicht.

Erste Zeichen von Panik und alte Tricks

Unterdes hatten einige eifrige Universitäten, wie Göttingen, Marburg und die Berliner Humboldt-Universität, die ersten Juniorprofessor-Stellen ausgeschrieben. Ein Grund mögen die 75 000 € pro Juniorprofessor gewesen sein. Auch wird z.B. der Göttinger Universitätspräsident Kern, der ja Mitglied der Expertenkomission gewesen war, damit die Reform unterstützen haben wollen. Allein der Hirte treibt und die Ochsen laufen wie sie wollen. So versuchten einige Ordinarien, in der Tradition der 70er Jahre, den Schwung der Reform zu nutzen, um ihre Gefolgsleute zu versorgen. Diesen fürsorglichen Gedanken hatten sie wahrscheinlich nicht zuletzt in der Einsicht gefaßt, damit ihre Braven aus den Zwängen der Zwölfenderfrage zu erlösen.

Also ging man ans Werk und gab Anzeigen auf.

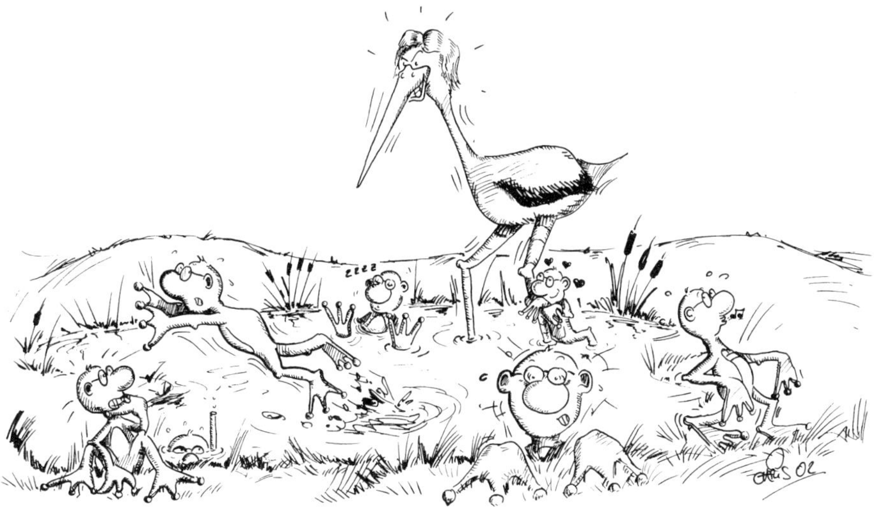

Alles rennet, rettet, flüchtet...

Die einen kündigten gleich von vornherein an, man wolle die Stellen nur mit eigenen Leuten besetzen, bei anderen stand, eine interne Bewerbung liege bereits vor, und wieder andere griffen auf die bewährten „Findeanzeigen" zurück. So suchte man einen Kandidaten für das weitgespreizte Thema: „Auswahl und Kontrolle der dem akustischen Kommunikationsverhalten von Feldheuschrecken zugrundeliegenden molekularen Vorgänge im Gehirn". Der Kenner weiß, daß nur Feldheuschrecken das Wachstum nahrhafter Wissenschaftsäpfel fördern, während schon Wanderheuschrecken den Baum der Erkenntnis gnadenlos kahlfressen. Aber keine Angst lieber Leser, getreu den Regeln dieses Buches wird an der betreffenden Universität schon ein Feldheuschreckenmann gesessen haben.

Nicht alle Ordinarien reagierten derart sachlich. So muß im Oktober-November 2001 etwas von der Panik, die Frösche erfaßt, wenn die Störchin in den Weiher stakt, den Hamburger Chlorid-Kanal Spezialisten Thomas Jentsch gepackt haben. Zuerst in einem Leserbrief an *Nature* 413, 772 dann in einer Unterschriftensammlung, warnte er vor der kurzen Frist von höchstens sechs Jahren zwischen Beginn der Promotion und Beginn der Juniorprofessur. In dieser Zeit sei es nicht möglich, eine gute Promotion durchzuführen und ein Postdoktoranden-Projekt zum Abschluß zu bringen. Dadurch werde Schnelligkeit wichtiger als Qualität und die Postdoktorandenzeit werde abgeschafft. Das führe zu einer Abwanderung deutscher Postdoks in die USA - auch Naturwissenschaftler scheinen von dieser Zwangsvorstellung nicht frei zu sein - und damit zu einem schweren Wettbewerbsnachteil. Jentschs Brief unterschrieben etwa 1400 Forscher.

Keiner von denen scheint den Gesetzentwurf gelesen zu haben.

Die Mutter des Gesetzes hat es zwar im unklaren gelassen, was ein Juniorprofessorkandidat geleistet haben muß, aber niemand verlangt, daß für die Juniorprofessur „ein Postdoktorandenprojekt zum Abschluß" gebracht werde. Der künftige Juniorprofessor muß nur gut publiziert haben, und das auch nur im Vergleich zu seinen Mitbewerbern. Manchmal wird es reichen, einen guten Eindruck zu machen. Wie sagte doch Herbert Kroemer in Palo Alto sinngemäß: „Für meinen Doktorvater bedeutete ein Doktorzertifikat nichts anderes als eine Bestätigung, daß dieser Mann unabhängig, ohne jegliche Überwachung, wissenschaftlich arbeiten kann. Ich wollte wir hätten von diesem Geiste noch etwas übrig."

Sie werden einwenden, daß eine gute Doktorarbeit Glückssache ist. Das Glück von einer guten Gruppe aufgenommen zu werden, das Glück ein gutes Thema zu bekommen. Später auf sich allein gestellt, hat der einstmalige Glücksdoktorand dann Pech. Und wenn schon! Wenn die Fakultät die Härte besitzt, den unglücklichen Juniorprofessor nach drei oder sechs Jahren zu verabschieden, wäre der Schaden gering. Und sowieso: nur Utopisten bekämpfen das Glück.

Wer also Glück und/oder Begabung hat, schreibt schon in der Doktorarbeit ausreichend Publikationen, wer Pech hat, muß drei Jahre Postdok anhängen. Von den sechs Jahren wird diese Zeit nur dem abgezogen, der im Inland forscht. Wer weder in der Promotion noch in drei Jahren (Inlands-) Postdok ein ansehliches Ergebnis erarbeitet hat, sollte und kann sich überlegen, ob die Forschung das Richtige für ihn ist - oder einen Postdok in der Schweiz anhängen. Aber vielleicht hat er respektable Ergebnisse in Aussicht? Oder respektable Ergebnisse aber einen noch respektableren Mitbewerber? Dann kann er zwar nicht mehr Juniorprofessor werden, dafür aber Stipendiat von z.B. der Volkswagenstiftung, der Max Eder Stiftung, des Stifterverbandes etc. und sich von dieser selbstständigen Stellung aus um eine Professur bewerben. Zieht er auch hier den kürzeren und ist dennoch von sich überzeugt und will das Risiko eingehen, hängt er eben noch einen Postdok an und bewirbt sich dann um eine Dauerprofessur. Bei Leuten, die ganze 12 Jahre geforscht und nichts Anständiges zustande gebracht haben, bei denen muß die Frage erlaubt sein, ob unbedingt jeder Forscher werden muß, der das möchte. Doch ist die Güte Gottes und der Ministerin unendlich: Man kann sich auch nach den 12 Jahren Qualifikationsphase noch um eine Dauerprofessur bewerben.

Daß man nach drei Jahren Postdokzeit selbstständig forschen kann, zeigt das Emmy Noether Stipendium der DFG. Dieses Stipendium erlaubt seinen Stipendiaten, nach Promotion und drei Jahren Auslandsforschung eine eigene Arbeitsgruppe zu bilden. Es gibt inzwischen hunderte Emmy Noether Stipendiaten und man hat nichts davon gehört, daß diese Leute ihrer Aufgabe nicht gewachsen wären.

Richtig ist, daß die Zahl der Postdoks abnehmen könnte, wenn der Juniorprofessor nicht mehr Ausnahme, sondern Regel ist. Das aber wird sich segensreich auswirken, weiter unten erkläre ich warum.

Die Sechsjahresfrist hat einen weiteren nicht zu unterschätzenden Vorteil: Ohne sie würde die Juniorprofessur mit der Zeit zur Habilitation mutieren. Mit der unausgesprochenen aber ernsten Drohung, erst wenn du genügend für mich gearbeitet hast, setz ich mich beim Fachbereich für deine Juniorprofessur ein, könnten die Ordinarien diese benutzen, um aus ihren Postdoks für sich Leistungen herauszupressen. Diese Bedenken hatte der Erfinder der Fristen übrigens nicht, ihm ging es darum, Sackgassen zu vermeiden. Manch ein Segen kommt unverhofft.

Reformbegeistert blieben die USA-Deutschen. Den Herren Schlatt und Brune, die sich schon im Januar 2001 in höheren Kreisen unbeliebt gemacht hatten, gelang es, diese Abneigung zu vertiefen. In der richtigen Erkenntnis, daß bei Universitätsreformen nichts wichtiger ist als Standvermögen, traten sie in Vorträgen, u.a. bei der Friedrich Ebert Stiftung, für die Reform ein. Sie erkannten echte Schwachstellen der Reform. So forderten sie „transparente Auswahlkriterien" bei der Berufung und Prüfung von Juniorprofessuren. Sie wiesen darauf hin: „Der Kandidat ist nur dann der Willkür der Gutachter entzogen, wenn die zu bewertenden Kriterien der Evaluation nach drei bzw. sechs Jahren bei Antritt der Professur feststehen und diesbezügliche identische Kriterien für alle Kandidaten eines Ausschreibungsverfahrens erhoben werden."

Die Maßstäbe bei der Auswahl sind ein entscheidender Punkt, um deren Bestimmung - dem Leser wird es nicht entgangen sein - sich sowohl die Expertenkommission, wie auch die anderen Gremien gedrückt haben. Es ist zugegebenermaßen auch schwer, für jedes Fach müssen ja andere Maßstäbe gelten. Wie um Himmels willen soll man z.B. einen Germanisten beurteilen? Nach dem Büchergewicht in Gramm? Nach der verkauften Auflage? Nach der Zahl der veröffentlichten Zeichen? Nach der Fläche des Presseechos? Sie sehen das Problem. Die Maßstäbe sind umso wichtiger, als zwar auswärtige Gutachter diese anwenden sollen, die Wahl der Gutachter aber beim Fachbereich liegt.

Diese Schwachstellen wurden auch von den Reformgegnern bemerkt. Dennoch griff der Hochschulverband nicht an ihnen an, er benützte auch nicht die fehlende Übergangsregelung. Vermutlich zu Recht. Mit sachlichen Gründen kann man bestenfalls überzeugen, man kann nicht zwingen. Zwingen kann man mit etwas, das schon die 70er Reform ins Schleudern gebracht hatte: Dem Richterspruch. Sie erinnern sich: Der Päsident des Verbandes ist Jurist, da liegt der Rechtsweg nahe. Nun ist dieser Weg, wie jeder weiß, der einmal mit Gerichten zu tun hatte, ebenso langwierig wie sein Ausgang ungewiss.

Es heißt also langfristig und sorgfältig planen.

Als ersten Schritt legte der Verband am 7.11.2001 ein Gutachten des Lehrstuhlinhabers für Öffentliches Recht an der FU Berlin, Helmut Lecheler, vor. Danach sei die Abschaffung des wissenschaftlichen Assistenten und des Privatdozenten ungesetzlich, des weiteren die Abschaffung der Habilitation, die Zuordnung des Juniorprofessors zur Gruppe der Hochschullehrer und sein Promotionsrecht.

Alles Unrecht, alles scheint den Juristen der Expertenkomission entgangen zu sein.

Juristerei ist eben eine schwierige Wissenschaft, mancher gar hegt den Verdacht, sie sei keine.

Dennoch ließ man sich Zeit mit der Klage vor dem Bundesverfassungsgericht. Ich fragte beim Hochschulverband nach, warum dies so sei.

Die Klage richte sich hauptsächlich gegen die leistungsabhängige Besoldung, das zu niedrige Grundgehalt, und dazu brauche der Verband einen Kläger. Der könne erst auftreten, wenn das Gesetz in Kraft sei und es Betroffene gäbe. Sobald ein solcher Kläger auftauche, werde vor dem Bundesverfassungsgericht geklagt. So die Auskunft des Hochschulverband-Geschäftsführers Michael Hartmer - übrigens auch ein Jurist - am 12.2.2002. Seltsam: In der Pressemitteilung des Verbandes vom 7.11.2001 wird das Grundgehalt nicht unter den Rechtsverstößen aufgeführt. Rückte man vom Lecheler Gutachten wieder ab?

Wie dem auch sei: Eindruck machte weder das Lecheler-Gutachten noch Jentsches Unterschriftensammlung. noch eine schwarzumrandete Todesanzeige, mit der Fachhochschulprofessoren die Anzeigenaquisition der *Zeit* erfreuten. In der Anzeige trauerten sie um das nahe Ableben ihrer Hochschulen und die abendländische Kultur. Doch die Trauerarbeit war vergebens: Am 9.11.2001 wurden im Bundestag die Gesetze zur Hochschulreform mit den Stimmen der SPD und der Grünen verabschiedet.

Doch damit ist die Geschichte nicht zu Ende, der Hochschulverband gibt so schnell nicht auf: „Wer am längsten lacht, lacht zuletzt“.

Parlamentarische Kämpfe

Mit der Verabschiedung durch den Bundestag waren die Gesetze noch nicht rechtskräftig. Sie mußten noch durch den Bundesrat, die Vertretung der Länder, und am Ende hatte der Bundespräsident zu unterschreiben. Beide Stellen leisteten Widerstand.

Im Bundesrat kam es am 30.11.2001 zum Schlagabtausch zwischen SPD- und CDU/CSU-regierten Ländern. Letztere forderten, die Habilitation als gleichwertigen Weg zum Juniorprofessor zu erhalten. Ministerin Bulmahn entgegnete, daß eine Gleichberechtigung von Habilitation und Juniorprofessur der Professorenschaft Gelegenheit gäbe, letztere ins Abseits zu drängen. Ähnliches stand ja schon in der Gesetzesbegründung und im Bericht der Expertenkomission zu lesen. Dennoch gingen die CDU/CSU-regierten Länder auf dieses Argument nicht ein, woraus man schließen muß, daß es stichhaltig ist. Was er nicht widerlegen kann, schweigt der Kluge tot.

Die CDU/CSU-regierten Länder bemängelten zudem, daß sich bei der Professorenbesoldung eine Kostenspirale nach oben (Vogel, Thüringen) bzw. nach unten (Zehetmaier, Bayern) entwickeln könne. Zehetmaier und Frankenberg, Baden-

Württemberg, hielten auch die Grundgehälter für zu niedrig. Frankenberg: „wirkliche Leistungshonorierung, die international wettbewerbsfähig ist, ist kostenneutral nicht zu erreichen“.

Es wurde, wissentlich oder nicht, mit falschen Informationen gearbeitet. So versicherte Vogel, daß sich die MPG und die HRK für die Habilitation ausgesprochen hätten, was nicht der Fall war. Zehetmaier bestritt, daß sich der Wissenschaftsrat gegen die Habilitation ausgesprochen habe, was ebenfalls unrichtig ist. Frankenberg sprach von einem Beschluß der HRK, diese Reform nicht mehr zu unterstützen. Auch das war falsch, die HRK hatte am 7.11.2001 lediglich befürchtet, daß „sie (die Länder) nicht bereit sind, die notwendigen zusätzlichen Mittel zur Finanzierung der Personalkosten bereitzustellen“. Gemeint waren die zugestandenen 2% zusätzlichen Personalmittel. Ansonsten hieß es: „Die HRK unterstützt die Ziele der Reform nach wie vor“.

Rede und Widerrede gab es nicht, es gab nur ein Ablesen d.h. jeder leierte sein vorbereitetes Sprüchlein herunter, setzte sich und schwieg weiter. Die Entscheidungen waren schon früher in irgendwelchen Parteigremien gefallen und die Veranstaltung wohl für die Presse gedacht oder überhaupt nur ein Formalismus.

Wie schon bei der 70er Reform hatten die CDU/CSU-regierten Länder die Forderungen der reformfeindlichen Professoren bzw. des Hochschulverbandes übernommen. Warum? Am Stimmenfang kann es nicht gelegen haben, der Hochschulverband hat nur 18500 Mitglieder. Die Vermutung, daß einige dieser 18500 weitreichende Verbindungen haben und diese nützten, mag zutreffen, klingt mir aber zu sehr nach Verschwörung. Waren hier aus der Milch der gleichen Denkungsart ähnliche Käse geronnen? Wahrscheinlich nicht. Wahrscheinlich handelte es sich bei der CDU/CSU um Denkfaulheit: Um es dem politischen Gegner nicht zu leicht machen, hieß es für sie, auf jeden Fall gegen die Reform zu sein. Sich eine Gegenposition auszudenken, hätte Arbeit bedeutet. Besser man griff auf eine fertig vorbereitete zurück, am besten auf eine mit schreibwütigen Anhängern, die Ansehen und Verbindungen zu Presse, Rundfunk und Fernsehen besaßen. So schlitterte man wie von selbst in die Schützengräben des Hochschulverbandes.

Auf die Schwachstellen der Reform, die fehlende Übergangsregelung für Habilitanden und Privatdozenten in befristeteten Arbeitsverhältnissen (Zwölfenderfrage) und die unklare Leistungsmessung, ging weder die eine noch die andere Partei ein. Ein deutliches Zeichen, daß sich keiner Gedanken machte, daß es nicht um die Sache ging, sondern eine Werbeschau durchgezogen wurde.

Am Ende beschloß der Bundesrat mit der knappen Mehrheit von 35 Stimmen, für die Professorenbesoldung den Vermittlungsausschuß anzurufen. Der schlug am 11.12.2001 folgenden Kompromiss vor: Um die befürchtete Kostenexplosion zu verhindern, solle als Vergaberahmen das Jahr vor dem In-Kraft-Treten des Gesetzes, also 2001, gelten. Des weiteren dürfe ein Land den Besoldungsdurchschnitt um höchstens 10% überschreiten. Dies wurde eingeführt, um die armen Länder nicht zu benachteiligen.

Am 20.12.2001 passierte der Besoldungs-Kompromiss zusammen mit dem Gesetz zur Regelung der Rechtsverhältnisse von Prostitutierten den Bundesrat. Dies immer noch gegen die Stimmen der unionsregierten Länder, doch standen wenigstens die SPD-regierten Länder geschlossen hinter dem Kompromiss und das war die Mehrheit. Am gleichen Tag verkündete das BMBF in seinem liebenswerten banal-pathetischen Stil: „Der Weg für die Hochschulen der Zukunft ist jetzt frei". Sowohl das Professorenbesoldungsgesetz als auch das geänderte Hochschulrahmengesetz könnten im Januar 2002 in Kraft treten. Letzteres war falsch. Das Gesetz zur 5. Änderung des HRG (Juniorprofessor/Habilitation) drohte vielmehr zu scheitern.

Für die 5. Änderung des HRG war der Vermittlungsausschuß nicht angerufen worden. Vielmehr hatte der Bundesrat die Zustimmungsbedürftigkeit festgestellt. Dem Gesetz stimmte dann nur eine knappe Minderheit von 34 Stimmen zu und damit wäre es tot gewesen - wenn nicht...

Hier muß der Begriff Zustimmungsbedürftigkeit erklärt werden. Man unterscheidet „Einspruchsgesetze" und „Zustimmungsgesetze". Letztere sind Gesetze, die Belange der Länder besonders berühren. Gegen Einspruchsgesetze kann der Bundesrat Einspruch einlegen, nachdem er zuvor den Vermittlungsausschuß angerufen hat. Der Einspruch kann aber durch eine absolute Mehrheit des Bundestages gebrochen werden. Anders bei einem Zustimmungsgesetz. Hier besteht Zustimmungsbedürftigkeit, d.h. stimmt der Bundesrat nicht zu ist das Gesetz gescheitert. Etwa die Hälfte aller Gesetze sind Zustimmungsgesetze.

Wer bestimmt, was Zustimmungsgesetze sind und was nicht? In der Regel wird das zwischen Bundestag und Bundesrat ausgehandelt. In strittigen Fällen entscheidet der Bundespräsident. Will eine Partei dessen Entscheidung nicht annehmen, kann sie vor das Bundesverfassungsgericht ziehen.

Nach Auffassung des Bundesrates war das Gesetz zur 5. Änderung des HRG ein Zustimmungsgesetz. Der Bundestag bestritt das und der Bundespräsident entschied zu seinen Gunsten. Dies allerdings erst am 23.2.02.

Warum dieses monatelange Zögern? Hatte Herr Rau Angst vor einer Blamage vor dem Bundesverfassungsgericht, wollte er erst die Lage prüfen, oder wollte er es nur spannend machen? Dies muß eines der vielen Geheimnisse dieser Reform bleiben.

Jedenfalls trat auch dieses Gesetz in Kraft und wird in Kraft bleiben, es sei denn, es reicht jemand Klage beim Bundesverfassungsgericht ein und hat damit Erfolg. Bayern hat eine solche Klage angekündigt und auch die juristischen Hilfstruppen des Hochschulverbandes warten auf das Signal, aus den Gräben zu springen.

Ein Fossil erwacht

Rückblende in die 70er Jahre. In vorderster Linie im Kampf gegen die Reform jener Jahre war nicht der Hochschulverband gestanden, sondern der „Bund Freiheit der Wissenschaft". Wer in den 70er Jahren studiert hat, wird sich noch an diesen Bund vornehmlich älterer Herren erinnern. Er ist ja damals ausgiebig beschimpft worden, vor allem von denjenigen, die ihren Mitbürgern die Segnungen des Kommunismus aufdrängen wollten. „Gemeinschaft der Betonköpfe", „Allianz der Gescheiterten", „Bund der Reaktionäre" waren die gängigen Bezeichnungen für den Bund Freiheit der Wissenschaft. 1974 gegründet, hatte dieser Bund der Buhmänner tapfer die Schmähungen ertragen und es war ihm gelungen aus den Betonköpfen einen Wall gegen die Reform zu errichten, die dann auch gescheitert ist, wie so viele Reformen vor ihr.

Als sich ab 1976 die Reformwellen legten, wurde es still um den Bund Freiheit der Wissenschaft. Es mag daher für viele eine Überraschung sein: Den Bund gibt es noch heute und er hat sich wenig verändert. Nur sein Einfluß auf die Hochschulpolitik scheint zurückgegangen zu sein. Ich möchte den Bund dennoch nicht übergehen. Dies zum einen der Pietät wegen, zum anderen weil sich der Bund im Dezember 2001, etwas verspätet, in die Reihen der Reformgegner einreihte und schließlich wegen seines Anführers, der einige für das Verständnis dieser Reform nicht unwichtige Thesen in die Welt gesetzt hat.

Führender Kopf des Bundes ist heute der Kölner Soziologe Erwin Scheuch (geb. 1928). Scheuch ist bekannt durch sein 1992 erschienenes Buch „Cliquen, Klüngel und Karrieren". Er behauptet darin, daß sich das politische System Deutschlands feudalisiere, also Seilschaften ausbilde, in denen das Prinzip „Privilegien gegen Treue" gelte. Die Folge sei, daß sich eine Kaste von Berufspolitikern bilde, die - parteiübergreifend - den Sinn von Politik darin sähen, sich und ihre Anhänger mit angenehmen Posten zu versorgen. Des weiteren werde für einen Politiker sein über die Medien vermitteltes Ansehen wichtiger, als das was er tatsächlich leiste. Scheuch kennt sich aus, er war jahrelang Funktionär der CDU. Diese Partei kommt in dem Buch dennoch nicht besser weg als SPD, FDP oder die Grünen und dies und der verständliche Stil machen das Buch lesbar. Selbst Scheuchs Voraussage, daß den Parteien die Mitglieder davonlaufen würden, wird durch die Entwicklung nach 1992 bestätigt.

Der Rest der Führung des Bundes scheint nicht über Scheuchs Qualitäten zu verfügen. Dem wäre niemals der größenwahnsinnige Satz aus der Feder geflossen, der dem Funktionär Fritz-Joachim Schütte in die Dezember 2001 Ausgabe des Vereinsheftchens gerutscht ist: „Die eindeutig erkennbare Tendenz des Reformwerks: Die Liquidierung der geistigen Vormachtstellung der Professorenschaft". Doch hat Herr Schütte damit treffend die Stellung des Bundes zur Reform klar gestellt.

Was nun den Geisteszustand der gewöhnlichen Mitglieder des Bundes angeht, so kann ich darauf, mangels persönlicher Bekanntschaft, nur aus ihrem Vereinsheftchen schließen. Dieses vermittelt zwei Eindrücke. Zum einen den, daß die Mitglieder des Bundes zu wissen scheinen, was sie an ihrem Scheuch haben. Der Bund Freiheit der Wissenschaft ist ein rechter Scheuch-Feierverein: Scheuch sagte dies, Scheuch sagte jenes, Scheuch erhält einen Preis usw. usf.. Der andere Eindruck ist der, daß die Professorenschaft Not leidet. Es scheint aber keine geistige, sondern eine finanzielle Not zu sein. In dem Heftchen wird, und zwar ausschließlich, für „supergünstige Darlehen", „Beamtendarlehen" und „billiges Geld für Beamte“ geworben. Hat der Hochschulverband doch recht, wenn er sagt, daß die Grundgehälter zu niedrig sind?

Panik bricht aus!!!

Es kam Weihnachten 2001. Stille Nacht, heilige Nacht, einsam wacht... Es wachte Ulrich Herbert, Geschichtsprofessor in Freiburg i B, Mitglied des Wissenschaftsrats und es war still und einsam und unter solchen Bedingungen ehrt man auch langweilige Texte. Herbert fand Zeit, die Neufassung des HRG durchzulesen. Prompt fiel ihm die Zwölfenderfrage auf, vor der ja schon ter Meulen und Henkel gewarnt hatten. Und ein Glöcklein klingelte... Der Professor beschloß, seine Schallblasen auszustülpen. Er schrieb einen Artikel für die *Süddeutsche Zeitung*, der am 9.1.2002 unter dem Titel „Die Posse“ erschien. „Massenentlassungen werden ausgegeben als Hochschulreform“ stand da zu lesen und als Beispiel wurde der Habilitand Constantin Goschler angeführt. Dieser vielversprechende Jüngling sei mit der Nase auf die Zwölfenderfrage geprallt. Seine Assistentenstelle sei Ende 2001 ausgelaufen, er habe Drittmittel eingeworben, ihm sei aber von der Verwaltung der Berliner Humboldt-Universität beschieden worden, er müsse wegen des neuen Gesetzes zum 1.1.2002 entlassen werden. Die Universitätsverwaltung wolle nicht riskieren, daß Goschler eine Dauerstelle einklagen könne. „Er fiel aus allen Wolken...“

Gelegentlich ist das Leben anders als es in der Zeitung dargestellt wird. Meine Recherchen ergaben, daß die Entdeckung der Zwölfenderfrage vielleicht doch keine eigenständige Leistung Herberts gewesen ist. Herbert scheint von Goschler auf das Problem aufmerksam gemacht worden zu sein: Die beiden arbeiten an ähnlichen Themen, und kennen sich persönlich. Zudem war der Fall nicht ganz richtig dargestellt, denn Goschlers Drittmittelantrag war zu jener Zeit noch nicht durchgegangen. Aber das hätte eine Pointe von Herberts Geschichte verdorben und wir wollen nicht pingelig sein, viele Pointen hatte die Geschichte eh nicht aufzuweisen.

Zweie aber doch: Herbert hatte das Problem beim Wissenschaftsrat vorgetragen, bei der DFG, beim baden-württembergischen Kultusministerium und: „Ein Rundruf bei deutschen Bildungsverwaltungs-Institutionen vermittelte den Eindruck kompletter Konfusion“. Furore machte Herberts Zitat eines launigen BMBF-Beamten: „Die Generation der Privatdozenten, müsse man nun leider verschrotten“.

Der Herbertsche Artikel riß ein Loch in den Damm, der seit Monaten die akademische Angst, Unsicherheit und Wut aufgestaut hatte. Eine Flut von Leserbriefen, Artikeln, Fernsehsendungen und Podiumsdiskussionen schwappte aus und in die Universitäten und riß gelegentlich selbst so fest verankerte Charakterzüge mit sich wie die Vorsicht des beamteten Akademikers gegenüber der Obrigkeit.

Aber gehen wir chronologisch vor.

Die *Frankfurter Allgemeine* hieb am nächsten Tag nach, was das BMBF am übernächsten Tag zu einem Dementi zwang. Der Übergang ließe sich durch die Anwendung des TzBfG lösen, hieß es.

In Redaktionen und Labors wurde daraufhin eifrig nach dem Gesetz gesucht. Das BMBF kam auf die glorreiche, wenn auch späte, Idee dies zu erleichtern, in dem es umgehend einen erklärenden Artikel ins Netz stellte. Viel half das nicht. Der Kölner Jurist Preis, auf dessen Gutachten die Zwölfjahresregelung beruht, hatte den Artikel in schwerverständlichem Juristendeutsch geschrieben, was die Leser abschreckte. Wer sich dennoch durchkämpfte, zweifelte erst recht.

Der entscheidende Begriff des TzBfG ist „absehbares Ende eines Forschungsprojekts".

Nach dem TzBfG können sich Zwölfender weiter von Vertrag zu Vertrag hangeln, indem sie nach den 12 Jahren Bundesland oder Forschungseinrichtung wechseln, und Drittmittel für ein Forschungsprojekt einwerben, dessen Ende zu einem bestimmten Zeitpunkt absehbar ist. Abgesehen von der herrlichen Ausicht, alle drei Jahre umziehen zu müssen, werden Universitätsverwaltungen solche Verträge nur dann ausstellen, wenn der Begriff „absehbares Ende eines Forschungsprojektes" von den Arbeitsgerichten so ausgelegt wird, daß Klagen auf Festeinstellung keine Chance haben.

Nun steht aber die Auslegung von Begriffen durch Gerichte in Gottes Hand und auf die wird eine Verwaltung - bei aller Frömmigkeit - nur ungern vertrauen. In welchem Forschungsprojekt ist schon das Ende abzusehen? In der Tat, weigerten sich die Verwaltungen in Nord und Süd und Ost und West rundweg, Zwölfendern weitere Verträge zu geben - TzBfG hin oder her. Das Risiko sei zu hoch und sie hätten keine Leute, um solche Prozesse zu führen. Was würde es auch nützen? Selbst wenn eine Universitätsverwaltung es wagen würde, den Vertrag eines Zwölfenders per TzBfG für zwei Jahre zu verlängern, so sitzt der Mann danach dennoch auf der Straße und ist zudem zwei Jahre älter.

Wie dieses Problem lösen? Ich habe beim BMBF nachgefragt, bei der Pressestelle und beim Ministerialdirigenten Botterbusch, mal bittend, mal flehend, mal böse. Das Ergebnis: Schweigen. Es kamen nicht einmal weichmäulige Antworten, wie man sie vom BMBF gewohnt ist, es kam überhaupt keine Antwort. Frau Bulmahn schien die Sisyphos-Rolle mit der der Sphinx vertauscht zu haben. Erst vier Wochen später rührten sich die Damen der Pressestelle - ohne zu meiner Erleuchtung beizutragen. Zudem hege ich den Verdacht, daß ich einer Antwort deswegen gewürdigt wurde, weil im *Laborjournal* kurz zuvor zwei die Reform unterstützende Artikel erschienen waren. Vielleicht sollte man die Zwölfjahresregelung zuerst im BMBF einführen und die Dauerstellen für Ministerialdirigenten, Ministerialdirektoren und Pressesprecherinnen streichen.

Anderen ging es nicht besser als mir. Andere wanden sich an eine vom BMBF eingerichtete „Hotline". Die teilte nur die Existenz des TzBfG mit. Als gefragt wurde, was zu tun wäre, wenn die Verwaltungen die Möglichkeiten dieses Gesetzes nicht so fröhlich sähen wie das BMBF, kam die Antwort: „Dazu darf ich Ihnen nichts sagen" (*Süddeutsche Zeitung* 12.2.02). Das wird zwar die Wahrheit gewesen sein, aber kann man eine „Hotline" mit Kräften besetzen, deren Verständnis von Politik unterentwickelt ist? Wäre es nicht besser gewesen, in bewährter Art verschraubte Antworten zu geben, aus denen keiner klug wird, die den Frager aber ruhig stellen, weil er in seiner Verwirrung nicht nachhakt? Der Berliner Assistent, dem jene Antwort zuteil wurde, legte die „Hotline" als ministeriale Telefonseelsorge aus, die vom Wahlkampf beeinflußt sei. Er hat unrecht. Aus langjähriger Erfahrung mit dem BMBF weiß ich, daß aus diesem Ministerium nie eine brauchbare Antwort kommt, gleich ob Wahlkampf herrscht oder nicht, gleich ob es um Hochschulreform oder um BMBF-Programme geht, gleich ob eine Frau Bulmahn an der Spitze steht oder ein Herr Rüttgers.

Das BMBF ist daraufhin der Arroganz bezichtigt worden. Zugegeben: Es sieht so aus. Aber als arrogant erscheint oft auch Versuche, Verlegenheit zu verbergen, Verwirrung zu verstecken oder Faulheit zu verdecken.

Überzeugend wirkte die Volksaufklärungsarbeit des BMBF nicht. Am wenigsten der Auftritt des Bulmahn-Gefolgsmannes und Staatssekretärs Wolf Catenhusen in der ZDF-Sendung „Frontal21" am 15.1.2002. Als er vom Interviewpartner mit der Zwölfenderfrage belästigt wurde, geriet er ins Schwimmen, und ließ die Kamera abschalten: „Können wir das eben mal stoppen?". Warum Catenhusen sich berufen fühlte, auf dem Eis der Hochschulreform zu tanzen, bleibt sein Geheimnis. Catenhusens Interesse galt sonst der Stammzelldebatte; in der Expertenkomission hat er sich nie blicken lassen. Der SPD-MdB war Lehrer für Latein, Geschichte und Sozialwissenschaften, seine praktischen Kenntnisse der Biologie beschränken sich auf das Einkochen von Marmelade.

Mit Herberts Artikel, Catenhusens Auftritt und der BMBF-"Hotline" ging die Reform stimmungsmäßig bergab. Gleichzeitig stieg der Lärmpegel. Es ging zu wie bei den Fröschen zur Paarungszeit im Frühling. In der *Süddeutschen*, in der *Zeit*, im *Spiegel*, in der *Neuen Zürcher Zeitung* erschien ein klagender Professorenartikel nach dem anderen. Meistens von Geisteswissenschaftlern. Albrecht Koschorke, seines Zeichens als Literaturwissenschaftler unterwegs ins Imaginäre, erinnerte daran, daß Universitäten ursprünglich außerstaatliche Einrichtungen waren. In der langsamen Abschaffung dieses Zustandes sah er den Ursprung alles Bösen. Koschorke vergaß, oder vielleicht hat er es auch nicht gewußt, daß die Zeiten größter Universitätsautonomie nicht unbedingt die Zeiten waren, in denen die Universität ihre größten Leistungen hervorbrachte. Ganz im Gegenteil. Immerhin wäre vielleicht in einer selbstverwalteten Universität nie ein Mann zum Literaturwissenschaftler berufen worden, der Koschorke heißt. Ich meine: Ein Literaturwissenschaftler kann den Namen Ashcroft-Tebbing tragen oder Wilimansour aber nicht Meier oder Schulze oder gar Koschorke. Dies nur nebenbei.

Hageldicht fielen die originellen akademischen Schimpfwörter „frauenfeindlich, intellektuellenfeindlich, inkompetent" aber auch komplexere Wortschöpfungen wie „destruktiver Charakter, kollektive Umnachtung, spätabsolutistischer Paternalismus" wurden auf die Reformer geschleudert. Manchen Reformgegnern gelangen gangbare Sprüche wie „Effizienz als pure Existenz" und allen der Beweis, daß Tinte heftiger schäumen kann wie Seifenlauge. Das BMBF wurde sogar mit dem Reichssicherheitshauptamt verglichen, was letzteres nun wirklich nicht verdient hat: Diesem Amt wären solche Patzer nicht durchgegangen. Auch von Bildung war viel die Rede. Ja, die liebe gute Bildung. Nur was ist das eigentlich? In der Diskussion der Literaten, Politologen und Soziologen war Bildung dadurch bestimmt, daß der Schreiber sie hatte, seine Gegner nicht. Übrigens soll der Lehrersohn Himmler, dem das Reichssicherheitshauptamt unterstand, unheimlich gebildet gewesen sein - vielleicht besteht wenigstens hier Bezüge.

Befremdend wirkte das Eigenlob, das aus den Zeilen miefte: Strenge Leistungskriterien, die in Gefahr seien, hohes Niveau, das herabgezerrt würde. Die Schriften der Reformgegner vermittelten den Eindruck, in Deutschland blühe die Wissenschaftslandschaft auf's bunteste und solle jetzt mit Flaschen, faulem Gemüse und dem letzten Dreck zugeschüttet werden. Nun ist aber die deutsche Wissenschaft höchst mittelmäßig und wird immer mittelmäßiger...wenig Blumen, viel Binsen und Seggen.

Handelt es sich hier um einen kollektiven Ausbruch von Professorenwahn?

Dies aufzuklären soll unser Problem nicht sein.

Denken wir lieber darüber nach, warum sich die Ordinarien plötzlich mit Feuer für einen Nachwuchs einsetzten, auf den sie jahrzehntelang keine Zeile verschwendeten. Der unfromme Gedanken liegt nahe, daß die Herren mit der Zwölfenderregelung fürchten, billige Arbeitskräfte zu verlieren.

Doch so einfach ist es nicht.

Angst um billige Arbeitskräfte könnten naturwissenschaftliche Ordinarien haben. Deren Ruhm nährt sich ja von den Mühen ihrer Mitarbeiter. Geisteswissenschaftler dagegen schreiben ihre Bücher (meistens) noch selber. Bei der Wut der Geisteswissenschaftler handelt es sich eher um einen „Schrei nach Liebe", um das Gefühl, daß man heute als Philosoph oder Politologe immer weniger das Ansehen genießt, das man vor sich selber hegen möchte. Jede Veränderung, so die uneingestandene Angst, wird diesen Nimbus der „geistigen Elite" noch weiter rosten lassen, bis man schließlich als intelligenter Schwätzer erkannt wird, der keine Wissenschaft treibt, sondern Meinungen herstellt, und auf einer Universität nichts zu suchen hat.

Das geht an die Grundlagen des Seins. Da kann man verstehen, daß Zorn hochkocht.

Zorn trübt den Blick auf die Tatsachen. So auch bei den Ergüssen der Reformgegner. Bei fast allen Artikeln stimmten wichtige Einzelheiten nicht. Das Gesetz zur 5. Änderung des HRG war nicht vom Bundesrat verabschiedet worden. Es sind nicht sechs Jahre bis zur Promotion und sechs Jahre danach, wie Herbert und auch andere schreiben. Es sind vielmehr 12 Jahre vom Diplom an gerechnet. Daß man nach den 12 Jahren automatisch arbeitslos wird, kann nur einer behaupten, der nicht an ein Leben jenseits des öffentlichen Dienstes glaubt (siehe Ödipus-Komplex). Es stimmte auch nicht, daß Hiwi-Zeiten während des Studiums auf die 12 Jahre angerechnet werden.

Die Aussagen der Gegenseite waren auch nicht immer von wissenschaftlicher Stringenz. So behauptete die Pressestelle des BMBF, daß die Bemerkung von der Verschrottung der Privatdozenten nie gefallen sei. Die Sekretärin von Herrn Herbert dagegen sagte mir: „Die Bemerkung ist gefallen, den Namen den Herrn nennen wir nicht. Punkt." Was nun stimmt, entzieht sich meiner Kenntnis; es könnte sein, daß es sich auch der Kenntnis des BMBF entzieht. Der betreffende Beamte wird den Ausrutscher seiner Dienstherrin nicht auf die Nase gebunden und die wenigen Zeugen um Schweigen gebeten haben.

Es bleibt die Erkenntnis, daß selbst habilitierte Historiker und Soziologen nicht immer imstande sind Texte zu lesen, obwohl sie doch den lieben langen Tag nichts anderes tun. Auch beschlich mich beim Lesen der obigen Streitartikel wieder mal das Gefühl, daß bei vielen Geisteswissenschaftlern die Vorstellung wurmt, sie hätten ein Recht darauf, ihr Leben lang von der Universität unterhalten zu werden, wenn sie sonst nichts standesgemäßes fänden. Aber kann nicht eine Tätigkeit als Paketausträger oder Bulettenbrater für die Gesellschaft - der doch das Interesse z.B. eines Soziologen gehen müßte - wertvoller sein als Untersuchungen über „Die kategoriale Begrenzung von Symbolisierungserfordernissen von Paradigmen im Sprachwandel"?

Solche Überlegungen fanden wenig Beachtung. Der Sturm tobte, der Teich schlug Wellen. Hastig beschloß man im BMBF die Wässer mit einigen Kübeln Öl zu beruhigen. Die Ministerin war sich nicht zu schade, einen dieser Kübel höchstpersönlich auszugießen. Begleitet von einem wohlwollenden Artikel der Wissenschaftsjournalistin Jeanne Rubner meldete sie sich am 26.1.02 in der *Süddeutschen* zu Wort. Zur Zwölfenderfrage hatte aber auch sie nur das TzBfG anzubieten und auf die entscheidenden Punkte, die unsichere Auslegung der Arbeitsgerichte und daß die Universitätsverwaltungen deswegen das Gesetz nicht nützen würden, ging sie nicht ein. Zu dieser Unterlassung kam noch folgender unglücklicher Satz: „Institutsleiter und Hochschulverwaltungen, die Wissenschaftler und Wissenschaftlerinnen immer wieder in drittmittelfinanzierten Zeitverträgen beschäftigen, ohne ihnen im Rahmen einer Personalentwicklung entweder die Chance einer unbefristeten Anstellung oder - rechtzeitig - einer Qualifizierung für andere berufliche Tätigkeiten zu eröffnen, geben damit kein Zeichen für Flexibilität, sondern von fehlendem Bewusstsein ihrer sozialen Verantwortung ab."

Ja, liebe Frau Bulmahn, was hätten die Hochschulverwaltungen denn machen sollen?

Unbefristete Stellen gibt es ja kaum noch (übrigens dank der Politik des BMBF). Hätten die Verwaltungen die „Wissenschaftler und Wissenschaftlerinnen" aus sozialer Verantwortung zum Arbeitsamt schicken sollen?

Der Artikel beruhigte niemanden, sondern gab den Reformkritikern recht. Dabei hat Frau Bulmahn diesen Beitrag vermutlich nicht selber geschrieben, sondern nur ihren Namen darunter gesetzt. Vermutlich war der Täter einer jener Experten aus der BMBF-Bürokratie, die leider keine befristete Stelle haben.

Wie dem auch sei: Es half nichts. Auch eine Diskussion half nichts, die Frau Bulmahn zusammen mit Herrn Preis bestand. Sie bestand sie nur, weil ihre Gegner sich in Nebensächlichkeiten verzettelten und sich nicht in die beiden Kernpunkte verbissen.

Das Quakkonzert wurde noch lauter, immer mehr stimmten ein, selbst die Postdoks, denen die Reform doch zugute hätte kommen sollen. Der grüne Koalitionspartner verlangte eine Nachbesserung und an der Universität Bielefeld gingen Studenten, Assistenten und Hochschullehrer in den Streik.

Frau Bulmahn ließ Federn und der Hochschulverband sah es mit Vergnügen und war schon dabei, damit die Schlummerkissen seiner Klientel zu stopfen.

Denn auch die alten Verbündeten, DFG und HRK, begannen, sich von der Ministerin abzusetzen. Sie gaben Pressemitteilungen heraus, in denen sie davor warnten, die Zwölfender ohne Übergangsregelung ins Leere laufen zu lassen. Die DFG schrieb am 26.2.02: „Sollte sich das neue Hochschulrahmengesetz in diesem Punkte (nach der Qualifikationsphase sollte befristete Anstellung möglich sein S.B.) nicht bewähren und sich in der Praxis herausstellen, dass es von den Hochschulverwaltungen zu restriktiv angewandt wird, weil ihnen ein befristetes Arbeitsverhältnis auf der Basis des Teilzeit- und Befristungsgesetzes mit zu großen arbeitsrechtlichen Risiken verbunden ist, wird sich die DFG für eine Änderung des Gesetzes im Sinne einer forschungsfreundlichen Klarstellung einsetzen.“ Das ist deutlich für den dezenten Sprachgebrauch von Tante DFG. Die HRK hielt sich am 19.2.02 mit ihrer Forderung „Vertrauensschutz muß gewährleistet sein!“ ebenfalls nicht zurück.

Frau Bulmahn war im besten Zuge, gegen das Gesetz des erwähnten Erwin Scheuch, zu verstoßen, das frei ausgelegt so lautet: Es ist nicht wichtig für Politiker Gutes zu tun, wichtig ist, in den Medien gut dazustehen.

Vielleicht hat Herr Preis, der ja auch in Köln lehrt, an Scheuchs Gesetz erinnert. Vielleicht ist der Ministerin die Einsicht gekommen, daß auch Herr Preis nicht die Auslegungen der Arbeitsgerichte bestimmen kann, vielleicht haben noch andere Wissenschaftsorganisationen gedroht, ihre Gefolgschaft aufzukündigen. Am 22.3.02 verkündete das BMBF in einer Pressemitteilung: „Positives Signal für junge Wissenschaftlerinnen und Wissenschaftler“. In das Hochschulrahmengesetz wurde eine Regelung aufgenommen, nach der Forscher mindestens bis zum 28.2.05 befristet beschäftigt werden können, wenn dies erforderlich ist, um eine begonnene Promotion oder Habilitation zu beenden. Das BMBF gewährte also eine Gnadenfrist von drei Jahren. Dies aber nicht für diejenigen, die habilitiert haben und auf einer befristeten Stelle sitzen. Frau Bulmahn dazu: „Wir wollen damit ein positives Signal an die jungen Wissenschaftlerinnen und Wissenschaftler setzen, die auf Grund von Fehlinformationen und zum Teil unsachlicher Diskussionen in den letzten Monaten verunsichert worden sind“.

Nun verschuldet Frau Bulmahn ja selber einige Fehlinformationen oder fehlende Informationen. Aber als Politiker ist man eben Gesetzen unterworfen, z.B. dem Gesetz des „Nie Fehler zugeben, immer auf andere schieben“. Herr Scheuch jedenfalls wird mit ihr zufrieden gewesen sein. Vermutlich auch mit dem Interview das die Ministerin anschließend Jeanne Rubner von der Süddeutschen Zeitung gab. Es ist ein lehrreiches Interview. Lehrreich vielleicht nicht für Nachwuchswissenschaftler aber für Nachwuchspolitiker. Ein Teil des Interviews sei daher wiedergegeben.

SZ: Sie ändern die viel kritisierte Novelle des Hochschulgesetzes. Sind Sie eingeknickt?

Bulmahn: Nein, wir ändern nicht, wir stellen klar. Ich will ein positives Signal an die jungen Wissenschaftlerinnen und Wissenschaftler senden. Sie waren nach unsachlichen Diskussionen sehr verunsichert. Wir machen jetzt glasklar, daß diejenigen, die jetzt noch promovieren oder habilitieren, ihre Promotion oder Habilitation in angemessener Zeit auch abschließen können.

SZ: Offenbar waren die Nachwuchsforscher zu Recht verunsichert - sonst bedürfte es doch keiner Ergänzung des Gesetzes?

Bulmahn: Leider war die Verunsicherung so stark, daß wir die Regeln noch mal ausdrücklich deutlich machen wollen. Wir brauchen klare und übersichtliche Strukturierungen für die Qualifikationsphase.

SZ: Aber eine Übergangsregelung fehlte doch?

Bulmahn: Wir haben immer klar gestellt, dass das Arbeitsrecht denjenigen, die sich in der Qualifikationsphase befinden, die Möglichkeit gibt, diese Phase abzuschließen. Jetzt steht es noch mal eindeutig im Hochschulgesetz - damit es keine Interpretationsspielräume gibt. Wissenschaftler nach Beendigung der Qualifikationsphase können weiterhin Forschung in Form von Projekten befristet betreiben. Dies haben uns Arbeitsrechtler bestätigt.

Es fällt auf, daß Frau Bulmahn in ihrer Pressemitteilung und im Interview ähnliche Formulierungen verwendet: Positives Signal, verunsichert durch unsachliche Diskussionen etc. Ich habe mich bei der *Süddeutschen Zeitung* erkundigt, ob es tatsächlich ein Interview war, oder ob man die Fragen nur beim BMBF eingereicht hatte, auf daß eine Pressesprecherin die Antworten formuliere und die Ministerin sie unterzeichne. Es war aber ein echtes telefonisches Interview. Das heißt: Frau Bulmahn redet so, wie ihre Presseabteilung schreibt, in Versatzstükken und Klischees.

Nichtsachdienliche Überlegungen

Ich sitze da und wundere mich. Wieso hat Frau Bulmahn die Warnungen von Olaf Henkel in den Wind geschlagen? Warum hat sie sich auf die Versicherungen ihrer zwei Arbeitsrechtler verlassen? Warum hat sie nicht nachgegeben, obwohl sie auf die entscheidenden Fragen keine Antwort hatte? Warum hat sie sich lieber von den Medien zerreissen lassen? Warum hat sie das juristische Risiko des TzBfG auf die Rücken alternder Assistenten geschoben? Was verlöre sie, wenn die Zwölfjahresfrist nur auf Neuzugänge angewendet würde?

Es müssen gewichtige Gründe gewesen sein. Bedenken Sie: Die erfahrenen Politiker von DFG und HRK werden ihre Pressemitteilungen, in der sie fordern, die Zwölfjahresfrist aufzuweichen, nicht mir nichts dir nichts losgelassen haben. Warum die von ihnen unterstützte Zentralfigur der Reform plötzlich bloßstellen? Das wirft doch auch ein schlechtes Licht auf DFG und HRK. Sie werden erst versucht haben, die Ministerin umzustimmen. Anscheinend hat das nichts genutzt, es mußte Druck ausgeübt werden und selbst der hat sie nur zu einer Geste veranlaßt.

Einer leeren Geste.

Das eigentliche Problem waren jene, die schon 12 Jahre im öffentlichen Dienst und habilitiert sind, die Privatdozenten. Für die hat sich mit der Nachbesserung vom 22.3. nichts geändert.

Warum besteht die Ministerin auf der Zwölfjahresfrist?

Warum besteht sie auf einer Frist, die bald ihren Sinn verlieren würde?

Wenn die Reform gegriffen hat und unbefristete Professuren in der Regel mit Juniorprofessoren besetzt werden, dann kommen, so die Rechnung des BMBF, auf acht unbefristete Professorenstellen 10 Juniorprofessoren. Viele der unbefristeten Stellen werden per tenure track besetzt und tauchen so auf dem Markt gar nicht auf. Wissenschaftliche Mitarbeiter, die nicht mehr Juniorprofessor werden können, haben also nur geringe Chancen auf eine Professur. Das wird sich herumsprechen und die Folge wird sein, daß wer nicht Juniorprofessor wird, die Universität sechs oder sieben Jahre nach dem Diplom verläßt. Mit hoher Wahrscheinlichkeit erwartet ihn danach ja nur ein unsicheres Knechtsdasein. Ist das neue System erst mal in Schwung, hat es keine Zwölfjahresfrist nötig.

Warum besteht Frau Buhlman dennoch auf dieser unpopulären Vorschrift?

Aus Sturheit?

Sie ist nicht stur. Hat sie nicht nachträglich noch den „tenure track" eingeführt?

Ich vermute: Es hat mit dem Übergang vom alten ins neue System zu tun.

Frau Buhlman fürchtet oder hat berechnen lassen, daß ohne Zwölfjahresfrist anfangs für die Juniorprofessoren zu wenig C2 und C1 Stellen frei werden. Keine oder zu wenig freie Stellen heißt, keine oder zu wenig Juniorprofessoren, denn extra Stellen werden die Finanzminister nicht genehmigen. Zu wenig Juniorprofessoren, heißt gescheiterte Reform und gescheiterte Reform heißt gescheiterte Ministerin. Da nimmt sie lieber in Kauf, daß viel mehr Privatdozenten entlassen werden als man Stellen für Juniorprofessuren benötigt.

Die Reform muß von diesen Privatdozenten sozusagen privat finanziert werden; aus ihrem Schrott wird das Auto gepresst, mit dem der Nachwuchs dann auf die Lehrstühle fährt. Sachzwänge nennt man das.

Übrigens: Schöne Grüße aus der Schlägerstraße.

Hoffen wir, daß die Privatdozenten nicht haufenweise aus den Fenstern ihrer Glasbetonbauten springen. Hoffen wir, daß der Hochschulverband und das Land Bayern mit ihren Klagen vor dem Bundesverfassungsgericht scheitern.

Denn ich befürworte die Reform.

Das wundert Sie?

Frau Bulmahn ist eine Sache, ihre Reform eine andere, und die „Verschrottung der Privatdozenten" ein Übergangsproblem. Das überstanden, verbessert die Reform die Zustände in der deutschen Forschung. Nicht grundlegend, aber die ärgsten Mißstände werden abgeschafft.

Zugegeben: Das Ei des Kolumbus haben Expertenkomission und Ministerin nicht gekocht.

Es war nicht sinnvoll, eine mehrdutzendköpfige Komission mit der Ausarbeitung der Reform zu beauftragen (wenn die Komission nicht nur der politischen Vermittlung dienen sollte). Schon die Entwicklung eines einfachen Brettspiels mit überschaubaren Regeln braucht Monate strenger täglicher Arbeit, wie erst das Spiel Universität. Keine Komission durchschaut in acht Sitzungen wie sich in diesem komplizierten Netzwerk Regeländerungen auswirken. Je mehr Köpfe eine Komission hat, desto weniger. Es hätten sich höchstens drei Komissare zusammensetzen sollen, um zu überlegen, welche Spielregeln zu ändern sind und wie sich die geänderten Regeln auswirken. Und das über Monate und täglich.

So hat wohl nur einer gedacht, jener der die Erkenntnisse der internationalen Komission überarbeitete und der Expertenkomission vermittelte. Der war zwar des guten Willens voll, aber anscheinend anderweitig so beschäftigt, daß er das Projekt nicht gründlich durchdenken konnte.

Beispiele?

Da wäre z.B. die Frage, wie der Juniorprofessor zu Doktoranden kommen soll. Wird es sich ein Student nicht zehnmal überlegen, ob er zu einem Juniorprofessor gehen soll? Bei dem kann nach drei Jahren schon alles Essig sein und wer promoviert den Doktoranden dann?

Apropo Promotion. Im neuen System hängt viel davon ab, erfolgreich zu promovieren. Nun lassen sich Ergebnisse nicht herbeizaubern, wohl aber lassen sich Promotionszeiten kurz tricksen. Doktoranden und Doktorväter werden also auf den Ausweg verfallen, die Ergebnisse langer Forschung auf eine kurze Promotionszeit zu fokussieren. Dazu könnte man theoretisch nach dem Diplom schon an der Promotion zu forschen, dies aber nicht anmelden. Praktisch wurde dies von dem schlauen Gesetzgeber unterbunden; er zählt ja die Qualifikationszeit ab Diplom. Aber der Akademiker ist noch schlauer. Er wird die Diplomarbeit, die ja nicht zur Qualifikationszeit zählt, verlängern und einen Teil von den Ergebnissen der Diplomarbeit der anschließenden Promotion zukommen lassen. Eine Folge der Reform könnte also sein, dass die Diplomarbeiten und damit die Studienzeiten länger werden.

Zurück zum Juniorprofessor. Mit 75000 bzw. 60 000 € Sachmittel will das BMBF die 3000 ersten Juniorprofessoren unterstützen. Den Biologen werden die Fachbereiche mehr geben und den Philosophen dafür weniger, aber reichen wird das nicht. Weil die Universitäten kein Geld haben, dürfen wir mit der schlechtesten Möglichkeit rechnen: Ist einer zum Juniorprofessor ernannt, muß er erstmal einen Antrag schreiben. Bis der genehmigt ist und Geld kommt, dauert es, optimistisch gerechnet, ein Jahr – und damit ist schon 2/3 der Zeit bis zur Zwischenprüfung perdü, die Lieferfristen der Geräte nicht gerechnet.

Noch schwerer wiegt die Lehrbelastung. Von bis zu acht Wochenstunden war die Rede! Das ist für einen, der weder Erfahrung noch Konzept hat, eine tagfüllende Aufgabe. Neben der Lehre soll der Junior noch Anträge schreiben, Fakultätssitzungen beehren, Gutachten schreiben. Wann soll er forschen? Soll der Juniorprofessor wie ein gemeiner Ordinarius nur Doktoranden- und Postdokorchester dirigieren? Abgesehen davon, dass es ihm schwer fallen wird, ein Orchester zusammenzustellen, muß der Junior selber die Pipette schwingen. Tut er es nicht wird er kein Segen für die Forschung werden, sondern nur eine neue Hierarchiestufe. Dann wäre es eine bessere Idee gewesen, den seligen Hochschulassistenten wieder von den Toten aufzuerwecken und gleichzeitig die Habilitation zu verbieten. Der Juniorprofessor muß nicht nur selbständig, er muß auch selber forschen. Dazu braucht der Juniorprofessor Zeit und daher müssen seine Lehre auf zwei Wochenstunden beschränkt und die Formalitäten der Geldbeschaffung verkürzt werden (Vorschläge dazu im Buch „Im Reiche der Propheten", Lj-Verlag). Von der Hochschulverwaltung sollte ein Juniorprofessor sich drücken dürfen.

Die dienstlichen Aufgaben von Juniorprofessoren sind im HRG nicht festgelegt, sondern den Ländern überlassen worden (§43). Hoffentlich nützen die ihre Möglichkeiten.

Katastrophal könnten sich die unklaren Berufungs- und Prüfungskriterien auswirken. Ausgerechnet die Fachbereiche sollen diese Kriterien festlegen. Werden das klare Maßstäbe sein oder wird auf das Ermessen von Gutachtern vertraut? Wohl letzteres. Es sollen zwar auswärtige Gutachter bestellt werden, aber die bestimmen die Herren des Fachbereichs, und die werden auch auswärts Freunde haben. Können da nicht Platzhirsche Druck auf die Junioren ausüben? Wird das nicht deren Selbstständigkeit untergraben? Und wie verhindert man, daß treue Gefolgsleute über den „tenure track" in Dauerstellen gehievt werden?

Apropo „tenure track": Ein künftiger Juniorprofessor sollte sich erkundigen, ob an seinem Fachbereich nach sechs Jahren überhaupt eine Dauerstelle frei wird. Sonst steht er da mit seinem dutzend Cell-Papern und macht traurige Augen, denn an anderen Universitäten stehen andere Juniorprofessoren auf dem „tenure track" und ihm damit im Weg.

Unklar oder zweifelhaft sind auch die Maßstäbe nach denen die Professoren und ihre Gehälter beurteilt werden sollen. Die Länder müssen das festlegen. Wird die Forschungsleistung eines Professors durch die Zahl der für ihn forschenden Mitarbeiter geteilt? Oder ist Forschungsleistung, die Begabung Fürstentümer zu bilden? Wie wird Forschungsleistung bestimmt? Per Verhandlung? An der Menge der eingeworbenen Drittmitteln? Durch auswärtige Gutachter? Wer bestimmt die? Die Maßstäbe sollen die Fachbereiche bestimmen, also die zu Beurteilenden. Ohgottohgott.

Bei der Lehre soll die Benotung durch die Studenten einfließen. Das hat den Vorteil, daß dabei eine Zahl herauskommt. Aber was besagt die? Sie besagt, daß der Professor bei den Studenten beliebt ist. Ist einer beliebt, der viel fordert? Eher nicht. Beliebt sind Dozenten, die sympathisch wirken, souverän auftreten und pädagogische Begabung besitzen. Dies muß nicht mit gutem Inhalt einhergehen. Es ist etwas verschiedenes, gut vorzutragen und Gutes vorzutragen. Helmholtz und Planck z.B. waren ausgezeichnete Forscher aber ihre Lehre... „Er hat sich selbst mindestens ebenso gelangweilt wie uns", schrieb Planck von Helmholtzens Unterricht, um es dann nicht viel besser zu machen. Ein Student kann beurteilen, wie ein Vortrag auf ihn wirkt aber nicht, ob der Inhalt taugt.

Und überhaupt - ich habe es auf anderen Seiten dieses Buches schon erläutert - wozu Vorlesungen?

All das sind technische Fragen, die sich vielleicht durch Technik lösen lassen.

Das eigentliche Problem ist, daß nach wie vor weder Fachbereich noch Dekan noch Rektor, einen inneren Antrieb haben, den Besten für die Universität zu gewinnen. Ob Kandidat A oder B, den Ordinarien eines Fachbereiches geht es dadurch nicht schlechter oder besser. Also neigt man dazu, nicht den Besten zu nehmen, sondern den, der am besten zu einem paßt. Reform hin, Reform her.

Es gibt keinen Markt an der deutschen Universität, und damit keinen Druck auf die Entscheidenden, die Besten auszusuchen, um damit die Konkurrenz auszustechen. An der deutschen Universität, so wie sie ist, läßt sich Konkurrenz bestenfalls simulieren. Züchtet man damit nicht Simulanten und simulierte Erfolge?

Ich gebe zu, daß auch das im vorigen Kapitel vorgeschlagene Modell Scheherazade seine Schwächen hat. Ein gewisser planwirtschaftlicher Charm ist unverkennbar. Zumindest erinnern Refereenoten und Zitatezahlen an Sollziffern und Leistungszulagen seligen Angedenkens. Aber es handelt sich dabei wenigstens um klare und einfach zu ermittelnde Größen.

Nun schreitet die Wissenschaft unaufhaltsam voran. Selbst mir sind in den letzten zehn Jahren neue Einfälle beschert worden.

Man müßte für die Universitäten einen Markt einführen. Leider kann man die Ergebnisse der Grundlagenforschung nicht besitzen und könnte man es, hätte man nichts davon. Privatleute werden vielleicht für Grundlagenforschung spenden aber sie werden sie nicht kaufen. Hier gibt es also keinen Markt. Es gab aber früher einen Markt der Studenten, die Studenten bezahlten für den Universitätsbesuch und daher rissen sich die Universitäten um sie. Das würden sie auch heute tun, wenn sie sich über Studenten finanzieren müßten. Was bedeutet, daß die Studenten hohe Studiengebühren zu zahlen hätten. Dies privat, denn nur dann tut es weh, und nur dann werden sie auch anderen weh tun und darauf achten, daß sie für ihr Geld einen Gegenwert bekommen. Die Studenten werden solche Universitäten bevorzugen, die sich durch Prestige auszeichnen, denn dies gibt ihnen ebenfalls Prestige und damit Vorteile im Beruf. Das Prestige einer Universität baut auf ihrer Forschung und damit hätten wir - wenn auch indirekt - auch einen Markt für Forschungsergebnisse.

Zu teuer?

Keineswegs. Die Universität wird mit den Studiengebühren einen Teil der Gehälter für Professoren und Assistenten zahlen und was der Staat dort spart, kann er Familien, die Kinder an die Universität schicken, an Steuern erlassen. Für Arme gibt es Stipendien.

An der Markt-Universität werden Dekane und Rektor nach der Zahl der (zahlenden) Studenten beurteilt, die ihr Fachbereich bzw. die Universität anzieht. Dekane und Rektor fällen auch die Entscheidungen über Berufungen und Gehälter, denn sie tragen die Konsequenzen von Fehlentscheidungen: Gehaltsverlust oder Entlassung. Der Rektor wäre dann kein Rektor, sondern ein Kurator.

Darf ich dem kurz ein Loblied singen?

Es waren immer Kuratoren, die deutsche Universitäten ins Glück geführt haben. Der berühmteste war der schon eingangs erwähnte Gerlach v. Münchhausen (1688-1770), der Gründer der Universität Göttingen. In Göttingen berief der Kurator und nicht die Fakultäten. Beachten Sie: Zu jener Zeit lebten die Universitäten zum großen Teil von den Studenten. Der Staat zahlte zwar zu, manche Universitäten hatten auch eigene Pfründen oder anderes Vermögen, doch ein wichtiger Teil der Professoreneinkünfte bestand aus den Hörergeldern.

So ein Kurator, es ist wahr, wird verhaßt sein. Aber das kann sich segensreich auswirken. So verdanken wir die Herausgabe der Lügengeschichten des Barons v Münchhausen vielleicht dem Versuch des Bibliothekars Rudolf Raspe (1737-1799) sich an Gerlach v Münchhausen zu rächen. Weil der den Ehrgeiz Raspes auf einen Göttinger Lehrstuhl nicht erfüllt hatte, versuchte Raspe v. Münchhausen bzw. dessen Familie lächerlich zu machen. Geeignetes Mittel dazu schien ihm die Herausgabe der Erzählungen des Hieronymus v. Münchhausen (1720-1797), einem Verwandten des Gerlach.

Akademikerrache kann furchtbar sein aber sie ist nicht immer fruchtbar. Daher glaube ich nicht, daß Markt und Kuratoruniversität eingeführt werden. Wer das wollte, müßte Professoren wie Studenten weh tun und weh tut an der Universität keiner keinem - weil alle vor allen Angst haben. Aus der Universität heraus kann also kein Kurator entstehen. Den müsste jemand von oben aufdrücken. Dieser Jemand wird auf erbitterten Widerstand stoßen: bei den Professoren, den Studenten, den Eltern... und keinen finden der ihn stützt. Wer hat schon ein ernsthaftes Interesse an einer wirksamen Universität? Selbst im 18. Jhdt ging ein Kurator nur an Neugründungen durch. Überlegen Sie: Allein schon die Einführung von Studiengebühren! Bei, sagen wir 10 000 € jährlich, oh, wie würden da die Studenten kopfstehen... Schon bei harmloseren Reformversuchen steht ja schon alles Kopf.

Damit sind wir zwanglos wieder bei der Bulmahn-Reform gelandet und der schwierigen Aufgabe, zu erklären, was daran gut ist. Hier die Liste des Guten:

- Es stimmt, die Auswahlkriterien lässt die Reform im unklaren, aber unklar sind sie heute auch, da ist zumindest keine Verschlechterung eingetreten.
- Die Reform schafft die Habilitation ab. Damit hat der Nachwuchs wenigstens eine Schikane vom Hals.
- Die Juniorprofessoren werden tausende selbstständig machen, die sonst auf Assistentenstellen versauern müßten. Läßt man dem Juniorprofessor Zeit zum selber forschen, verringert man seine Lehrverpflichtungen, erlöst man ihn von Verwaltungsaufgaben dann könnte er sogar ein Erfolg werden. Es mag sein, daß diese Leute hinterher keine feste Stelle bekommen. Na und? Als Assistent hätten sie die ebenfalls nicht erhalten. So waren sie wenigstens sechs Jahre lang ihr eigener Herr. Lobenswert ist auch, daß es für Juniorprofessuren keine Altersgrenze gibt und daß sie keine Erbhöfe der Fachbereiche werden. Juniorprofessuren soll der Rektor verteilen.

- Die Juniorprofessuren werden ältere Postdoks zur Rarität machen. Viele werden auf die Juniorprofessuren abgesaugt; vom Rest wird ein großer Teil wegen der Zwölfjahresfrist und mehr noch wegen der doppelten Tristesse von dienender Stellung und schlechten Aussichten, die Universität früher als heute verlassen und anderswo eine Karriere beginnen.
  Dies haben mehrere Kommentatoren erkannt und einer klagte, daß es dann nur noch Häuptlinge und keine Indianer mehr gäbe. Anscheinend war er in der Zwangsvorstellung befangen, daß alles was den Namen Professor trägt und somit auch der Juniorprofessor, tagfüllend hinter einem Schreibtisch hocken müßte, um dort mit Tintenpatronen den Vogel abzuschießen. Wer die Häuptlinge nicht für sinnlose Palaver und Rituale belohnt, wird feststellen, daß auch Häuptlinge tapfere Krieger sein können.
  Ich darf daran erinnern, daß selber experimentieren in der Hochzeit der deutschen Wissenschaft (von 1890 bis 1930) für die Ordinarien selbstverständlich war. Der Rückzug der Professoren in die Büros begann erst am Ende der Weimarer Republik und mit ihr einher lief der Niedergang der deutschen Forschung.
  Eine Postdokdürre könnte diese Entwicklung wieder rückgängig machen. Die Professoren würden sich dem Gremien-, Gutachten-, Antragszirkus entziehen müssen, um wieder selber Eppis zuzustöpseln. Dies wiederum würde die Wissenschaftsverwaltungen von DFG, BMBF etc. zwingen ihre Geldvergabe zu vereinfachen. Und wenn sich das auch etliche hinter ihren Papierbergen nicht vorstellen können, so ist es vielleicht dennoch möglich. Ein Segen würde den anderen nach sich ziehen. Es wäre nicht zum aushalten.
- Viele vermuten, dass die leistungsabhängige Bezahlung der Professoren unter den gegebenen Bedingungen wenig mehr hervorbringt als Rechenkünstler, Antragsschreiber, Streitereien im Fachbereich und planwirtschaftliche Alpträume. Sie mögen recht behalten. Vielleicht hätte man sich besser an Kaiser Wilhelm II ein Beispiel genommen und mit Orden und Titeln gelockt. Nützt es nichts, so war es doch billiger. Zudem besitzt das Gemüt des Akademikers die glückliche Veranlagung, sich leichter durch Ehren treiben zu lassen als durch Geld. Denken sie nur an den Doktortitel und wie sich die Leute dafür abschinden. Warum nicht den guten alten Geheimrat wieder auferstehen lassen? Oder, was spräche gegen Staatssekretär? In der Tat hat bereits ein Professor diesen Titel errungen.
  Dennoch preise ich die leistungsabhängige Bezahlung. Sie mag keine Gegenwart haben, aber vielleicht hat sie Zukunft. Die Kuratoruniversität könnte darauf nicht verzichten, der Kurator muß ja Druck auf seine Professoren ausüben können und das kann er nur, wenn ihre Bezahlung in seinem Ermessen liegt.

Im Großen und Ganzen geht die Bulmahn Reform in die richtige Richtung, nicht weit, aber immerhin. Mehr und grundlegendere Reformen hätten sich wohl auch nicht durchsetzen lassen.

Zudem kommt es immer darauf an, was man daraus macht: Letzlich besteht die Reform aus Gesetzen und die sind dehnbar. Man kann sie ausfüllen, man kann nur der Form genügen, man kann sie sogar ignorieren.

Seit Jahrzehnten steht z.B. im HRG der § 24: „Bei der Veröffentlichung von Forschungsergebnissen sind Mitarbeiterinnen und Mitarbeiter, die einen eigenen wissenschaftlichen oder wesentlichen sonstigen Beitrag geleistet haben, als Mitautorinnen und Mitautoren zu nennen; soweit möglich ist ihr Beitrag zu kennzeichnen." Hat sich je ein Staatsanwalt um diesen Paragraphen gekümmert? Je ein Postdok sich darauf berufen? Steht auch nur auf einem einzigen Paper unterhalb der Autorenliste der Vermerk, „Der Beitrag des Seniorautors, Professor X, bestand darin, das Manuskript durchzulesen und drei Sätze umzuschreiben"?

Die Zwölfjahresfrist wird vermutlich nicht ignoriert werden. Zu gut eignet sie sich dazu, unbequeme Herrschaften los zu werden. Zu guter Letzt daher ein Trost für diejenigen, die an den juristischen Risiken des TzBfG scheitern: Als ich der Universität Tschüss sagte, war ich 41 Jahre alt. Es herrschte Rezession und arbeitssuchende Biologen lagen auf der Straße wie gebrauchte Pipettenspitzen im Plastikabfall. Es war dennoch die beste Entscheidung meines Lebens.

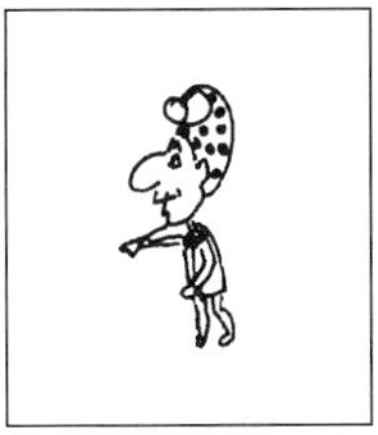

6. Der Machiavelli des gewöhnlichen Forschers

"Da es aber meine Absicht ist, etwas Brauchbares für den zu schreiben, der Interesse dafür hat, schien es mir zweckmäßiger, dem wirklichen Wesen der Dinge nachzugehen als deren Phantasiebild."

Machiavelli, Il Principe

Niccolo Machiavelli wurde 1469 in Florenz geboren. Als Sprößling einer alten florentinischen Patrizierfamilie verfügte er über Beziehungen und Gönner, z.B. den späteren Papst Klemens VII., und so nimmt es nicht wunder, daß er schon mit 29 Jahren zum Vorsteher der zweiten Staatskanzlei der Republik Florenz gewählt wurde. Machiavelli war trotzdem ein fähiger Beamter. Er hatte nicht nur für seine Zeit ungewöhnliche Ideen, wie die Bildung einer Miliz nach Schweizer Vorbild, er verstand es auch, die Ideen durchzusetzen und zum Erfolg zu führen. So eroberte er mit dem von ihm gebildeten Heer die Stadt Pisa. Dutzende von politischen Missionen an ausländischen Höfen lehrten Machiavelli, wie Politik wirklich gemacht wird. Seine Lehrsätze sind keine theoretischen Hirngespinste.

Ein Trost für die vielen, die in der akademischen Laufbahn scheitern, in der es ja hauptsächlich auf politische Begabung ankommt, sei, daß selbst ein Könner von der Größe Machiavellis nicht gegen Mißerfolg gefeit war. Machiavelli hat es, auf die akademische Laufbahn übertragen, nur zum Postdok gebracht: Er hatte immer einen über sich, für den er zu arbeiten hatte.

Im kritischen Postdokalter, als 43jähriger, wurde Machiavelli des Amtes enthoben. Sein Sturz war tief. Im Kerker zu Florenz mußte er wochenlang biologische Beobachtungen machen. Er schreibt von „Ratten so groß wie Katzen und von Läusen, so groß wie Schmetterlinge".

Später gelang es Machiavelli, in die Politik zurückzukehren, zu wirklichem Einfluß aber brachte er es nicht. Am 10. Juni 1527 wurde seine Bewerbung um die Stelle des Sekretärs der Stadt Florenz abgelehnt (mit 555 gegen 12 Stimmen!).

12 Tage später starb er, 58 Jahre alt, arm und voller Verzweiflung.

Die Grundlagenforschung, mit ihrer Unzahl unabhängiger, sich befehdender Kleinfürsten oder Professoren, der Abhängigkeit und Rechtlosigkeit der Untergebenen, ähnelt dem Italien der Renaissance. Ich fürchte, daß auch die Bulmahnsche Hochschulreform vorläufig an diesen Zuständen nicht viel ändern wird. Zum einen ist es nicht sicher, ob sie das Bundesverfassungsgericht übersteht, und zum anderen weiß niemand, was das wirkliche Hochschulleben von dem guten Willen der Reformer übriglassen wird.

Der Möchtegern-Professor muß sich also in der real existierenden Forschung durchsetzen. Sich Durchsetzen heißt nicht, wichtige Entdeckungen zu machen, sondern eine feste Stelle als selbständiger Wissenschaftler zu erringen. Die wichtigen Entdeckungen werden dann, unter seinem Namen, von den weniger Glücklichen gemacht.

Machiavellis Lehren, ergänzt durch ein paar Weisheiten des Autors, helfen beim Professor-Werden. Trotzdem wird der Weg Entsagung und Arbeit fordern und nicht zwangsläufig zum Ziel führen. Die Gefahr des Scheiterns ist groß. Zuvor deshalb eine

Kosten-/Nutzenrechnung

Selbständiger Forscher zu werden ist unwahrscheinlich, berühmt zu werden fast ausgeschlossen, reich zu werden unmöglich. Das Höchste, das dem Forscher winkt, ist ein Lehrstuhl oder eine Max-Planck-Direktorenstelle. Der Vorteil dieser Stellung ist, unabhängig zu sein und keinen Chef über sich zu haben, ansonsten ähnelt sie der eines Bürokraten wie ein Schreibtisch dem anderen. Die schöpferischste Tätigkeit vieler Professoren ist das Abschöpfen von Geldquellen, und das Erfinden beschränkt sich auf das Finden neuer Tagungsorte. Auch wird der Professor nur mäßig bezahlt, und wissenschaftlicher Ruhm, wenn er je welchen erreicht, glänzt höchstens in einem engen Kreise von ein paar Hundert Spezialisten. Gern sieht er sich als Zündkerze, die Ideenfunken versprüht und den Motor zum Laufen bringt, doch das ist eitler Glaube - so wirklichkeitsnah wie der an die unbefleckte Empfängnis Mariä.

Forschen füllt den Tag und das Gehirn, und manchmal macht es sogar Spaß. Forschen aber kann der Kandidat nur etwa 9 Jahre, 3 Jahre als Doktorand und 6 Jahre als Postdok. Danach ist er entweder Professor oder in der Industrie oder ein hoffnungsloser Fall.

Der Kampf um die Selbständigkeit fordert einen gewaltigen Einsatz. Der gewöhnliche Forscher arbeitet 10 bis 12 Stunden täglich, oft auch am Wochenende, mit teils giftigen oder radioaktiven Stoffen bei einer Bezahlung, die in der Doktorandenzeit ums Existenzminimum schwankt und später nicht wesentlich besser wird. Dazu hat er die Sicherheit, nach jeweils 2 bis 3 Jahren Arbeitsplatz und Wohnort wechseln zu müssen. Prokurist einer kleinen Firma oder Abteilungsleiter bei der Bundespost zu werden fordert weniger Mühe, ist berechenbarer und besser bezahlt.

"Auf das wahre Verdienst greift man nur in schwierigen Zeiten zurück; in ruhigen Zeiten dagegen werden nicht die verdienstvollen Männer berücksichtigt, sondern die, die sich auf Reichtum und gute Beziehungen stützen können."

Machiavelli, Discorsi

Im wissenschaftlichen Elfenbeinturm ist es besonders ruhig. Für den gewöhnlichen Forscher ohne Beziehungen ist die staatliche Wissenschaft eine Lotterie, die großen Einsatz verlangt und dafür winzige Chancen auf mäßigen Gewinn bietet.

Lassen Sie sich von diesen Tatsachen nicht durch die seit Jahren umgehenden Gerüchte ablenken, daß in einigen Jahren eine Unzahl von Lehrstühlen frei würden, für die keine Bewerber zur Verfügung stünden. Es ist zwar möglich, daß wegen der geringen Geburtenrate der Deutschen irgendwann selbst die Vettern selten werden, doch wird die vergleichsweise gute Bezahlung wird genügend ausländische Konkurrenten nach Deutschland locken.

Zudem hält es der Verfasser für möglich, daß manche Professoren dieses Gerücht absichtlich verbreiten um die Arbeitsmoral zu heben. Dafür spricht, daß es auch in anderen Ländern, z.B. USA, die Runde macht. Wahrscheinlich hat der amerikanische Postdok recht, der meinte (Science 257, 1739 (1992)): The coming faculty shortage? It's like the cure for AIDS – perpetually 5 years down the line.

Im Laufrad jagt die weiße Maus
mit aller Kraft nach oben aus
doch vergebens ist die Müheregung
statt Aufstieg gibt es Kreisbewegung
so wirds auch BATmann nicht gelingen
sich nach oben aufzuschwingen
denn ist es BATmanns festes Streben
nicht am gleichen Fleck zu kleben
dann braucht er wie ein Kinderdrachen
Aufwind aus des Zephirs Rachen*

Den, der sich trotzdem zum Sitzen auf einem Lehrstuhl berufen fühlt, begleiten drei Grundregeln:

1. Werde nie für längere Zeit krank.
2. Kaufe keine schweren Möbel.
3. Glaube nicht, daß Dein Professor einen besseren Charakter hat als Du selbst.

Die folgenden Verhaltensregeln sind frei von moralischen Feinheiten. Wer die Arroganz hat, Karriere machen zu wollen und dabei einwandfrei zu handeln, der sollte sich für eine andere Laufbahn entscheiden. Der Verfasser ist der Meinung, daß die Rechtlosigkeit des gewöhnlichen Forschers jede Gerissenheit notwendig macht und entschuldigt.

Schnelligkeit ist Trumpf

1. Der Besitz des Diploms berechtigt zur Teilnahme an der akademischen Stellenlotterie. Wie in anderen Lebensbereichen auch, zählt allein der Besitz - wie man dazu gekommen ist, ist zweitrangig. Also studiert der zukünftige Forscher so schnell wie möglich, selbst wenn er dafür schlechte Noten in Kauf nehmen muß. Für Noten interessieren sich die Eltern, in der Forschung wird selten danach gefragt, und wenn: Es macht einen besseren Eindruck, das Diplom nach 3 Jahren mit der Durchschnittsnote 4 abgeschlossen zu haben als nach 6 Jahren mit einer 1.

   Das Scheinwesen der Universitätspraktika und die Prüfungen mußt Du mit einem Minimum an Aufwand und Zeit hinter Dich bringen. Habe kein schlechtes Gewissen, wenn der Betreuer den Zettel nur mit tränenden Augen herausrückt: Der Schein heiligt die Mittel. Eine Prüfung gerade noch mit einer 4 bestanden zu haben, ist keine Schande, sondern im Gegenteil ein Höhepunkt der Studiumoptimierungskurve. Vorlesungen sollten geschwänzt oder, wenn das nicht möglich ist, nach dem Prinzip des geringst möglichen Aufwands besucht werden.

   Durch ein Studium in England kann die tote Zeit des Studierens elegant abgekürzt werden. Der durchschnittliche englische Student braucht 3 1/2 Jahre bis zum Diplom, der deutsche 5 Jahre, und noch niemand hat behauptet, daß englische Wissenschaftler schlechter wären als deutsche. Im Gegenteil, in England studiert zu haben gibt das Prestige des Mannes mit Initiative und ein Gefühl für die englische Sprache, das später beim Paperschreiben und Redenhalten von Nutzen sein wird.

2. Arbeite schon während des Studiums mit Ehrgeiz in dem Labor eines bekannten Professors (Hiwi!). Nur da lernt man forschen, nur da vermittelt der Betreuer mit Interesse die aktuellen und später wichtigen Techniken. Du knüpfst wertvolle Kontakte und Beziehungen, wirst früh in die sozialen Mechanismen des Forscherlebens eingeweiht, vielleicht sogar Koautor auf ein paar Papern.

3. Spätestens nach der Diplomarbeit mußt Du wissen, was Du willst: selbständiger Forscher werden oder einfach einen Titel holen, um ein gehobenes Arbeitnehmerleben zu führen. Wer Letzteres will, sollte einen billigen Doktor machen und danach gleich in die Industrie gehen, ohne seine Zeit mit einem Postdok zu vertrödeln.

Der Weg nach oben
(vor Buhlman)

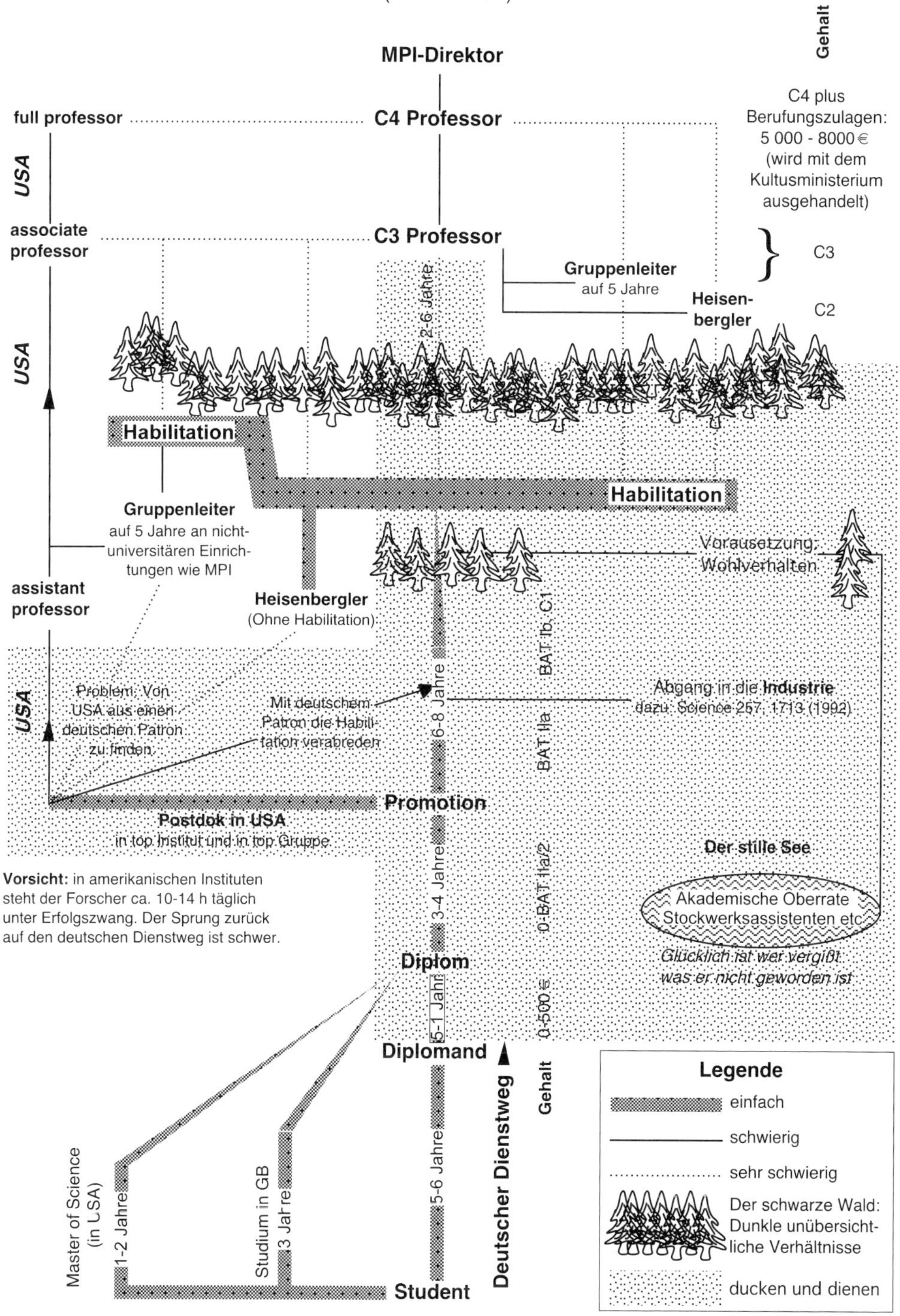

Wer seinen Doktor machen will, braucht Strategie und Taktgefühl

Die wichtige Person für den wissenschaftlichen Teil der Doktorarbeit ist der Postdok, der Dich betreut. Für Dein Fortkommen dagegen ist der Doktorvater, der Professor, entscheidend. In den nächsten 6-7 Jahren muß sich der Möchte-gern-Professor nämlich eine Lobby von förderwilligen, einflußreichen Patronen aufbauen. Der Doktorvater sollte das erste Mitglied dieser Lobby sein.

1. Regel Nr. 1 ist: Suche einen berühmten Doktorvater. Sein Glanz fällt auch auf Dich. Der Doktorvater sollte wirklich berühmt, also nobelpreisverdächtig sein und nicht nur bekannt. Es ist wichtiger, bei wem Du etwas gemacht hast als was Du gemacht hast, und besser, 6 Monate auf eine Stelle bei einem berühmten Doktorvater zu warten als sich 3 Jahre für einen mittelmäßigen C4 abzuschinden.

   Doch Ruhm ist nicht alles. Der ideale Doktorvater darf nicht älter sein als das Molekulargewicht von Ca^{2+} und muß politischen Einfluß, Lust daran und einen Lehrstuhl haben. Er sollte Pöstchenverteilungskomitees mit seiner Mitgliedschaft beehren, Sonderforschungsbereichen vorstehen, auf deutschen Kongressen als Hauptredner auftreten und Editor bekannter wissenschaftlicher Zeitschriften sein.

   Echte wissenschaftliche Berühmtheiten sind in Deutschland rar. Sie gleichen einsamen Blumen in weiter Ödnis, umschwärmt und besetzt von zahllosen Doktorandenbienen, die der süße Duft des Ruhms anlockte. Sonderwünsche, z.B. ohne Tierversuche oder ohne Radioaktivität arbeiten zu wollen, kann sich der Suchende deshalb nicht leisten. Auch Arbeitsort und Arbeitsklima sind zweitrangig, denn ein gewissenloser, widerlicher Streber kann doch ein guter Laborleiter sein und die Karriere nachhaltiger fördern als ein weichlicher Menschenfreund.

   Was nützt dem Doktoranden ein Laborhocker mit Samtbezug, wenn sich der Samt ein paar Jahre später in Asphalt verwandelt? Wozu eine Stadt mit berühmter Oper, wenn nach 14 Stunden Laborarbeit nur noch die Geräusche des Kopfkissens interessieren? Dem Ehrgeizigen sind einzig 3 Punkte wichtig: berühmter Doktorvater, hohe Wahrscheinlichkeit, zu guten Papern zu kommen, voraussichtlich kurze Dauer der Arbeit (siehe Punkt 7); unangenehme Zugaben nimmt er in Kauf. Er weiß, daß es das ideale Labor so wenig gibt wie das maßgeschneiderte Thema, und handelt nach der Devise: „Besser leb' drei Jahre schlecht als Dein Leben lang als Knecht". Auch kümmert er sich frühzeitig - schon als Student - um die Doktorandenstelle, z.B. indem er im Labor des berühmten Mannes zuerst als Hiwi und später als Diplomand arbeitet.

   Die Publikationsliste (erhältlich bei der Sekretärin) zeigt den wissenschaftlichen Stellenwert eines Professors an. Ein guter Hinweis auf den Zustand des Labors ist das Verhältnis der Anzahl der Mitarbeiter zu den Cell-, Nature-, PNAS-Artikeln der letzten 2 bis 3 Jahre. Der vorsichtige Stellensuchende prüft Prestige und Stellung eines möglichen Doktorvaters außerdem in Gesprächen mit Postdoks und Professoren anderer Labors. Diese geben im allgemeinen bereitwillig, wenn auch nicht unvoreingenommen, Auskunft, ist doch die Stellung der Kollegen ein Lieblingsthema jedes Forschers.

2. Unterhalte Dich bei der Stellensuche nicht nur mit dem Laborleiter und dem Postdok, der Dich betreuen soll. Haben sie ein Interesse an Deiner Arbeitskraft, so werden sie Dir ihr Labor und das Projekt in rosa Farbe schildern. Sprich unter vier Augen in einer unverfänglichen Umgebung, z.B. bei einem Glas Bier, mit Doktoranden und unbeteiligten Postdoks des Labors.

"Das Volk getäuscht durch den falschen Schein des Guten, begehrt oft sein Verderben und läßt sich leicht durch große Hoffnungen und übertriebene Versprechungen verführen."

Machiavelli, Discorsi

3. Achte darauf, daß Du nicht undankbare Pionierarbeit leistest, deren Gewinn ein anderer einstreicht. Wer eine Doktorarbeit annimmt, in der hauptsächlich neue Methoden ausgearbeitet werden, rodet den Wald für den Acker eines anderen. In Anschlägen oder Anzeigen liest sich das so: Wir suchen einen außergewöhnlich motivierten Mitarbeiter, der ein neuartiges Zellkultursystem aufbaut, um zu.... „Zellkultursystem" kann beliebig ersetzt werden durch „molekularbiologische Methoden" oder „Fixierungssystem für Gehirnschnitte" etc. Andererseits sollten die Methoden Deiner Doktorarbeit nicht klassisch sein, denn eine Fertigkeit, die jeder kann, ist nicht begehrt. Gut ist es vielmehr mit modernen Techniken zu arbeiten, die gerade in Mode sind (in der Biologie zur Zeit Proteomics). Selbst wenn bei der Arbeit wenig rauskommt, gibt sie Dir doch den Flair des Fortschrittlichen und Überlegenen und Du bist begehrt bei Professoren, die dieses Flair auch gerne hätten.

4. Arbeite nicht zuviel und lese regelmäßig Paper. Zwar sieht es der Professor gerne, wenn ein Doktorand viel arbeitet und belohnt das mit schulterklopfender Freundlichkeit, doch im Innersten verachtet er Dich als hirnloses Arbeitstier. Seinen Kollegen empfiehlt er Dich als „handwerklich begabt", d.h. gut als Postdok zu gebrauchen aber ungeeignet für eine Führungsposition. Respekt, manchmal sogar Angst, bekommt der Professor vor einem, der die Literatur und die neuesten Techniken und Entwicklungen kennt, über das Gebiet reden kann und mit Ideen glänzt. Dabei ist es gleichgültig, ob das die Ideen anderer sind.

   Fleißiges Papierlesen bringt noch andere Vorteile: der Nachwuchsforscher lernt dadurch die wichtigen und kommenden Leute auf seinem Gebiet kennen, weiß, wen er auf Kongressen ansprechen und womit er ihn hofieren muß „I was very impressed by your recent paper in.....". Zudem macht er beim Progress report einen guten Eindruck – und die Experimente klappen besser. Lieber täglich 2-3 Stunden in der Bibliothek Paper lesen, als noch ein Experiment ansetzen, das nicht klappt. Einen engagierten Eindruck macht übrigens auch der, der spät kommt und spät geht, denn der Professor kontrolliert wer abends noch spät da ist und nicht, wer morgens früh kommt.

Paper lesen fällt anfangs schwer, auch stellt sich der Nutzen erst nach Jahren ein, doch dann merkt der Nachwuchsforscher schnell, welch' dünne Süppchen die meisten Professoren kochen. Hier lauert die Gefahr. Der kluge Mann ist bescheiden und stellt den Professor nie bloß, nicht unter vier Augen und schon gar nicht vor anderen. Hast Du Deinen Patron blamiert, ist er nicht nur kein Mitglied Deiner Lobby, er wird im Gegenteil alles tun, damit Du es in der Wissenschaft nicht weit bringst. Übrigens – selbst Professoren, die seit Jahren keinen originellen wissenschaftlichen Gedanken mehr hatten, entwickeln bei politischen Sachproblemen plötzlich einen Ideenreichtum und eine Phantasie, daß einem das Grausen kommt.

Der Professor sitzt am längeren Hebel, denn dauernd trifft er, in Komittees und auf Kongressen, andere einflußreiche Patrone, denen er sein Leid über den Besserwisser, Ideenklauer, Dauernörgler klagt. „An sich ein begabter Mann, aber schwierig, schwierig.... Nein, wenn ich nochmal die Wahl hätte... und fast fällt ihm eine Träne in die Kaffeetasse. Die anderen Professoren mögen nicht viel von Deinem Chef halten – kaum ein Professor hält viel vom anderen – doch glauben sie einem Kollegen eher als einem Postdok. Zudem weiß der Postdok von den Aktivitäten seines Patrons meistens nichts und ahnt auch nichts, denn der Patron ist weiterhin freundlich und die anderen Patrone lassen nichts verlauten: Nach unten gilt das Gesetz des Schweigens.

5. Ein Professor ist inder Regel eitel und daher empfänglich für Schmeicheleien. Zuviel Schmeicheln aber macht Dich bei Deinen Kollegen unbeliebt und handelt Dir die Verachtung des Geschmeichelten ein. Mittelbares Schmeicheln ist weniger demütigend: Sage über Deinen Professor außerhalb des Labors – und vor allem gegenüber anderen Professoren – nur das Beste. In 6 von 10 Fällen wird ihm das zugetragen und nimmt ihn mehr für Dich ein als direktes Füßelecken.

"Die Menschen sind ja von solcher Selbstgefälligkeit und täuschen sich in ihrer Meinung über sich selber so sehr, daß es ihnen schwerfällt sich gegen diese Seuche (Schmeichelei, d. A.) zu schützen."

Machiavelli, Il Principe

6. Die Labors sind voll von verbitterten Postdoks, die auf ihren Professor schimpfen. Sie sagen, er sei eine wissenschaftliche Schlafmütze, unfähig, erfolgreiche Strategien auszudenken, ungerecht und undankbar in der Behandlung der Mitarbeiter etc. Auch wenn sie meistens recht haben, schimpfe nicht mit, denn in fast jedem Labor trägt jemand das dem Chef zu. Deine Aufgabe ist nicht, den Kohlhaas zu spielen, sondern selbst Professor zu werden, über den hergezogen und für den gearbeitet wird. Laß vor dem Zuträger - unter vier Augen - hin und wieder ein gutes Wörtchen über den Professor fallen.

"Ich halte es für einen der größten Beweise menschlicher Klugheit, sich in seinen Worten jeder Drohung und Beleidigung zu enthalten. Weder das eine noch das andere schwächt den Feind; vielmehr machen ihn Drohungen nur vorsichtiger, und Beleidigungen steigern seinen Haß gegen dich."

Machiavelli, Discorsi

7. Beende die Doktorarbeit so schnell wie möglich, spätestens aber nach drei Jahren. Länger zu promovieren ist verlorene Zeit, die nicht nur dem Geldbeutel, sondern auch dem Ruf schadet, und zwar dem des Doktoranden. Wer 5 oder gar 6 Jahre an einer Arbeit herumdoktert, versteht entweder nichts vom Experimentieren oder hat keinen Ehrgeiz. Das sagt sich der, bei dem sich der frischgebackene Doktor später um eine Postdokstelle bemüht - und dem ist es gleichgültig, wer die Schuld an der ewigen Doktorarbeit trägt.

   Manchem Doktorvater gefällt es, den eingearbeiteten, billigen Knecht so lange wie möglich festzuhalten, andere Professoren schätzen Dauer oder Erfolgsaussichten eines Arbeitsthemas falsch ein. Die Folgen hat allein der Doktorand zu tragen. Meist trägt er sie schweigend, teils aus Unterwürfigkeit gegenüber dem Ranghöheren, teils, weil die jahrelange Erfolglosigkeit sein Selbstbewußtsein auf mikroskopische Dimensionen verkleinert hat. Kündigt er, verliert er den bisher gemachten Einsatz und muß in einem anderen Labor wieder von vorn anfangen.

   Der Doktorand legt deshalb den Doktorvater beim Einstellungsgespräch auf das Versprechen fest, ihn innerhalb von drei Jahren zu promovieren. Da das Versprechen rechtlich nicht bindet, glaubt es der Doktorand auch nicht blind, sondern versucht in Erfahrung zu bringen, wie lange die Doktorarbeiten seiner Vorgänger dauerten.

Besser als Erkenntnismätzchen helfen Dir Beziehungsnetzchen

1. Auch für den Postdok gilt die Regel Nr. 1: Arbeite nur bei einem berühmten Professor! Deine Zeit ist knapp und Mittelmäßigkeit Verschwendung.
2. Wechsle nach der Doktorarbeit das Labor. Es heißt sonst: Der ist nur immer beim X. gewesen, und Du hast den Ruf eines Günstlings von X., womöglich ohne das auch wirklich zu sein. Der Ruf eines Günstlings von X. zieht Dir die Gegnerschaft seiner Neider zu. Sie werden Deiner Karriere entgegenarbeiten, um X. eins auszuwischen, der, ihrer Meinung nach, schon zuviel vom Kuchen abbekam.
3. Wenn das Thema der Doktorarbeit erfolgreich war und Zukunft hat, behalte es bei und versuche, Deinen Namen daran zu nageln.
4. Der Laborwechsel gibt Gelegenheit, den BtA-(Been to America-)Grad zu erwerben und 1-2 Jahre in den USA zu forschen. Der Bta gibt Prestige und hat den Vorteil, nicht auf die Bulmahnsche Zwölfjahresfrist angerechnet zu werden. Wie vorgehen? Besorge Dir ein Stipendium, z.B. ein Forschungsstipendium der DFG, denn einen Mitarbeiter, der nichts kostet, nimmt jede Arbeitsgruppe freudig auf. Ganz Schlaue lassen sich aber von ihrem amerikanischen PI - unter der Hand - ein zusätzliches amerikanisches Postdok-Gehalt (18-24000 $ im Jahr) auszahlen.

   Der aufstrebende Postdok sucht sich ein berühmtes amerikanisches Institut, wie Rockefeller, Harvard, MIT, Caltech oder Yale, und eine bekannte Arbeitsgruppe (siehe Rangliste). Das gibt zusätzliches Prestige - und Prestigegewinn ist der Zweck Deines USA-Aufenthaltes. Dieses eherne Gesetz darfst Du bei aller Begeisterung für die Wissenschaft nicht aus den Augen verlieren.

   Wer sich mit seinem einflußreichen Doktorvater gut versteht, sollte den BtA bei dem amerikanischen Freund des Doktorvaters machen und hinterher unter die Fittiche des mächtigen Mannes zurückkehren.

   Der USA-Aufenthalt sollte höchstens 2 Jahre dauern. Das reicht, um sagen zu können, ich bin in Harvard gewesen. Ein längerer Aufenthalt schwächt Deine Verbindungen nach Deutschland - und es ist in Deutschland, wo die interessanten Stellen vergeben werden.
5. Kampffreudige Postdoks mit Rednerbegabung, denen das Schicksal einen älteren Ordinarius mit cholerischem Charakter und vielen Feinden bescherte, können diesen Nachteil ausgleichen, indem sie zur Konkurrenz des Alten wechseln. Sie erwerben damit das Wohlwollen seiner Feinde, die den Abtrünnigen fördern, um dem Alten eins auszuwischen.

   Da der alte Choleriker nach einem feindlichen Wechsel alle Minen springen lassen wird, wäre es falsch den Alten zu schonen. Hier heißt es vielmehr: drauf und dran. Streite Dich auf Kongressen mit Deinem alten Chef. Streite Dich richtig, bringe gelassen sachliche Argumente vor, vermeide jede persönliche Anspielung, versuche aber Deinen alten Chef zu Wutausbrüchen zu reizen (gelassen und sachlich seine Lieblingstheorien zu zerpflücken reicht meistens aus) und das letzte Wort zu behalten. Das macht Eindruck, das haftet im

Rangliste amerikanischer Universitäten und Forschungsinstitute

Nach der Zahl der erhaltenen Grants von Stiftungen (1990) (Science 257, 1750 (1992))	Nach den Geldern aus Regierungskassen (1990) (Science 257, 1201 (1992))
1. Stanford	1. Johns Hopkins
2. MIT	2. MIT
3. U of California	3. U of Michigan
4. Caltech	4. U of Wisconsin, Madison
5. U of Michigan	5. Stanford
6. U of Washington	6. Cornell
7. Yale	7. U of Minnesota
8. Columbia U	8. Texas A&M
9. Johns Hopkins U	9. Penn State
10. Harvey Mudd College	10. UC Los Angeles
11. Rockefeller U	11. U of Washington
12. Duke U	12. UC San Francisco

In beide Kriterien fließt nicht nur die Qualität der Forschung, sondern auch die Größe der Einrichtung ein, denn naturgemäß erhalten große Universitäten mehr Forschungsgelder als kleinere Institute. Letztere können trotzdem einen ausgezeichneten Ruf genießen, z.B. das Cold Spring Harbor Laboratory. Ein besseres Kriterium wären die durchschnittlichen grant dollars pro Mitarbeiter. Eine Liste angesehener Institute bewertet nach Produktion zeigt Fig. 4.

Gedächnis der Hörer, das gibt Dir den Glanz Davids: der kleine gescheite Postdok, der sich tapfer gegen den mächtigen Professor wehrt. Dein Sieg ist nicht sicher aber möglich, wenn die Feinde des Alten Deine Freunde bleiben und Du die Standfestigkeit aufbringst, die Fehde bis zur Emeritierung durchzuhalten.

6. Feilsche, bevor Du eine Stelle annimmst, zäh um Vergünstigungen wie die Habilitation, Doktorandenstellen, die Seniorautorposition auf Deinen Papern oder einen Zuschuß zu den Umzugskosten. Spätestens beim zweiten Postdok muß Dir der Professor die Habilitation versprechen und es ist klug, die genauen Bedingungen (Zahl der Paper, Zeitablauf) festzulegen. Feilschen schadet Dir nicht, sondern steigert Dein Ansehen: Was man umsonst erhält, wird gering geachtet.

   Gib nichts auf undeutliche Zusagen oder unverbindliche Wohlwollenserklärungen, sondern triff klare, schriftliche Absprachen. Auf Ausreden wie, das muß erst mit dem Rektorat, Fakultät etc. abgeklärt werden, oder, „ich werde tun, was ich kann", gehst Du nicht ein: Meistens bedeutet das, der Herr will nicht - und kann er wirklich nicht, dann diene keinem Herrn mit so geringem Einfluß. Verlasse Dich auch nicht auf die Ehrlichkeit eines Professors:

"Jeder sieht ein, wie lobenswert es für einen Herrscher ist, wenn er sein Wort hält und ehrlich und ohne Verschlagenheit seinen Weg geht. Trotzdem sagt uns die Erfahrung unserer Tage, daß gerade jene Herrscher bedeutendes geleistet haben, die nur wenig von der Treue halten und es verstanden haben, mit Verschlagenheit die Köpfe der Menschen zu verdrehen; und schließlich haben sie über diejenigen die Oberhand gewonnen die ihr Verhalten auf Ehrlichkeit gegründet haben."

Machiavelli, Il Principe

Es ist im Klüngel der Universität vieles möglich, was das Gesetz verbietet und der Professor zunächst als unmöglich hinstellt. So wurde die Regelung, daß ein Postdok nicht länger als 5 Jahre an einer Universität arbeiten darf, hin und wieder auf elegante Art umgangen.

- Die Stelle wurde für eine kurze Zeit (1/2 bis 1 Jahr) auf ein MPI oder eine andere nicht-universitäre Einrichtung übertragen. Danach gab das MPI die Stelle der Universität zurück. Natürlich fand die Stellenschieberei nur in Aktenordnern statt und der Stelleninhaber arbeitete auch während seiner Max-Planck Zeit im alten Universitätslabor weiter.
- Der Stelleninhaber meldete sich kurz vor Ablauf der 5 Jahre für ein halbes Jahr arbeitslos, arbeitete aber aus Begeisterung für die Wissenschaft weiter an seiner Laborbank. Sein Professor besetzte die freie Stelle nicht, da er partout keinen passenden Bewerber finden kann. Nach dem halben Jahr stellte der Professor den alten Stelleninhaber wieder ein.
  Der Verfasser sieht in dieser vertikalen sozialen Flexibilität der Postdoks eine bisher unzureichend genutzte Möglichkeit, die Finanzierungslücken der Forschungsorganisationen zu schließen. Die DFG sollte Postdoks innert 4 Jahren nur einen 2 Jahresvertrag zugestehen. Die anderen 2 Jahre beziehen die Postdoks Arbeitslosengeld und -hilfe. Ein Teil der Forschungskosten würde so die Bundesanstalt für Arbeit tragen und da diese nur 56-68% des Gehalts zahlt, würden Volkswirtschaft und DFG Millionen sparen, die letztere für neue Sachbearbeiter und Schreibtische ausgeben könnte. Jetzt fließen die Gelder in Kinobesuche, Reisen etc. und halten die Postdoks vom Arbeiten ab. Ein Grant vom Sozialamt schließlich....
- Beamte auf Zeit (C1) erhielten bei ihrer Entlassung eine Abfindung. Die Abfindung half ihnen über ein halbes Jahr weg, danach nahm sie ihr Patron wieder auf.
  Durch das halbe Jahr „Arbeitsunterbrechung“ wurde der Anspruch des Stelleninhabers auf eine feste Anstellung nicht wirksam. Der Form des Ge-

setzes war genüge getan. Der Professor konnte die gut eingearbeitete Kraft behalten, diese mußte nicht umziehen und die Universität mußte den Postdok nicht fest einstellen, kurz, alle waren glücklich. Voraussetzung war das Einverständnis des Patrons und die stillschweigende Duldung der Fakultät. Letzteres war im allgemeinen kein Problem, erkauften sich die Dulder mit dieser Gefälligkeit doch die Möglichkeit, selber einmal Fünfe grade sein zu lassen.

7. Dein Professor wird sich auf irgendeine Weise mit einem Thema einen Namen gemacht haben. Arbeitest Du über dieses Thema, schreibt die Außenwelt Deine Ergebnisse vollständig dem Konto des Chefs gut. Von Dir heißt es: Der hat nie etwas Eigenes gemacht.

   Zudem wird sich Dein Gönner keine Konkurrenz heranzüchten wollen, und der Versuch, sich mit dem Forschungsthema des Professors selbständig zu machen, wird auf seinen erbitterten Widerstand stoßen. Leider betrachten die meisten Professoren auch neue Forschungsthemen, selbst wenn sie vollständig von Dir erarbeitet wurden, nach einer Weile als ihr Eigentum. Das ist besonders dann der Fall, wenn das Thema beachtliche Paper abwarf, auf denen der Professor den Seniorautor spielte.

8. Beurteile den Willen eines Professors, seine Untergebenen zu fördern, nicht nach seinen Worten, sondern nach seinen Handlungen. Wie viele seiner ehemaligen Mitarbeiter haben den Sprung zur Selbständigkeit oder die Habilitation/Juniorprofessur geschafft?

9. Laß früh viele Doktoranden für Dich arbeiten und beschränke Dich auf das Verkaufen, Schreiben und Politisieren. Von eigener Arbeit ist noch niemand reich geworden.

   Die Doktoranden solltest Du selbst auswählen und dabei auf eines achten: wissenschaftlichen Ehrgeiz. Hüte Dich vor Studenten, die nur eine Doktorarbeit machen wollen, weil ihnen nichts besseres einfällt, oder die den Titel für die Industrie brauchen. Dein Doktorand muß vom Ehrgeiz zerfressen, intelligent und naiv sein sowie unbedingt Wissenschaftler werden wollen. Wenn Du ihn nicht wie einen Volksschüler behandelst, dem regelmäßig die Hausaufgaben nachgesehen werden müssen, arbeitet er aus eigenem Antrieb wie eine Ameise, liefert Ideen und läßt sich mit geringer Mühe ausnutzen. Ihn zu finden braucht Geduld. Unter 10 Doktoranden besitzt vielleicht einer diese Eigenschaften in der richtigen Mischung.

"Ich bin der festen Überzeugung, daß es selten oder überhaupt nie vorkommt, daß Menschen aus kleinen Verhältnissen ohne Gewalt und ohne Betrug zu hohem Rang gelangen."

Machiavelli, Discorsi

10. Wichtiger als Ergebnisse zu haben ist es, Gefolgschaftstreue zu zeigen. Denke Dich in die Interessenlage des Professors hinein: Was hat er schon davon, einem guten Wissenschaftler zu einem Lehrstuhl zu verhelfen? Besser hilft der Professor einem Mann nach oben, der ihm in Komitees und Sitzungen die Stange hält. Treue zu zeigen oder zu heucheln kostet bei einem durchschnittlichen Professor Überwindung und schauspielerische Begabung. Aber gerade der jämmerliche Durchschnitt braucht Treue am nötigsten und legt deswegen größten Wert darauf. Das ist ein weiterer Grund, sich nur bei berühmten Professoren zu verdingen, denn es ist einfacher, vor einem Mann mit einer Begabung Respekt zu haben. Berühmte Professoren können etwas. Entweder haben sie eine glückliche Hand in der Wahl ihrer Mitarbeiter, oder sie verfügen über Organisationstalent, Rednergabe, politische Gewandtheit oder die Fähigkeit, die Pächter ihrer wissenschaftlichen Äcker zu Höchstleistungen anzutreiben.

Zwar verfügt der Verfasser über keine eigenen Erfahrungen, doch festigten langjährige Beobachtungen bei ihm die Vermutung, daß in der modernen deutschen Wissenschaft auch Techniken weiterhelfen, die schon am byzantinischen Kaiserhofe blühten. Des Professors eigentliche Berufung ist ja der politische Kampf in der Fakultät und anderen Gremien. Dieses Geschäft ist aufreibend genug, doch droht ihm noch eine andere Gefahr. Unverstand und eine eigenartige Neigung zur Unzufriedenheit läßt die Postdoks die Bedeutung ihrer wissenschaftlichen Tätigkeit über- und die der politischen Tätigkeit des Professors unterschätzen. Der eine Postdok weicht vom vorgeschriebenen Pfade ab, der andere plant mit seiner – in des Professors Labor erworbenen und daher diesem zugehörigen – Fachkenntnis zur Konkurrenz überzulaufen. Vom Wichtelsyndrom Befallene säen ihre verderblichen Keime in die blanken Seelen der Doktoranden. Es droht das Chaos. Der Professor benötigt also einen klugen Mitarbeiter, der ihn über die Stimmungslage im Labor informiert und zur Aufdeckung und Elimination von Querulanten beiträgt. Dieser Mitarbeiter liefert dem Professor nicht nur Fakten für fundierte Personalentscheidungen. Bescheiden berät er ihn auch in diesen kniffligen Fragen. Der Effizienz wegen führt der Mitarbeiter seine Aufklärungs- und Ratstätigkeit im Geheimen durch. Er ist Geheimrat. Geheimräte arbeiten auf streng wissenschaftlicher Grundlage, d.h. sie nehmen Brandreden nicht persönlich, sondern beobachten objektiv, ja pflichten den Insurgenten unverbindlich zu. Auch sind sie zu diesen freundlich und bemühen sich um deren Vertrauen. Die Symphathie des Geheimrats für den Querulanten ist oft echt, ist letzterer doch die Voraussetzung für die Tätigkeit des ersteren und damit für dessen Aufstieg. Manch ein Geheimrat schenkt seinem Freunde zu dessen Abschied sein Bedauern und ein Erinnerungsfoto.

Leser der 1. Auflage erregten sich über das 10. Gebot. Doch Erfolg ist Erfolg, das sollte man sachlich und nüchtern sehen. Wem eine Geheimratstätigkeit das Gewissen belastet, der bereut eben – nachdem er den ersehnten Posen hat. Auch scheint dem Verfasser die kalte Arbeitswut der Ehrgeizlinge nicht unbedingt moralischer. Trieben diese nicht die Zahl der wöchentlichen Arbeitsstunden über die 60? Und zeugt es nicht von menschlicher Größe, demütig und für unsicheren Gewinn, Handlungen zu verrichten, die andere verachten?

Damit haben wir ein Problem angeschnitten, daß viele Möchtegern-Geheimräte von einer dauernden und erfolgreichen Aufklärungstätigkeit abschreckt. Zu Unrecht. Das gegenseitige Mißtrauen, das in vielen Magnatenlabors herrscht, bringt es zwar mit sich, daß die anderen Labormitarbeiter mit der Zeit die Tätigkeit des Geheimrats erraten. Ernsthafte Folgen für den Rat hat das aber in der Regel nicht. Nur wenige schneiden ihn. Die meisten ziehen keine Konsequenzen, weil sie sich keine Schwierigkeiten einhandeln wollen. Im „keine Schwierigkeiten einhandeln" sind die Akademiker nämlich groß. Ein paar Schlaue benutzen den Rat sogar als Telefon nach Oben, wenn sie sich nicht getrauen, dem Patron ihre Meinung direkt zu sagen oder um beim Patron gut Wetter zu machen.

Widerstehe also mit Gleichmut den Anfeindungen der Stolzen und Überheblichen! Übe Selbstüberwindung! Das Schicksal belohnt die Leisen und Sanften. Darin liege Dein Trost.

"Denn wenn man alles genau betrachtet, so wird man finden, daß manches was als Tugend gilt zum Untergang führt, und daß manches andere, das als Laster gilt, Sicherheit und Wohlstand bringt."

Machiavelli, Il Principe

11. Der aufstrebende Postdok sucht die Bekanntschaft einflußreicher, deutscher Magnaten. In Gesprächen vermittelt er den Eindruck des dynamischen und begeisterten Wissenschaftlers mit Zukunft. Vor allem lobt der Postdok ehrfurchtsvoll die Ergebnisse und Arbeitsthemen des Gesprächspartners. Die Seele des Ordinarius braucht das wie der Esel sein Heu. Es tut ihm gut, wenn seine eigenen Vermutungen von einem offensichtlich äußerst vielversprechenden und gescheiten Nachwuchswissenschaftler bestätigt werden.

Daß Deine Forschungen unabdingbar sind für das Überleben der Menschheit und/oder die Wettbewerbsfähigkeit der deutschen Industrie, gehört in Festreden und Forschungsanträge. Auf einen Magnaten machst Du mit solchem Unsinn den Eindruck von Unreife. Ihn von der grundlegenden wissenschaftlichen Bedeutung Deiner Forschung zu überzeugen ist ebenfalls vergebliche Liebesmüh' und gefährlich dazu, denn von grundlegender wissenschaftlicher Bedeutung ist nur die Forschung des Magnaten. Doch bei aller Demut, der große Mann muß den Eindruck bekommen, daß Du Wissenschaftler, die, verglichen mit ihm, von minderer Geistesgröße sind, von Deiner Sache überzeugen kannst.

12. Verkaufe Deine Forschungsergebnisse gut. Hast Du keine oder nur wenige, dann denke daran, daß es durch Müllverwertung schon mancher zu Reichtum und Wohlstand gebracht hat. Veröffentliche, wo Du kannst, wie Du kannst und sooft Du kannst. Veröffentliche auch den kleinsten Mist. Und wenn Du keinen gemacht hast, veröffentliche den Mist anderer, oder denke Dir eine neue Hypothese aus. Schreib' Dir die Seele aus dem Leibe, aber schreibe, schreibe, schreibe!

    Gehe so oft wie möglich auf Kongresse. Bekommst Du keine Einladung zum Reden, dann nagele wenigstens ein Poster an die Wand und nimm an den sozialen Veranstaltungen teil. Die armen Professoren fühlen sich auf Kongressen oft einsam und allein. Besonders abends wissen sie nichts mit sich anzufangen und suchen die Gesellschaft ihrer Untergebenen: Eine gute Gelegenheit, Bekanntschaften zu machen.

"Man sieht oft, daß Bescheidenheit gar nichts nützt, ja daß sie nur schadet."

Machiavelli, Discorsi

13. Gib nie zu, daß Dein Forschungsprojekt nicht läuft. Der aufstrebende Postdok ist immer zuversichtlich und steht kurz vor einem bedeutenden wissenschaftlichen Durchbruch, auch wenn es absehbar ist, daß im nächsten Jahr höchstens der Geduldsfaden durchreißt und ein paar Glasplatten brechen. Er handelt nach der Formel bluff: beeindrucken, loben, umstricken, fröhlich faseln.

14. Habilitiere Dich so früh wie möglich und suche eine selbständige Stelle. Ist im Alter von 33 bis 34 Jahren noch keine selbständige Stelle in Aussicht, dann wird es Zeit, das Handtuch zu werfen und sich in Industrie und Handel umzuschauen.

"Denn zwischen dem Leben, wie es ist, und dem Leben wie es sein sollte, ist ein so gewaltiger Unterschied, daß derjenige, der nur darauf sieht was geschehen sollte, und nicht darauf, was in Wirklichkeit geschieht, seine Existenz viel eher ruiniert als erhält."

Machiavelli, Il Principe

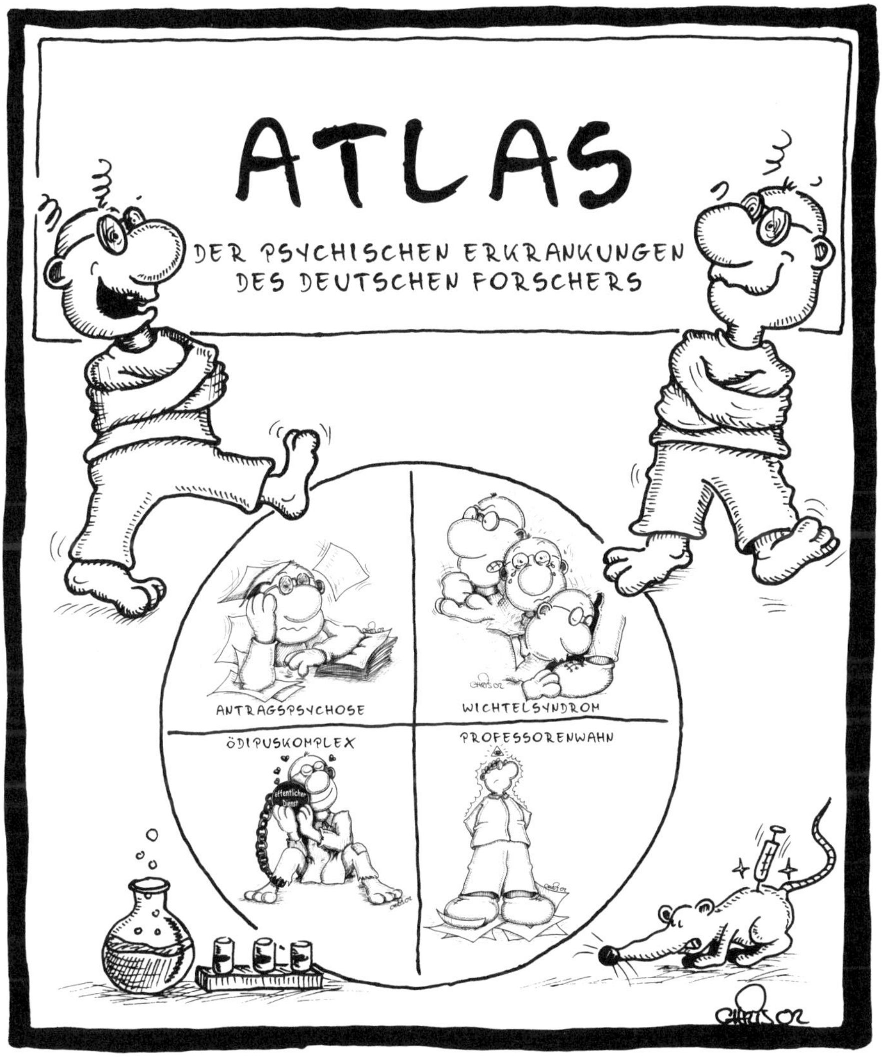
ATLAS
DER PSYCHISCHEN ERKRANKUNGEN
DES DEUTSCHEN FORSCHERS
ANTRAGSPSYCHOSE
WICHTELSYNDROM
ÖDIPUSKOMPLEX
öffentlicher Dienst
PROFESSORENWAHN

Die Antragspsychose

Die Antragspsychose wird in zwei Unterformen geteilt: Antragsstellerpsychose und Gutachterpsychose.

Antragstellerpsychose

Von der Antragsstellerpsychose werden bevorzugt Antragssteller befallen und zwar dann wenn sie einen Antrag schreiben. Die Institution an die der Antrag gerichtet ist, spielt dabei eine untergeordnete Rolle, da die Anforderungen fast aller Institutionen, sei es DFG, Volkswagenstiftung oder andere Stiftungen, sich gleichen wie die Schizophrenie der Dementia praecox. Bei SFB-, BMBF- oder EU-Anträgen tritt die Psychose allerdings in verschärfter Form auf.

Kennzeichnend für die Antragsstellerpsychose sind neben diffusen Angstgefühlen vor allem sprachliche Zwangsneurosen. Die Patienten verwenden immer die gleichen Wörter und Satzkonstruktionen, wobei das Wort „soll" besonders beliebt ist. Viele verwenden sogar immer die gleichen Ideen. Oft treten auch Anklänge von Größenwahn auf, so wenn der Antragsteller andeutet, vor der Lösung einer oder aller der großen Menschheitsprobleme (Krebs/AIDS/BSE) zu stehen oder dazu wenigstens einen unverzichtbaren Beitrag zu leisten. Dabei versucht er sich und andere über diesen Wahn zu täuschen, indem er vorgibt, diese Behauptungen nur aufzustellen, um die Chancen des Antrags zu verbessern. Die Paralelle zur Schizophrenie ist unverkennbar: Kein Schizophrener wird zugeben schizophren zu sein. Oft leiden die Patienten auch an Schreibwut. Tiefenpsychologisch wird dies als Kompensationsverhalten erklärt: Der Patient versucht, echte oder eingebildete Ideenarmut durch Fleiß auszugleichen. Interessanterweise hat sich paralell dazu bei den Förderinstitutionen die Vorstellung festgesetzt, nur ein langer Antrag sei ein guter Antrag.

Sicheres Diagnosemerkmal einer Antragsstellerpsychose ist das Rekrutensyndrom: Der Patient bemüht sich, im Antrag nicht unangenehm aufzufallen und vor dem Gutachter (= Feldwebel) stramm zu stehen. Selbst die Anträge von Lehrstuhlinhabern zeigen diese Eigenheit. Seine schriftliche Demutshaltung kompensiert der Antragsteller durch wichtigtuerisches Gehabe. „Ich muß an meinem Antrag schreiben", oder „Wenn nur erst der Antrag in der Post wäre", lautet jeder zweite Satz beim ihm.

Äußerer Eindruck: Aufgeregtes, wichtigtuerisches Gebaren und an der Sitzpartie abgewetzte Hosen.

Verlauf der Antragstellerpsychose: In der Phase zwischen Antragseinreichung und Bescheid kann es zu Schlafstörungen und Alpträumen kommen. Wie sich die Antragspsychose danach entwickelt, hängt stark vom Schicksal des Antrags ab. Wird er genehmigt, klingen bei jüngeren Antragstellern die Symptome schlagartig ab, um nach zwei bis drei Jahren auf Neue aufzutreten (Rebound-Effekt). Je älter die Antragsteller sind und je höher im Rang sie stehen, desto kürzer sind die Erholungsphasen.

Wird der Antrag abgelehnt kommt es in der Regel zu Wutanfällen oder einer kurzzeitigen Depression. Nach deren Abklingen setzt die Antragspsychose um so stärker ein.

Die Antragspsychose

Gutachterpsychose

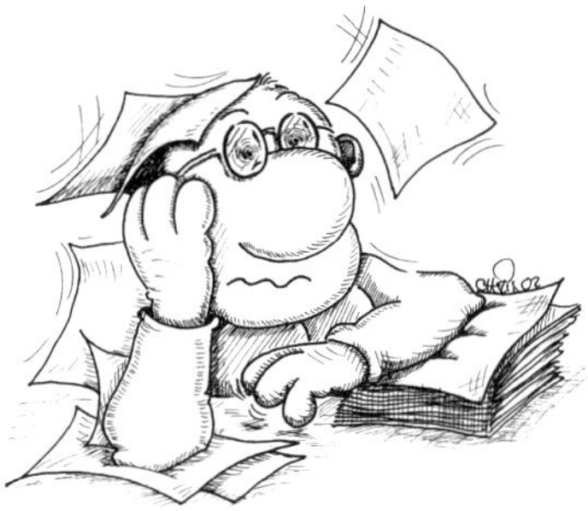

Gutachterpsychose: Obwohl sie letztlich die gleiche Ursache hat wie die Antragsstellerpsychose - den Antrag - zeigt die Gutachterpsychose doch völlig andere Symptome und Verlaufsformen. So erzeugt sie keine Ängste, sondern ihr Gegenteil: Machtgefühle und übersteigertes Selbstbewußtsein. Dieser Lustgewinn scheint umso ausgeprägter zu sein, je flüchtiger der Gutachter den Antrag durchliest. Oft beschränkt sich dieser daher auf das Studium der zitierten Arbeiten. Letzere bilden gar nicht selten die Grundlage seiner gutachterlichen Entscheidung, wobei der Gutachter von der Maxime ausgeht, daß wer ihn zitiere kein schlechter Forscher sein könne. An weiteren psychotischen Erscheinungen sind kurzzeitige Wirklichkeitsblindheit und Selbstüberschätzung zu nennen. Dies kann sich bis zur Okkultgläubigkeit steigern. So glauben die Patienten in die Zukunft sehen zu können (Prophetensyndrom: ausführlich dargestellt in dem Lehrbuch „Im Reiche der Propheten"). Auch leiten sie gelegentlich aus der Tatsache, über die Finanzierung von Einfällen entscheiden zu dürfen, ein Eigentumsrecht an diesen ab. Gemein mit der Antragstellerpsychose hat die Gutachterpsychose, daß sie ein Gefühl von Wichtigkeit auslöst. Beim Gutachter tritt dies allerdings wesentlich stärker auf als beim Antragsteller; die Gutachterpsychose kann nahtlos in Professorenwahn übergehen.

Gefährlich wird die Gutachterpsychose durch ihr Suchtpotential: Der Patient wird alles tun, um Gutachter bleiben zu dürfen. In dieses Streben investiert er in fortgeschrittenen Fällen den größten Teil seiner Zeit. Der Schaden, der dem Steuerzahler dadurch entsteht, ist beträchtlich und läuft in die hunderte Millionen €. Auf der Plus-Seite muß allerdings die Stimulierung der Papierindustrie in Betracht gezogen werden.

Gerne behauptet der Patient, die Begutachterei sei ihm eine Plage, die er lieber heute als morgen los sei. Davon darf sich der diagnostizierende Arzt nicht beeinflussen lassen. Es sind dies Schutzbehauptungen, die vom Patienten vielleicht ehrlich gemeint, aber dennoch unzutreffend sind. Sie beweisen lediglich, das der Patient die Klarheit über seine Antriebe verloren hat.

Äußerer Eindruck: Selbstzufriedenes, an Größenwahn anklingendes Lächeln. An der Sitzpartie abgewetzte Hosen.

Verlauf der Gutachterpsychose: Der Verlauf dieser Krankheit hängt stark von der Antragsdosis ab. Bei nur gelegentlichen Begutachtungen klingt die Psychose jedesmal - bis auf einen Rest penetranter Selbstzufriedenheit - problemlos ab. Bei häufiger Begutachtung dagegen kann sich das schon erwähnte Suchtver halten entwickeln.

Therapie: zur Zeit nicht bekannt.

Der Ödipus-Komplex

Name und Verbreitung

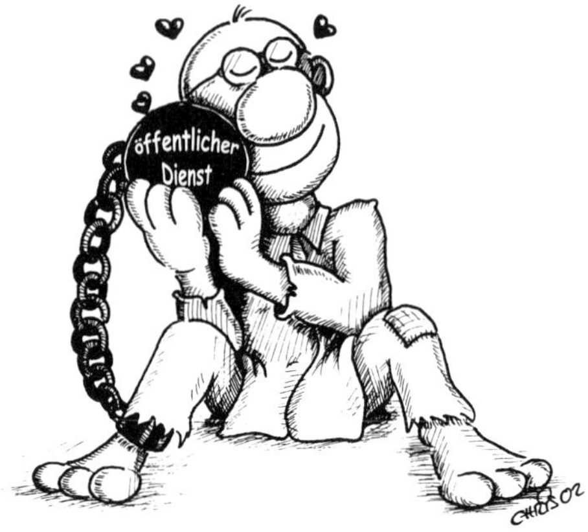

Obwohl alle Patienten im öffentlichen Dienst beschäftigt sind, ist die Bezeichnung Ödipus-Komplex nicht, wie viele Laien glauben, eine Abkürzung von „öffentlicher Dienst als psychogenes Unbewusstes". Pate stand vielmehr die griechische Sagengestalt Ödipus. Dieser Jüngling, als Findelkind in der Fremde aufgewachsen, löste das Rätsel der Sphinx und wies sich damit als Denker aus. Danach erschlug er irrtümlich seinen Vater und ging, unwissend, eine ungesund enge Beziehung zu seiner Mutter ein. Zwanglos ergeben sich daraus die Analogien Universität = alma mater = Mutter und Ödipus = Denker = Akademiker. Des Ödipus Vatermord entspricht dem ideologischen Feminismus, der in akademischen Kreisen seinen Ursprung und weiteste Verbreitung hat. Selbst für die sich auf der Universität entwickelnde Wirklichkeitsblindheit steht Ödipus symbolhaft: Am Ende seiner Beziehung zur Mutter stach er sich die Augen aus. Wissenschaftlich gesehen bezeichnet der Ödipus-Komplex also eine krankhafte Bindung des Akademikers an die Universität, die einhergeht mit Wirklichkeitsblindheit und Anfälligkeit für Ideologien.

Diagnose

Äußerer Eindruck: Außer der bleichen Gesichtsfarbe, einem weltfremden Ausdruck darin und einem schlampigen Aufzug (typisch sind u.a. Hosen aus groben blaugefärbten Baumwollstoffen) zeigt der Ödipus-Komplex Patient keine auffälligen körperlichen Symptome. Eine sichere Diagnose läßt sich nur anhand bestimmter Verhaltensauffälligkeiten stellen, was dadurch erschwert wird, daß es sich bei den Verhaltensauffälligkeiten um eine krankhafte Häufung von Verhaltensunauffälligkeiten handelt. So schimpft der Patient gerne und ausgiebig über die Zustände an der Universität. Kennzeichnend ist auch die ausgeprägte Risikoscheu. Am Ödipus-Komplex Erkrankte legen ihr Geld nie in Aktien an, höchstens in Bundesschatzbriefen. Dies eignet sich aber nur selten zur Diagnose, weil die Patienten nur selten Geld haben. Meist sind sie verschuldet und müssen eine Drei-, falls verheiratet eine Vierzimmerwohnung in einem Neubaugebiet abzahlen. Die Patienten fahren oft ältere Golfmodelle.

Verhaltensanomalien: Der Patient hängt am öffentlichen Dienst wie ein Kleinkind an seiner Mutter. Er wird den öffentlichen Dienst nie freiwillig verlassen, sondern mit allen Mitteln, auch denen des Arbeitsgerichts, um den Verbleib kämpfen. Dies scheint ihm, je weiter die Krankheit fortschreitet, um so mehr ein Menschenrecht zu sein.

Der Ödipus-Komplex

Diagnose

Am Ende kann er sich ein Leben außerhalb des öffentlichen Dienstes nicht mehr vorstellen. Allein der Gedanke daran löst Ängste, Schlafstörungen und rasche Darmbewegungen aus; tritt die Katastrophe ein, ist eine Depression die zwangsläufige Folge. Das Verbleiben im Öffentlichen Dienst wird zum Lebensziel, dem alles untergeordnet wird, Selbstachtung, Eigentumsrecht an Einfällen und Karrierechancen in windigen Biotechfirmen. Tiefenpsychologisch liegt eine Revitalisierung infantilen Verhaltens vor, ausgelöst durch mütterliche Scheinstrukturen des Arbeitsgebers (alma mater!). Dazu paßt durchaus, daß der Patient sein Verhalten gegenüber sich und anderen mit zu erwartenden Pensionsansprüchen begründet (Bärsches Paradoxon): Er schiebt das eigentliche Leben (das als Erwachsener) vom heute ins Rentenalter, um länger unmündig bleiben zu dürfen. Infantile Ursprünge hat auch der mit dem Ödipus-Komplex einhergehende Lästerzwang: Wie ein Schüler lästert der Patient unter seinesgleichen gerne über Autoritäten. Öffentlich muckt er aber nur dann auf, wenn die Äußerung das Beschäftigungsverhältnis nicht bedroht und politisch korrekt ist. Das hält er dann für mutig und für Zivilcourage.

Am anfälligsten für den Ödipus-Komplex sind Geisteswissenschaftler. Bei ihnen löst er auch Wahnvorstellungen aus. So den Glauben, daß ihre Bemühungen etwas „Höheres“ darstellten, unerläßlich seien für den Fortbestand der abendländischen Kultur und der Arbeit z.B. eines tumben Biologen unendlich überlegen. Diese Wahnvorstellungen sind latent immer vorhanden und manifestieren sich, wenn der Verbleib des Patienten im öffentlichen Dienst bedroht ist. Das Gegenstück beim Biologen oder Mediziner ist der Glaube, daß seine Forschung über kurz oder lang, mehr aber über kurz, zu einem Krebs / AIDS / BSE-Heilmittel führe. Im Gegensatz zum Geisteswissenschaftler ist dieser Glaube aber nicht fest verankert, oft sogar nur vorgeschoben (siehe Antragspsychose). Man kann hier also nicht von Wahnvorstellungen im strengen Sinne sprechen.

Über die Ursachen des Ödipus-Komplexes ist die Fachwelt - wie über so vieles - geteilter Meinung. Sind es die erschlaffenden Bedingungen der Universität, die den Komplex auslösen? Oder zieht die Universität Komplex anfällige Personen an? Wir wissen es nicht.

Verlauf: Der Ödipus-Komplex entwickelt sich in dafür anfälligen Personen schon nach drei Jahren BAT. Mit der Verbeamtung tritt sie in ein irreversibles Stadium ein, das oft zur Emeritierung und, einige Jahre danach, zum Tode führt. Dementsprechend leiden Professoren häufiger am Ödipus-Komplex als Postdoks und sind ihm in der Regel rettungslos verfallen. In der Literatur ist nur eine einzige Spontanheilung beschrieben (*Laborjournal* 2/95, S11).

Therapie: Eine Therapie lohnt nur, wenn die Krankheit nicht weit fortgeschritten ist, also bei Doktoranden und Postdoks. Einzige wenn auch bittere, Arznei ist die Schocktherapie: Entlassung oder freiwilliger Abgang.

Der Professorenwahn

Diagnose

Äußerer Eindruck: Der Professorenwahn korreliert nicht mit einem typischen äußeren Erscheinungsbild. Die Inzidenz steigt jedoch mit Alter und Status. So tritt die Erkrankung bei C4 und MPI-Direktoren signifikant häufiger auf als bei C3 oder Heisenberglern. Des weiteren ist eine umgekehrte Korrelation mit der wissenschaftlichen Produktivität und der Aktualität des Arbeitsthemas feststellbar, obwohl die Patienten in Ausnahmefällen noch produktiv sein können.

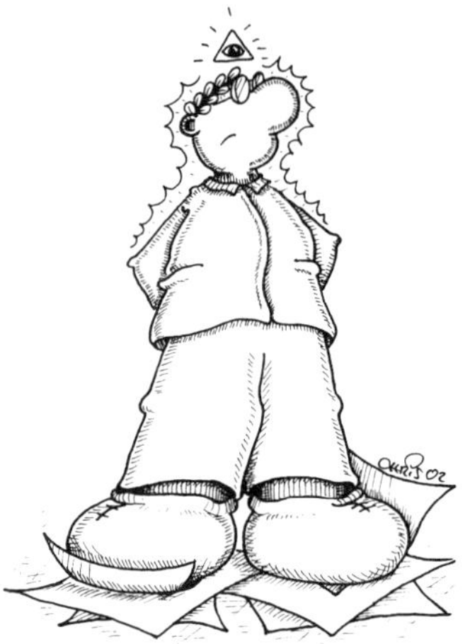

Verhaltensanomalien: Leichtere Symptome sind die Sucht auf jedem Paper seines Labors und jedem Kongress vertreten zu sein und das Prilsche Paradoxon: Der Erkrankte lehnt Vorschläge seines Untergebenen zuerst als unprofessionell, unsachgemäß oder nicht zur Thematik des Labors passend ab, um die Idee, nach einer Inkubationszeit von 6-12 Monaten, dem Mitarbeiter und der Außenwelt als eigenen Einfall zu präsentieren. Dessen experimentelle Umsetzung findet der Patient nun dringlich - und in der Tat ist sie das dank der Konkurrenzlabors inzwischen auch. Prof. Pril vermutet, daß bei der Manifestation des nach ihm benannten Paradoxons die GABA - Rezeptoren eine Rolle spielen.

Typisch ist die Überzeugung des Wahnkranken, das geistige Eigentumsrecht auf die Ideen seiner Untergebenen zu besitzen. Er glaubt an die psychogene Transfektion (PT). Dabei entstehen Lösungen auf drängende Fragen der Wissenschaft im Unterbewußtsein des sozial Höherstehenden, die dessen Aura, unter Umgehung des Bewußtseins, auf eine sozial nachgeordnete Person überträgt. In deren unterentwickelten Unterbewußtsein hat die eingegebene Problemlösung keinen Platz, weswegen sie im Bewußtsein auftaucht und der transfizierten Person den Eindruck eines eigenen Einfalls vermittelt. Ideen, die nicht funktionieren, unterliegen der retrograden psychogenen Transfektion (rPT). Der Unsinn entsteht im Unterbewußtsein der sozial niedrigstehenden Person. Diese projiziert ihn unter Umgehung des Bewußtseins auf den Professor, an dessen geschliffenem Geist er abprallt und ins Bewußtsein des Senders zurückreflektiert. So erklärt es sich, daß ein Postdok der Meinung sein kann, der Unsinn stamme vom Professor, während sich dieser nicht erinnern kann, erfolglose Experimente vorgeschlagen zu haben.

Wenn die neuronalen K^+ Kanäle zittern, befindet sich der Patient im fortgeschrittenen Stadium. Er hält sich für die alleinige Quelle der Weisheit. Von Doktoranden, die der Gnade teilhaftig werden, für ihn forschen zu dürfen, erwartet er, daß diese ihre Dankesschuld mit Chauffeurdiensten abtragen, z.B. wenn der Patient Silberbesteck kaufen will.

Der Professorenwahn

Diagnose

Für den Wahnkranken fängt der Mensch nicht beim Akademiker, sondern erst beim Professor an. Oft beklagt er die Schlechtigkeit der Menschen. Diese würden ihm verdiente Ehren verweigern, seine Arbeiten nicht zitieren oder rücksichtslos auf seinem Gebiet forschen.

Da nur dem Menschen Eigenverantwortung zusteht, erklärt dies den Anspruch des Kranken, die Karrieren seiner Untergebenen zu bestimmen. Abgängern schreibt der Patient vor, wohin sie nicht gehen dürfen - zur Konkurrenz - und was sie nicht tun dürfen - alles was er macht oder noch machen will. Auch versucht er, den Zeitpunkt des Abgangs vorzuschreiben. Ignoriert der Mitarbeiter diese Wünsche, nimmt der Kranke mit erstaunlich einfallsreichen und phantasievollen Manövern Einfluß auf die Karriere des Abgehenden. Eine nicht-fiktive Fallstudie: *Eine Mitarbeiterin des Patienten B. wollte mit dessen Wissen, aber gegen dessen Willen sein Labor verlassen und bewarb sich bei einer Firma. Der Personalchef rief B. an und bat um eine Beurteilung, er sei stark an Frau X interessiert. B. tat erstaunt und bestritt, daß Frau X gehen wolle. Erst gestern habe er mit ihr noch ein neues Projekt ausgearbeitet. Nein, da müsse es sich um einen Irrtum handeln. Auch könne er die Mitarbeiterin jetzt nicht beurteilen, das käme ihm zu überraschend, doch könne er dem Personalchef einen Gutachter in Hamburg nennen, der die Mitarbeiterin gut kenne, (seufzend) manche Leute wären eben nirgends zufrieden. B. gibt die Telefonnummer, verabschiedet sich freundlich und läßt sich sofort mit Hamburg verbinden.*

Vom Größenwahn unterscheidet sich der Professorenwahn durch eine Neigung zu schäbiger Kleinlichkeit.

Verlauf: Die Krankheit bricht häufig kurz nach der Berufung zum C3 aus. Auslöser ist ein wissenschaftlicher Erfolg, dessen Bedeutung oder die Bedeutung des eigenen Beitrags der Kranke überschätzt. Die Symptome verstärken sich durch häufiges Komiteesitzen, devotes Verhalten von Mitarbeitern und die Lobpreisungen, die dem Professor von Kollegen zuteil werden, die etwas von ihm wollen.

Therapie: Da die Krankheit fast ausschließlich in höheren Kreisen ausbricht, werden von den dafür zuständigen Kassen (DFG, BMFT), große Geldmittel für die Heilung der Patienten aufgewendet. In der Regel widmen sich einem Patienten ein ganzes Labor mit mehreren Doktoren. Eine Therapie ist unbekannt. Die einzige Möglichkeit die Ausbreitung der Krankheit einzuschränken scheint, trotz der ernsten ethischen und standesrechtlichen Konsequenzen, in der Reduktion der Trägerpopulation zu liegen. Behandlungsmöglichkeiten:

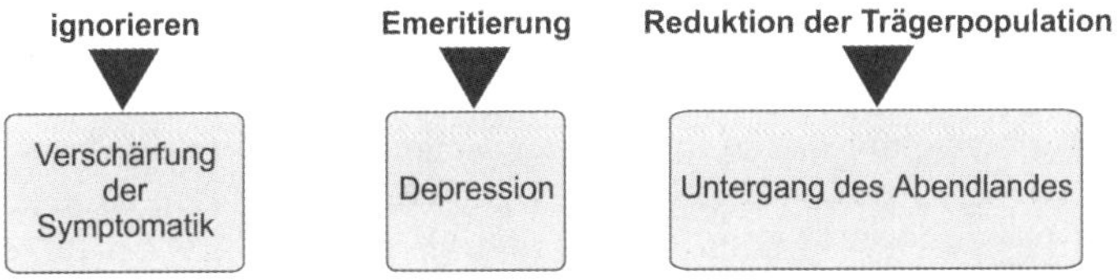

Das Wichtelsyndrom

Diagnose

Äußerer Eindruck: gelbliche Gesichtsfarbe und unzufriedene, enttäuschte Gesichtszüge. Eine unter langjährigen Postdoks weitverbreitete Berufskrankheit, die jedoch die Berufsgenossenschaft nicht anerkennt.

Verhaltensanomalien: Leitsymptome sind häufige sarkastische Bemerkungen über Wissenschaft und eine Fixierung des Kranken auf die Person seines Professors. Sein Professor ist das einzige Gesprächsthema über das sich der Kranke mit innerer Anteilnahme äußert. Gleichzeitig ist er auch das häufigste Thema, über das er sich äußert. Das gestörte mentale Gleichgewicht funktionalisiert sich in langen Schweigeperioden, die übergangslos einem hemmungslosen Mitteilungsbedürfnis Platz machen. Selbst Gespräche über Schwarzwälder Kirschtorte oder Rosenkohl führen zur professoralen Persönlichkeit, die der Kranke in Charakter, Fähigkeiten und sozialen Beziehungen bis ins Kleinste analysiert. Die in der Regel pessimistischen Erkenntnisse untermauert er mit Anekdoten. Ein ordentliches Quäntchen Selbstmitleid verleiht den Ausführungen einen weinerlichen Grundton Anfangs versucht der Kranke, eine ausgewogene und ruhige Darstellung zu geben - oft in der berechnenden Absicht, dem Zuhörer den Eindruck der Objektivität zu vermitteln – doch im Laufe des Gesprächs verliert er die Kontrolle. Es brechen, abhängig vom Vertrauen in die zuhörende Person und dem Stadium der Krankheit, Gefühlsaufwallungen durch, die schließlich in cholerische Wutausbrüche münden. Die Person des Professors wird dabei mit bildhaften Ausdrücken aus dem Fäkalien- und Analbereich belegt.

Anfallauslösend wirken Besprechungen mit dem Professor, in denen dieser seine Geistes- oder Führungskräfte besonders betont, das Lesen eines von diesem korrigierten Manuskriptes oder der Stellenanzeigen in der *Zeit*, *Nature* oder *Science*. Der Zuhörer gibt sich mitfühlend, äußert auch matte Entrüstung, doch innerlich bedauert er den Kranken und faßt den festen Vorsatz, es mit sich selbst nicht so weit kommen zu lassen. Der Kranke erkennt das, schämt sich, und verfällt in tagelanges Schweigen.

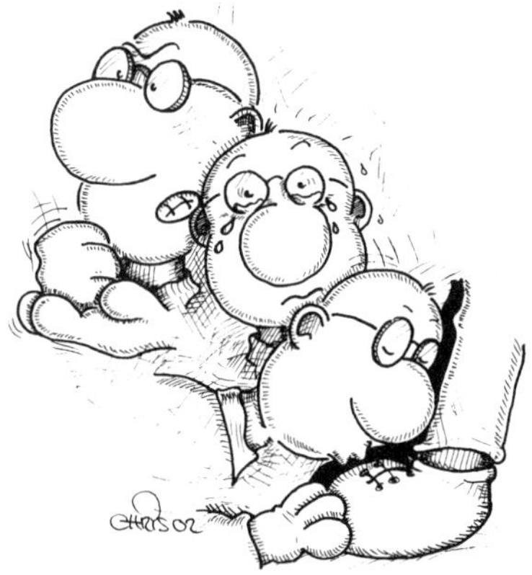

Auffallend ist, daß die Anfälle nur in Abwesenheit des Professors stattfinden, während der Kranke in dessen Anwesenheit ein ausgesprochen demütiges Verhalten zeigt. Dieses Phänomen, das sowohl in der Sprache wie auch in der Haltung des Patienten zum Ausdruck kommt, ist in der Fachwelt als Lakaieneffekt bekannt. Das subchronische Minderwertigkeitsgefühl äußert sich in der Neigung, die wissenschaftlichen Leistungen anderer Postdoks des Labors zu schmälern. Gerne verdächtigt der Kranke diese auch der Erkundung der unteren Rückenpartie des Professors.

Das Wichtelsyndrom

Diagnose

Dabei bewahrt der Patient die in akademischen Kreisen übliche Zurückhaltung und gibt sein Urteil nie vor dem Beschuldigten und nur unter vier Augen ab. Eigenartig ist die häufige wahnhafte Umkehr der Symptomatik, in der der Kranke den ihm zugeteilten Doktoranden so wenig zutraut wie der Professor ihm. Die Schule von Prof. Michaelis will darin eine abortive Verlaufsform des Professorenwahns sehen.

Im Endstadium des Wichtelsyndroms kommt es zur Leistungsverweigerung. Diese äußert sich in quälendem Grübeln, getarnt als Lesen wissenschaftlicher Journale, häufigem Teetrinken und stundenlanger sozialer Interaktion mit anderen Wichteln (siehe Anfang)

Verlauf der Krankheit: Das Wichtelsyndrom zeigt eine deutliche jahreszeitliche Periodizität mit weitgehend anfallsfreien Phasen in den Ferienmonaten des Sommers. Es beginnt schleichend mit dem ersten Postdok, wobei der häufige Kontakt mit Personen, die schon am Syndrom leiden (Aufenthalt in Endemiegebieten) den Ausbruch der Krankheit beschleunigt. Das Wichtelsyndrom hängt auf noch unaufgeklärte Weise mit dem Professorenwahn zusammen, da beide Krankheiten an den gleichen Orten und gleichzeitig auftauchen, wenn auch in der Regel bei verschiedenen Personen. Das Vollbild bricht in der Regel beim dritten Postdok aus und führt zum Verlassen der Wissenschaft.

Therapie: Das Wichtelsyndrom hat sich bis heute einer rationalen Therapie entzogen, weil Häufigkeit, Bedeutung und die volkswirtschaftlichen Auswirkungen dieser Krankheit in den maßgebenden Kreisen unterschätzt wurden. Anstrengungen der zuständigen Kasse (DFG), wie das Heisenberg-Programm, zeitigten wegen homöopathischer Finanzdosen, ungeeigneter Applikation und der großen Menge der Erkrankten keine Erfolge. So blieb bisher die Therapie des Wichtelsyndroms naturheilkundlichen bzw. symptomatischen Verfahren überlassen, die hohen Finanzbedarf mit ausgewiesener Nutzlosigkeit vereinen und den Krankheitsverlauf oft sogar verschlimmern.

Behandlungsmöglichkeiten:

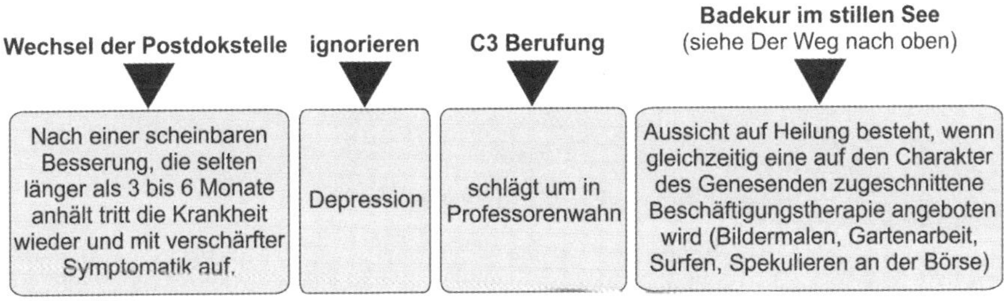

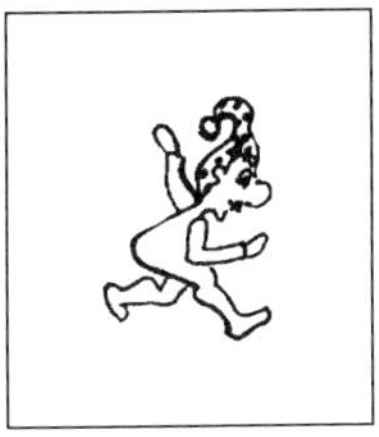

7. Erklärungen

Antikörper:

Eiweiße, die zum Schutz des Körpers von bestimmten weißen Blutkörperchen abgegeben werden und nicht-körpereigenes Material, z.B. Bakterien, binden.

Autoradiogramm:

keine Gewichtseinheit von Blaupunkt, sondern ein Röntgenfilm, der in Kontakt mit einer radioaktiven Strahlenquelle, z.B. einem mit radioaktiven Eiweißen beladenen Gel, stand. Über die Schwärzung des Films wird Menge und Ort der Strahlung nachgewiesen.

BAT:

Bundesangestelltentarif.

BATmann:

Mann, der nach Bundesangestelltentarif (BAT) bezahlt wird. Mit Batman hat BATmann gemeinsam, daß beide in Höhlen wohnen und zu besonderen Gelegenheiten immer den gleichen, aus der Mode gekommenen Anzug tragen.

Bindungstest:

Im Bindungstest wird die Bindung von Molekülen, sogenannten Liganden, an andere Moleküle, z.B. Rezeptoren bestimmt. Der Ligand ist in der Regel ein mit ^{3}H oder ^{125}I markiertes radioaktives Molekül, das den langweiligen Bindungstests den Reiz des Abenteuers gibt.

BMFT:

Bundesministerium für Forschung und Technologie (*heute: BMBF - Bundesministerium für Bildung und Forschung*). Es handelt sich hierbei um eine größere Gruppe von Beamten mit einem Minister an der Spitze. Sie forschen nicht, sie wissen nicht, wie das geht, und sie wissen nicht, wer es kann. Sie sind also unparteiisch und daher vom Gesetzgeber beauftragt, Steuergelder für Forschungsprojekte zu verteilen.

C3:

Gehaltsstufe eines außerordentlichen Professors.

C4:

ausgesprochen Zephir*. C4 ist die Gehaltstufe eines Lehrstuhlinhabers, auch ordentlicher Professor oder Ordinarius genannt. Die Lehrstuhlinhaber sind die Creme de la Creme der deutschen Forschung - das Fett, das ganz oben schwimmt.

cDNA:

copy DNA* oder complementary DNA; DNA, die von einem Enzym, der reversen Transkriptase, nach einer mRNA-Vorlage synthetisiert wurde.

chromatographieren:

Auftrennen einer Molekülmischung auf einem mit Trennmaterial gefüllten Rohr, einer sogenannten Säule.

CNRS:

Centre National de la Recherche Scientifique, eine staatliche französische Forschungs-Organisation, das Äquivalent zur deutschen Max-Planck-Gesellschaft.

Counter:

Zähler, ein Gerät, das die Zahl der radioaktiven Zerfälle, die „counts", einer Probe mißt.

cRNA:

von copy oder complementary RNA (siehe cDNA).

dekantieren:

Abtrennen einer Flüssigkeit von einem Feststoff durch Abgießen. Die Hausfrau dekantiert, wenn sie das Kochwasser der Kartoffeln abgießt.

Diagnostika:

Reagenzien, die dem Erkennen und Nachweis einer Krankheit dienen.

DKFZ:

Die Forschungsleistung des DKFZ soll sich unter einer neuen Leitung verbessert haben. Einen Vergleich des DKFZ mit anderen Instituten zeigt Fig. 4.

DNA:

Desoxyribonukleinsäure; ein sehr langes, fadenförmiges Molekül, das aus 4 verschiedenen Desoxyribonukleotiden aufgebaut ist. Die DNA ist die Erbsubstanz und trägt Information in der Abfolge (Sequenz) der 4 Desoxyribonukleotide.

Elektrophorese:

Wanderung von geladenen Teilchen, z.B. Eiweißen oder DNA, in einem elektrischen Feld.

Emmy-Noether-Stipendium:

Das Emmy-Noether-Stipendium wurde im Jahre 1999 auf Veranlassung des DFG-Präsidenten Ernst Ludwig Winnacker eingeführt. Es soll jungen Forschern ermöglichen, ohne Habilitation Hochschullehrer zu werden, und ist zweifellos das Beste, was der DFG seit ihrer Gründung eingefallen ist. Für Einzelheiten verweise ich auf mein Buch „Im Reiche der Propheten", Lj-Verlag, Freiburg.

Enzym:

Eiweiß, das chemische Reaktionen katalysiert.

exponieren:

aussetzen, z.B. einen Röntgenfilm einer radioaktiven Strahlung.

extrahieren:

ausziehen, z.B. Phospholipide aus Hirnmembranen, Tee aus Teeblättern, Brühe aus Fleisch.

Filter ziehen:

oft angewandte molekularbiologische Arbeitsmethode. Auf Bakterienkulturen in Agar weren Filter aufgelegt. Die Bakterien kleben am Filter und können mit dem Filter abgezogen werden. Das Filter ist dann eine Kopie der Bakterienkultur.

fraktionieren:

Aufteilen einer Flüssigkeit in gleiche Teile. Diese Handlung nimmt auch der Laie öfters vor, so fraktioniert er mit dem Schöpflöffel die Suppe.

Gel:

Protein- oder DNA-Gemische werden durch Elektrophorese in Gelen aufgetrennt. Die meisten Gele bestehen aus vernetztem Acrylamid oder aus Agarose.

Hamiltonspritze:

teure Präzisionsspritze aus Glas.

Hämoglobin:

Das sauerstoffbindende Protein der roten Blutkörperchen.

homogenisieren:

In der Biochemie steht dieses Wort meistens für das maschinelle Zerkleinern von Gewebe (Hirn, Muskel etc.).

HPLC:

Abkürzung für High performance liquid chromatography. Die HPLC ist eine weitverbreitete Methode, Molekülgemische aufzutrennen.

HRG:

Abkürzung für Hochschulrahmengesetz.

HRK:

Abkürzung für Hochschulrektorenkonferenz. Vertretung der Rektoren der deutschen Universitäten.

Hybridisierungsbedingungen:

Begriff aus der Molekularbiologie. Die Bedingungen, unter denen DNA- oder RNA-Moleküle an andere DNA- bzw. RNA-Moleküle binden (hybridisieren).

Ionen:

geladene Moleküle und Atome wie z.B. Na^+ oder K^+.

Ionenkanal:

Eiweiß der Zellmembran, durch das Ionen wie Na^+, K^+ oder Ca^{2+} durchtreten.

Kammacher:

„Die drei gerechten Kammacher". Novelle des Zürcher Dichters Gottfried Keller aus dem Zyklus „Die Leute von Seldwyla". Die Geschichte eignet sich für fleißige Doktoranden, die in beschaulicher Mitternachtsstunde vor ihrem SDS-Gel sitzen und ungeduldig die Wanderung der Farbfront beobachten. Das Lesen verkürzt das Warten und während der Forscher aus dem Gel vermutlich nichts bis wenig lernt, versteht er nach den Kammachern, warum er für monatlich 600 € netto 16 Stunden am Tag arbeitet und wohin das führt.

Klonierung, klonieren:

Die Abkömmmlinge eines einzigen Bakteriums bilden einen Klon. Alle Mitglieder eines Klons haben die gleiche genetische Information. Beim Klonieren wird ein Stück DNA in ein Bakterium, meistens E. coli, eingebaut. Das geschieht mir Hilfe von „Vektoren" (Plasmide, Phagen, Cosmide,...). Die Abkömmlinge des Bakteriums, sein Klon, werden dann isoliert. Alle diese Bakterien enthalten das bewußte Stück DNA. Die DNA wurde damit kloniert.

kontaminieren:

Der Forscher geht täglich mit Substanzen um, die radioaktive Isotope wie ^{3}H, ^{125}I, ^{32}P oder ^{35}S enthalten. Trotz aller Vorsicht kommt es vor, daß Arbeitstische, Pipetten oder gar die Hände mit diesen strahlenden Substanzen verunreinigt werden. Die Gegenstände sind dann kontaminiert und müssen dekontaminiert werden.

Magnat:

ein Angehöriger des ungarischen Hochadels, das Wort steht auch für Großgrundbesitzer.

Max-Planck-Direktor:

Direktor einer selbständigen Abteilung eines Max-Planck-Instituts. Die Stellung des Max-Planck-Direktors entspricht etwa der des Lehrstuhlinhabers, ist aber höher angesehen, weil der Max-Planck-Direktor finanziell besser ausgestattet ist und keine Lehrverpflichtung hat.

Membran:

Damit ist die Zellmembran gemeint. Sie besteht aus einer Doppelschicht von Fetten, sog. Phospholipiden, in die Proteine, die Membranproteine, eingelagert sind.

Mikrotom:

Gerät zur Herstellung dünner (5 bis 100 nm) Schnitte aus fixiertem Gewebe.

Mimikry:

Man spricht von Mimikry, wenn schwache und wehrlose Tiere das Aussehen und Verhalten von wehrhaften oder widerlich schmeckenden Tieren nachahmen, um sich vor Feinden zu schützen.

mRNA:

messenger- oder Boten-RNA. Die mRNA enthält die Information für die Abfolge der Aminosäuren eines Proteins. Beim Bau des Proteins wird diese Information von der mRNA abgelesen.

Neurotransmitterrezeptor:

Ein Protein der Zellmembran von Nerven- oder Muskelzellen. Neurotransmitterrezeptoren binden die Botenstoffe der Nervenzellen, wie Acetylcholin, γ-Aminobuttersäure oder Glutamat, und bewirken daraufhin bestimmte Änderungen im Zellstoffwechsel, z.B. die Öffnung eines Ionenkanals.

Nuer:

Nilotischer Volksstamm mit verwickelter Sippenorganisation. Die Nuer sind im Süden der Republik Sudan ansässig.

Oligonukleotid:

Molekül, zusammengesetzt aus zwei bis mehreren Nukleotiden. Nukleotide sind die Bausteine von DNA und RNA.

Oocyt:

Eizelle; in dem Zusammenhang sind die Eizellen des südafrikanischen Krallenfrosches Xenopus laevis gemeint.

Peer:

Angehöriger des britischen Hochadels, im weiteren Wortsinn Gleicher, Ebenbürtiger.

Peptid:

Molekül, zusammengesetzt aus mehreren Aminosäuren.

pH-Meter:

Gerät zur Messung des pH. Der pH ist ein Maß für die Wasserstoffionenkonzentration einer Lösung.

^{32}P:

^{32}Phosphor ist ein radioaktives Isotop, das in der Molekularbiologie häufig verwendet wird. ^{32}P hat eine Halbwertszeit von 16 Tagen und gibt beim Zerfall energiereiche Elektronen ab, gegen die sich der Forscher mit Plexiglasscheiben schützt. ^{32}P gefährdet die Augen.

Pipette:

Gerät zum Abmessen und Verteilen von Flüssigkeitsmengen.

Pipettenspitze:

Kleiner hohler Plastikkegel, oben und unten offen. Wird auf das untere Ende der Pipette aufgesetzt und nimmt die zu pipettierende Flüssigkeit auf.

Plasmid:

Ein Ausdruck aus der Molekularbiologie. Plasmide kommen in Bakterien vor. Es sind ringförmige Doppelstrang-DNA-Moleküle.

Promoter:

Gensequenz, die die Transkription, die Bildung von prä-mRNA, steuert.

Protein:

Eiweiß.

Puffer:

Eine Lösung, die auf Zugabe von Säuren oder Laugen ihren pH-Wert nicht wesentlich ändert.

Rezeptor:

Empfänger; Eiweißmolekül, das ein anderes Molekül (z.B. ein Hormon oder einen Neurotransmitter) bindet und daraufhin eine Änderung im Zellstoffwechsel bewirkt.

RNA:

Ribonukleinsäure, ein Kettenmolekül aus Ribonukleotiden.

Rotor:

siehe Zentrifuge.

Scintillator:

Manche Counter messen die radioaktiven Zerfälle einer Substanz über die Lichtblitze, die die zerfallenden Atome in einer besonderen Lösung erzeugen. Diese Lösung heißt Scintillator und ist oft gesundheitsschädlicher (Benzol!) als die damit gemessene Radioaktivität.

SDS-Gel:

farbloser Gelpudding aus Acrylamid zwischen zwei Glasplatten. Der Pudding enthält die Seife Natrium-dodecylsulfat abgekürzt SDS (von sodium-dodecylsulfate). Er dient zum Auftrennen von Eiweißmischungen nach ihrem Molekulargewicht.

sequenzieren:

Bestimmen der Abfolge der Aminosäuren in einem Protein oder der Nukleotide in DNA oder RNA.

Spektrum der Wissenschaft:

Spektrum d. W. enthält auch eigene wissenschaftliche Artikel, die es qualitativ mit denen im Scientific American aufnehmen können. Die Sparten Monatsspektrum und academie spectrum im Spektrum d. W. sind ebenfalls unabhängig von Scientific American. Die wissenschaftspolitischen Artikel in academie spectrum bräuchten aber - nach Meinung des Verfassers - mehr Unbekümmertheit, Originalität und Respektlosigkeit. Der Scientific American ist seit 1986 im Besitz einer Stuttgarter Verlagsgruppe.

Stachonowaktivist:

Stachonow war Rekordarbeiter im stalinistischen Rußland, der zur Gallionsfigur einer staatlich gelenkten Bewegung wurde. Deren Ziel war es, Stachonowaktivisten, Rekordarbeiter, heranzuziehen.

Toxin:

Gift pflanzlichen oder tierischen Ursprungs.

W2:

Sprich Weh zwei. Personalkategorie der neuen Besoldungsordnung Weh (für Wissenschaft). Nach W2 werden Professoren bezahlt, die auf Dauer angestellt sind, aber noch nicht so recht dazugehören.

W3:

Wie Weh zwei aber besser. Die W3 bestimmen wer dazu gehört.

Wachstumsfaktor:

Molekül, das die Zellvermehrung anregt.

Zentrifuge:

In einer Zentrifuge dreht sich ein Gefäß, der Rotor, mit Geschwindigkeiten bis zu 50.000 Umdrehungen pro Minute um die eigene Achse. Durch die Kreisbewegung entstehen Schwerefelder bis zu 200.000 g, die zur Sedimentation von Eiweißen, DNA oder RNA eingesetzt werden.

Zephir:

milder Südwestwind; siehe auch C4.

Zitronensäurezyklus:

Beim Zitronensäurezyklus, auch Krebs-Zyklus genannt, handelt es sich um eine Reihe von biochemischen Reaktionen, die in den Mitochondrien ablaufen. Der Zitronensäurezyklus liefert die Substrate für die Atmungskette und damit für die Energiegewinnung. Er ist einer der zentralen und grundlegenden Reaktionszyklen der Zelle.

Index

A

B

C

D